Protéger les vivants

Pr Alain Fischer

Protéger les vivants

Des enfants malades à la crise du Covid

Odile Jacob

3, rue Auguste-Comte, 75006 Paris

www.odilejacob.fr

ISBN : 978-2-4150-0516-0

Pour Cleo, Lison et Rosalie.
Pour Hélène au nom de tous les autres.

Introduction

Décembre 1969, je suis étudiant en deuxième année de médecine et je dois accomplir des stages à l'hôpital. Au sein de la toute jeune faculté de médecine Necker, je suis affecté dans un service de pédiatrie de l'hôpital des Enfants malades. Là, tout au bout d'une aile du bâtiment portant le nom d'un illustre pédiatre, Robert Debré, se trouve une salle d'hospitalisation singulière. Elle accueille un petit nombre de jeunes patients dans des chambres individuelles – un privilège à l'époque. Un jeune chef de clinique fringant, tout juste revenu d'un séjour aux États-Unis, en est le responsable. Il s'appelle Claude Griscelli, il est en train de créer l'embryon d'une unité spécialisée dans la prise en charge d'enfants particulièrement fragiles parce qu'ils ne savent pas lutter contre les maladies infectieuses. C'était il y a longtemps, mais je me souviens de Soumeya. Lors de notre première rencontre, elle a 12 ans. Bien qu'hospitalisée comme les autres enfants qui se trouvent là, elle n'est pas en pyjama. Elle tient à s'habiller pour se rendre à l'école du service où officie depuis peu une institutrice de l'Éducation nationale. Vaille que vaille, Soumeya essaie de maintenir une vie aussi proche que possible de ce qu'elle devrait être à son âge, n'était sa maladie. Bien sûr, elle tousse beaucoup, elle est pâle, fatiguée et sans entrain, mais elle sourit timidement quand je l'approche. Elle manque d'immunoglobulines, des substances présentes dans le sang et les tissus nécessaires pour combattre les infections. Sa maladie est grave, l'enfant le perçoit, la répétition des infections l'oblige à des hospitalisations multiples. L'équipe médicale sait qu'elle souffre d'une déficience immunitaire héréditaire – il y a d'autres cas dans sa famille, et de telles maladies ont été décrites depuis une quinzaine d'années. Claude Griscelli ne connaît pas la cause exacte de sa maladie. Faute de meilleur traitement, il doit se contenter de soigner les infections avec des antibiotiques, tout en prescrivant des injections intramusculaires d'immunoglobulines provenant du plasma de donneurs de sang. Celles-ci sont douloureuses mais améliorent un peu ses défenses. L'équipe soignante sait aussi qu'en l'état l'espérance et la qualité de vie de l'enfant sont limitées. Soumeya fait face avec un courage, une dignité qui forcent l'admiration du jeune étudiant que je suis. Comme souvent chez les enfants atteints de maladies chroniques, elle a mûri vite et comprend tout à demi-mot. À l'hôpital, elle est prise en charge dans ce service dédié, accompagnée par une petite équipe dynamique et attentionnée qui essaie de rendre son séjour le plus gai possible. Cette façon de pratiquer la médecine et les soins est encore rare à cette époque : elle me séduit et me convient par son humanité. Mais aussi je pressens, comme l'a déjà bien compris Claude Griscelli, que la médecine de ces déficiences immunitaires ne pourra progresser que par l'apport de la science. C'est ainsi que par le hasard d'un stage et d'une rencontre s'est dessinée mon orientation professionnelle : concilier médecine et recherche au bénéfice des patients, en particulier des enfants tels que Soumeya qui tentent envers et contre tout de continuer à mener la vie qui devrait être la leur, et dont le courage m'édifie. La formation nécessaire allait être longue. De plus, elle était peu balisée à l'époque : par où commencer ? À l'évidence, il faudrait d'abord apprendre la médecine et acquérir des bases scientifiques à la faculté des sciences.

Avril 1975, j'ai achevé mes études de médecine, souvent décevantes dans leur composante théorique, car faisant plus appel à la mémoire qu'à la compréhension, et bien éloignées de tout contact avec la recherche. J'ai commencé mon internat et je poursuis mon projet de formation scientifique. Celui-ci me conduit à suivre le cours d'immunologie de l'Institut Pasteur, passage obligé à l'époque (et encore aujourd'hui) pour se former à cette discipline scientifique. Suivre ce cours impliquait d'interrompre les stages d'internat en demandant une mise en disponibilité temporaire, disposition que j'eus le plus grand mal à obtenir de l'administration hospitalière – une illustration de l'incompréhension, qui n'a pas toujours complètement disparu, à l'égard de la formation par la recherche des jeunes médecins (l'obstacle que représentait alors l'obtention d'une disponibilité a été heureusement levé depuis par l'instauration de l'« année de recherche des internes »). Ce cours d'immunologie fut une révélation. Il nous permettait de côtoyer, pour la première fois dans mon cas, nombre de chercheurs français et étrangers dont certains excellaient dans leur capacité à transmettre leur passion et à se rendre disponibles pour répondre à nos questions. Je me souviens à ce titre avec gratitude – mais il faudrait encore en citer d'autres – d'un François Kourilsky ou d'un Michel Fougereau. Ce fut aussi le temps de la première approche du travail à la « paillasse », un exercice requérant beaucoup d'humilité. Nos enseignants nous encourageaient dans le même temps à suivre des séminaires et des conférences scientifiques pour compléter notre formation. Incitation salutaire, car, cette année-là, l'une d'entre elles, organisée à Necker, réunissait les plus grands immunologistes de la planète sous l'égide de Jean Hamburger. Une génération brillante de chercheurs, Baruj Benacerraf, Hugh McDevitt, Michael Sela discutaient devant nous des dernières avancées concernant la façon dont les cellules du système immunitaire, les lymphocytes T – responsables de l'immunité cellulaire –, reconnaissaient ou non des substances étrangères, les antigènes. C'était passionnant. Peu après, j'assistai à un séminaire au Collège de France de Marc Feldmann, un jeune chercheur d'origine australienne travaillant depuis peu à Londres. Il exposa ses travaux sur la façon dont d'autres cellules du système immunitaire, les monocytes macrophages, favorisent l'induction d'une réponse immunitaire. Je fus fasciné par son exposé et je finis par lui écrire, quelques années plus tard, en vue d'effectuer dans son laboratoire un stage de recherche. J'acquis auprès de lui une expérience irremplaçable. Sous la houlette bienveillante de Peter Beverley, un chercheur britannique, grand amateur de cricket mais surtout doté d'un pragmatisme et d'une intelligence remarquables, j'essayais de mieux comprendre comment les lymphocytes T communiquent avec les lymphocytes B pour que ces dernières cellules produisent des anticorps. Cette recherche, comme beaucoup d'autres en immunologie à cette époque (vers 1980), devait alors se contenter de décrire les phénomènes, faute de connaître leurs bases moléculaires. Cependant, le laboratoire situé dans les locaux relativement désuets de l'University College, au sein du département de zoologie, était un lieu de passage obligé d'un grand nombre de chercheurs étrangers en visite à Londres. Quel plaisir de suivre leurs séminaires et d'avoir l'occasion de discuter avec eux, qui de plus paraissaient s'intéresser à mes travaux. Certains d'entre eux venaient mettre à mal quelques constructions théoriques visant à expliquer, de façon astucieuse mais avec des bases expérimentales faibles, l'organisation du système immunitaire selon la théorie du « réseau idiotypique » proposé par Niels Jerne. Lors du cours d'immunologie auquel j'avais assisté à l'Institut Pasteur, ce dernier avait exposé sa théorie avec brio, mais sans nous dissimuler le mépris que nous autres, pauvres étudiants, ne pouvions manquer de lui inspirer, incapables que nous étions de comprendre ses concepts sophistiqués. Une petite revanche rafraîchissante. J'eus l'occasion de rencontrer Bob Williamson, un généticien britannique qui nous exposa les premiers fruits des recherches génétiques chez l'homme visant à identifier les mutations des gènes responsables des maladies héréditaires. C'était le tout début d'un travail méthodique de cartographie du génome dont on connaît les aboutissements fructueux ultérieurs. J'y voyais les prémices permettant d'établir à terme des liens entre immunologie et génétique : c'était indispensable pour enfin comprendre pourquoi Soumeya manquait d'immunoglobulines comme tant d'autres enfants atteints de déficiences immunitaires, et pour trouver le moyen de les soigner.

Quelle ne fut pas ma surprise également, lors de ce séjour londonien décidément fructueux, de voir arriver un jour au laboratoire Maxime Seligmann, un immunologiste clinicien de l'hôpital Saint-Louis chez qui j'avais terminé mon internat un an plus tôt. Il faisait partie d'un groupe de chercheurs qui venaient évaluer le laboratoire où je travaillais. Maxime, comme nous l'appelions, était une grande figure de l'immunologie en France et l'un des rares à chercher à comprendre les mécanismes des maladies du système immunitaire. Ses contributions dans le domaine des maladies auto-immunes, le lupus en particulier, et de certains cancers rares des lymphocytes lui valaient à juste titre une large renommée. Il fut un de ceux qui m'ont inspiré, et je me souviens en particulier des visites régulières qu'il faisait le samedi matin dans l'unité de Claude Griscelli à l'hôpital des Enfants malades où étaient hospitalisés les enfants atteints de déficience immunitaires et où je fus interne après avoir été stagiaire. Lors des rencontres du samedi matin étaient discutés des cas particulièrement difficiles. Pour le jeune interne que j'étais, ces débats étaient fort instructifs. Ils reflétaient cette tentative incessante malgré ses limites d'éclairer les questions médicales par les dernières avancées de la science. Je percevais, je crois, la chance qui était la mienne d'être exposé et de partager ces discussions, parfois nourries des quelques piques que Claude Griscelli et Maxime Seligmann, deux chercheurs aux ego bien affirmés, se lançaient l'un à l'autre.

Je rentrai de Londres à la fin de 1981, après un séjour de deux ans riches de stimulation intellectuelle intense et d'apprentissage expérimental parfois laborieux, trop rapidement écoulé, hélas. Je fus nommé chef de clinique dans l'unité d'immunologie pédiatrique de l'hôpital des Enfants malades dirigée par Claude Griscelli et, en parallèle, j'essayai de monter ma propre équipe de recherche au sein de ce qui était alors un modeste laboratoire de l'Inserm également animé par Claude Griscelli. Le laboratoire était situé au rez-de-chaussée du bâtiment Robert-Debré qui hébergeait au premier étage l'unité clinique. Cette disposition un brin archaïque au regard des conceptions actuelles offrait un immense avantage en nous permettant d'aller de l'un à l'autre de façon aisée. C'est ainsi que, pendant mes nuits de garde au service clinique, je continuais mes expériences au rez-de-chaussée... Une pratique guère recommandable de nos jours ! Cette anecdote illustre à mes yeux l'importance de l'unité de lieu, atout clé d'une recherche médicale efficiente – j'y reviendrai. Ainsi commença l'aventure collective de la découverte des bases génétiques et moléculaires des déficiences immunitaires et de leurs traitements.

CHAPITRE I

Des enfants immunodéprimés à la thérapie génique

Des patients vulnérables aux infections au concept de déficiences immunitaires héréditaires

Les maladies infectieuses sont pour la plupart d'entre nous des souvenirs d'enfance : un peu de fièvre, un rhume ou des boutons – quelques jours glanés loin de l'école – et plus tard des épisodes de « grippe » l'hiver. Pour quelques-uns, ces maladies habitent leur vie, la transforment et parfois l'abrègent. Ces tourments peuvent prendre différentes formes : épisodes répétitifs de bronchite, d'infection pulmonaire, de sinusite, on parle d'infections récurrentes, infections aiguës foudroyantes : on peut en guérir, ou succomber. Il arrive que ces infections affectent de très jeunes nourrissons dès les premiers jours de vie, mais elles surviennent aussi plus tard, y compris à l'âge adulte. Le médecin cherche à les caractériser – sites de l'infection : peau, poumons, méninges, intestin, etc. –, à apprécier leur niveau de gravité, bien sûr, et il évalue l'efficacité des traitements mis en œuvre. Parfois, il observe l'accumulation des lésions, notamment des poumons ou du foie, qui s'accentuent avec le temps. Il remarque que, chez certains patients, principalement de jeunes enfants, ces infections sont de tout type et particulièrement menaçantes par leur répétition, voire leur concomitance. À l'inverse, d'autres patients souffrent d'infections de types peu variés, voire causées par un microbe unique dont le patient ne peut se débarrasser. Parfois, ce risque ne prévaut que pendant une période déterminée de la vie, comme la petite enfance. Tous ces patients – environ six mille en France actuellement – ont en commun une déficience primitive du système immunitaire qui les rend vulnérables à des agents infectieux. Depuis les années 1950, ces déficiences ont fait l'objet de nombreuses études cherchant à préciser tant les microbes mis en cause que la faille du système immunitaire. On a ainsi découvert que la survenue d'infections par des bactéries pathogènes comme le staphylocoque doré, sous forme d'abcès de la peau, des poumons ou du foie, était la conséquence d'un défaut de destruction de ces bactéries par les polynucléaires neutrophiles, ces globules blancs qui circulent dans le sang. La répétition d'infections bronchopulmonaires provoquée par le pneumocoque ou par la bactérie *Haemophilus influenzae* avait pour cause un défaut de production des anticorps (immunoglobulines). Le caractère persistant ou la récurrence d'infections provoquées par certains virus (herpès, cytomégalovirus, virus d'Epstein-Barr) indiquent un défaut de l'immunité dite cellulaire liée à une autre catégorie de globules blancs : les lymphocytes. À côté d'infections par des microbes pathogènes capables de provoquer une maladie même chez une personne « immunocompétente », c'est-à-dire dont le système immunitaire est fonctionnel, il existe des micro-organismes responsables d'infections uniquement chez les personnes dont le système immunitaire est affaibli. On parle d'infections opportunistes. Leur survenue est donc révélatrice d'un déficit du système immunitaire. En voici quelques exemples. Les mycobactéries sont une classe de bactéries dont deux membres sont pathogènes : le bacille de la tuberculose, le bacille de Koch (BK) et le bacille de la lèpre. Bien d'autres mycobactéries présentes dans l'air ou dans l'eau, par exemple, ne provoquent qu'exceptionnellement une infection, qui peut alors persister et se disséminer dans tout le corps chez des personnes qui y sont susceptibles. Pire encore, le bacille de Calmette et Guérin (BCG), utilisé pour protéger par inoculation contre les formes graves de tuberculose chez l'enfant et qui consiste en une forme atténuée du BK obtenue par cultures prolongées au laboratoire de la bactérie, est responsable d'infections graves chez un petit nombre de personnes dont le système immunitaire ne peut venir à bout de ce bacille. Ces infections font suspecter un défaut grave de l'immunité cellulaire. Beaucoup de champignons sont opportunistes. C'est le cas de *Pneumocystis jiroveci* qui, comme son nom le suggère, provoque des pneumonies graves chez les patients immunodéprimés. Au début des années 1980, la reconnaissance de cette infection chez de jeunes adultes fut l'élément déclencheur qui a conduit à reconnaître le syndrome d'immunodéficience acquise (sida). D'autres champignons comme les *Aspergillus* causent des abcès, en particulier des poumons, chez les patients dont les polynucléaires neutrophiles sont défaillants. Des parasites peuvent aussi être opportunistes comme *Cryptosporidium parvum*, ils sont la cause de gastroentérites sévères, mais aussi d'infections chroniques des voies biliaires et du foie lorsque l'immunité cellulaire est prise en défaut. Les livres de médecine spécialisés établissent une longue liste de tels microbes. Ce constat appelle des remarques importantes. Des susceptibilités distinctes à l'infection par tel ou tel microbe indiquent qu'il existe une spécialisation des moyens de défense portés par le système immunitaire. Cette spécialisation peut être territoriale (la peau, les muqueuses, etc.) ou concerner la nature et les caractéristiques des défenses mises en jeu. Nous y reviendrons, car cette notion s'est avérée fructueuse pour identifier la nature des effecteurs des réponses immunitaires impliqués face à tel ou tel type de microbe. La science de l'interaction entre hôte et micro-organisme, à la frontière entre microbiologie et immunologie, est en effet la mieux placée pour comprendre, combattre et prévenir les maladies infectieuses. Tous les microbes ne sont pas pathogènes : bien au contraire, l'immense majorité d'entre eux (bactéries, virus, champignons) nous ignorent parce qu'ils ne trouvent pas de moyen d'entrer dans notre corps. Une fraction également plus importante que celle des microbes pathogènes vit en bonne intelligence avec notre corps, au niveau de la peau, de la sphère bucco-pharyngée, dans le côlon ou dans le vagin. Ces bactéries, champignons et virus colonisent ces espaces ou leurs revêtements sans envahir notre organisme. Leur ensemble constitue des microbiotes, ensemble de micro-organismes en équilibre avec notre système immunitaire au profit commun des microbes et de l'hôte. On parle de symbiose. Leurs désordres sont associés à de nombreuses pathologies.

L'excès d'infections caractérise par définition les déficiences immunitaires. Beaucoup de ces déficits sont secondaires et transitoires, induits par les chimiothérapies ou des traitements immunosuppresseurs, d'autres sont durables (effet de la malnutrition) ou provoquées par le virus d'immunodéficience humaine (VIH). Une minorité est d'origine génétique donc non spontanément réversible. Ce sont les déficits immunitaires primitifs ou héréditaires (DIH). Ils sont l'un des pôles de cet ouvrage : ils ont occupé une partie importante de ma carrière, et, dans ce premier chapitre, je fais le récit de ce moment fondateur. On en trouvera une explication plus large dans la suite de l'ouvrage, où est présenté l'éventail des travaux de recherche menés à Necker-Enfants malades sur les déficits immunitaires héréditaires, précédé des éléments scientifiques concernant le système immunitaire et la génétique qui éclairent les mécanismes biologiques concernés.

Une brève histoire de la découverte des déficiences immunitaires héréditaires (DIH), de la clinique à l'immunologie et à la génétique

Comprendre ces maladies est un enjeu de taille susceptible de faire progresser la médecine des DIH mais aussi des maladies infectieuses : pourquoi tel défaut du système immunitaire provoque-t-il un risque d'infection par tel groupe de bactéries et/ou de virus et dans tel ou tel organe ? Les histoires familiales fréquentes de maladies similaires pointent vers l'hérédité : une hérédité mendélienne liée à des anomalies (mutations) d'un seul gène selon des modes de transmission connus, nous le verrons. Cette notion d'hérédité ouvre la porte de l'identification des gènes et des mutations responsables de ces maladies, une avancée à la fois diagnostique et cognitive.

La première description d'une déficience immunitaire remonte sans doute à 1922. Des patients atteints d'infections bactériennes très graves sont dépourvus de polynucléaires neutrophiles dans leur sang. Traditionnellement, on a néanmoins coutume de considérer comme « première » l'observation en 1952 par le médecin militaire américain O. C. Bruton d'un homme atteint d'infections pulmonaires répétées associées à une absence de gammaglobulines. Cette découverte fut rendue possible par la mise au point peu auparavant d'une méthode d'analyse des protéines du plasma par électrophorèse. Les protéines du plasma migrent dans un champ électrique en plusieurs pics : l'albumine, puis les pics α, β et γ en fonction de leurs charges. Les gamma (γ) globulines correspondent à la principale classe d'immunoglobulines : les IgG.

O. C. Bruton parle d'agammaglobulinémie. On s'aperçoit alors que cette maladie affecte les garçons et se transmet par les mères qui sont vectrices et non malades, on parle de transmission héréditaire récessive liée au chromosome X. Cette observation est importante à deux titres : d'une part, c'est la première fois que l'on relie une déficience immunitaire à une anomalie protéique – ce qui en permet le diagnostic par le test de l'électrophorèse des protéines du plasma sanguin ; d'autre part, cette découverte offre d'emblée une perspective de traitement. En effet, quelques années au préalable, E. J. Cohn a commencé à fractionner les protéines du plasma. La fraction contenant les immunoglobulines peut être isolée à partir du plasma de donneurs de sang et injectée par voie intramusculaire au patient dépourvu d'immunoglobulines. Cet apport en protéines manquantes sera promis à un bel avenir : il constitue depuis lors le traitement de tous les patients déficients en immunoglobulines. La préparation des immunoglobulines s'est raffinée, elle a été sécurisée pour éviter le risque de transmission d'agents infectieux. Dès 1960, des préparations d'immunoglobulines peuvent être injectées en plus grande quantité par voie intraveineuse et en 1980 par voie sous-cutanée. Entre-temps, autour des années 1960, d'autres formes de déficiences en immunoglobulines – plus partielles – sont décrites chez des enfants et des adultes. En 1958, des pédiatres suisses décrivent chez un nourrisson ce qu'ils dénomment une agammaglobulinémie de type suisse, en fait une déficience beaucoup plus sévère du système immunitaire caractérisée par une défaillance non seulement de la production d'immunoglobulines, mais aussi de l'immunité cellulaire. Nous reviendrons plus tard sur cette maladie, renommée ultérieurement déficit immunitaire combiné sévère. Les enfants affectés sont ceux qu'on a souvent appelés les « bébés-bulles », car leur survie exigeait un isolement du milieu extérieur par une enveloppe plastique transparente : la bulle. C'est ainsi qu'en 1977, comme interne, je fis la connaissance de Guillaume, un nourrisson placé en bulle dès sa naissance du fait de la récurrence précoce d'infections qui avaient conduit, mais trop tard pour un traitement, au diagnostic de déficit immunitaire combiné sévère chez un frère. Je suivis les efforts à la recherche d'un donneur de moelle osseuse capable de lui transmettre des globules blancs indemnes de sa maladie génétique. La chance voulut que sa tante maternelle soit suffisamment « compatible » (je reviendrai sur cette notion) pour donner un peu de sa moelle osseuse. Pendant de longs mois, nous suivions les hauts et les bas du décompte de ses globules blancs – en particulier des lymphocytes T –, avant qu'il soit décidé que ceux-ci étaient en nombre suffisant pour laisser Guillaume vivre hors de sa bulle, une forme symbolique de seconde naissance pour sa famille… et pour l'équipe soignante ! *Happy end* prometteur, puisque Guillaume, quarante-six ans plus tard, est un heureux père de famille, toujours prêt à donner un peu de son sang pour tester quelques nouvelles idées et à donner de son temps pour les autres patients atteints de DIH à travers l'association de patients concernés (IRIS), un partenaire essentiel pour aider ces familles durement éprouvées et faire connaître ces maladies. Un parcours exemplaire, malheureusement rare à cette époque.

Bien d'autres déficiences du système immunitaire vont être ensuite décrites, concernant les différents types de globules blancs – les lymphocytes ou les cellules phagocytaires et parfois les deux. Des tests diagnostiques fondés sur l'étude des caractéristiques des globules blancs et des protéines du plasma ont permis progressivement de mieux les définir. Cependant, jusqu'en 1984, alors que l'on comptait plus d'une cinquantaine de ces déficiences (de transmission autosomique récessive, dominante ou « liée à l'X », c'est-à-dire à un gène présent sur le chromosome X [voir glossaire]), dans aucun de ces cas on ne connaissait une cause moléculaire précise liée à une mutation d'un gène. Autrement dit, on pouvait décrire d'une manière relativement précise les caractéristiques de la déficience, le « phénotype », mais pas l'anomalie génétique correspondante, le « génotype ». En effet, on ne disposait pas à cette époque des outils nécessaires à son étude. Cette situation allait rapidement être bouleversée par les progrès de la biologie moléculaire. Dès 1976, on avait rapporté la première mutation d'un gène de maladie héréditaire, le gène de la chaîne β de l'hémoglobine. Cette mutation rendait compte d'une forme grave d'anémie : l'anémie falciforme ou drépanocytose. L'anomalie protéique avait été identifiée dans les années 1950 par Pauling et Ingram, la lésion génétique après le clonage du gène codant la chaîne β de l'hémoglobine, par T. Maniatis. Ces prouesses montraient que les avancées de la biochimie et de la biologie moléculaire permettaient désormais de s'attaquer à cette énigme : quel gène était responsable, du fait de ces mutations, d'une déficience immunitaire, et par quel mécanisme ?

Une véritable enquête policière à répéter pour autant de maladies en cause : une perspective aussi enthousiasmante que dantesque. C'est néanmoins à cette tâche que de nombreux laboratoires dans le monde, dont le nôtre, se sont attelés au début des années 1980. On trouvera plus loin un exposé plus détaillé de ces recherches. Dans l'immédiat, et pour souligner les enjeux qui ont motivé ma carrière de médecin et de chercheur, je voudrais commencer par évoquer l'aventure de la mise au point d'une thérapie génique d'une de ces formes sévères de déficiences immunitaires, aventure qui a attiré une certaine attention.

Des « bébés-bulles » aux premiers pas de la thérapie génique

Dans les années 1950, des pédiatres suisses, Glanzmann et Riniker, relatent le cas de jeunes enfants qui succombent précocement du fait d'une déficience profonde de leur immunité dont témoignent une agammaglobulinémie et un manque de lymphocytes dans le sang. Dix ans plus tard environ, on établit que ce défaut de lymphocytes correspondait avant tout à une absence de lymphocytes T, donc d'immunité cellulaire. Cette pathologie fut dénommée « déficit immunitaire combiné sévère » : DICS (SCID en anglais). Les DICS étaient plus souvent observés chez des garçons, avec, dans certains cas, des antécédents familiaux évocateurs d'une transmission récessive liée à l'X. Robert Good, célèbre immunologiste américain, réussit le premier en 1968 à corriger le DICS d'un garçon par allogreffe de la moelle osseuse d'un frère qui partageait les mêmes groupes tissulaires HLA. Ce patient est toujours en vie plus de cinquante-cinq ans plus tard. Ce premier succès d'une allogreffe de moelle osseuse apporta une information essentielle : la maladie est la conséquence d'une anomalie propre aux cellules qui donnent naissance aux lymphocytes T et qui sont situées dans la moelle osseuse. Restait à en identifier la cause.

En France, Claude Griscelli, au retour d'un stage postdoctoral aux États-Unis, créa en 1969 à l'hôpital Necker-Enfants malades la première unité spécialisée dans la prise en charge des enfants atteints de déficiences immunitaires. Bien vite, il fut confronté à des cas de jeunes enfants très gravement infectés, qui s'avéraient être atteints d'une forme de DICS. Claude Griscelli eut l'idée, pour les protéger des infections pendant la durée du traitement, de mettre ces enfants ultrafragiles à l'abri dans des enceintes stériles en plastique transparent, qu'on a appelées des « bulles », d'où le vocable de « bébés-bulles » popularisé dans les médias.

Les enfants demeuraient donc dans ces enceintes le temps du traitement par allogreffe de moelle osseuse, soit à l'époque environ six mois. Aujourd'hui, ces bulles ont été remplacées par des chambres stériles d'emploi plus simple. Le premier succès d'une greffe de moelle à Paris remonte à 1972. En 1977, j'ai participé comme interne à la réalisation de telles greffes comme celle du petit garçon nommé Guillaume, que j'ai évoqué en introduction. Mais, trop souvent à l'époque, ces traitements échouaient parce que la maladie était reconnue trop tard ou parce que l'enfant malade ne disposait pas d'un donneur de moelle osseuse compatible dans sa famille, compatibilité nécessaire pour éviter une réaction immunologique fatale des lymphocytes du donneur dirigée contre le receveur.

Dans les années 1980, avec l'aide de Jean-Louis Mandel, pionnier français de la génétique moléculaire, nous nous sommes lancés dans la seule approche permettant de comprendre cette maladie : identifier le gène responsable, dont nous savions qu'il était situé quelque part sur le chromosome X. C'était un préalable indispensable à la mise au point d'une thérapie génique. En voici un bref récit. Geneviève de Saint-Basile franchit la première étape en 1987 en localisant ce gène en une position précise sur le bras long de ce chromosome. Restait à entreprendre, ce qui était à l'époque un travail de fourmi, l'identification du gène. Geneviève et un talentueux chercheur postdoctoral américain, James Di Santo, s'engagèrent dans cette aventure du « clonage positionnel », une méthode fastidieuse, mais incontournable, qui revenait à chercher une aiguille (le gène) dans une botte de foin (une partie du bras long du chromosome X). Le projet progressait quand fut publiée, en 1992, une information susceptible d'intérêt : un groupe japonais avait cloné le gène codant une des trois sous-unités du récepteur de l'interleukine 2 (IL-2), la sous-unité gamma. Il se trouve que ce gène était placé dans la région contenant le locus du DICS lié au chromosome X. Était-ce le bon gène ? Nous répondîmes non à cette question, en nous fondant sur le fait, connu dès cette époque, que l'IL-2, une cytokine nécessaire à la prolifération des lymphocytes T au cours des réponses immunitaires, n'était pas impliquée dans le développement des lymphocytes T, l'étape déficiente du DICS lié à l'X. Malheureusement, notre raisonnement se révéla erroné. Warren Leonard, un chercheur américain spécialiste des cytokines au National Institute of Health (NIH) de Bethesda, adopta une attitude plus pragmatique et montra que des patients atteints de DICS lié à l'X portaient bien une mutation du gène de la chaîne gamma du récepteur de l'IL-2 (*IL2RG**). Nous étions « scoopés » ! Restait néanmoins une apparente contradiction : comment des mutations d'un gène dont le produit n'était pas censé jouer un rôle dans la différenciation des lymphocytes T pouvaient-elles entraîner de telles conséquences ? Warren Leonard et Kazuo Sugamura au Japon montrèrent qu'en fait *IL2RG* avait d'autres fonctions en tant que partenaire de récepteurs d'autres cytokines (au nombre de cinq), dont l'IL-7. *IL2RG* fut rebaptisé gamma-c (c pour « commun », γc). L'IL-7 est produite dans le stroma du thymus, siège de la différenciation des lymphocytes T et induit la prolifération des précurseurs des lymphocytes T. L'interaction de la cytokine IL-7 avec son récepteur composé de deux sous unités, chaîne alpha et gamma-c, se révéla essentielle à la différenciation des lymphocytes T. Ainsi, une avancée importante en matière de compréhension de la différenciation lymphoïde émanait de l'analyse d'une erreur d'interprétation de données issues d'une maladie très rare (1 cas pour 150 000 naissances environ !). Belle leçon d'humilité ! Néanmoins, James Di Santo ne se découragea pas et chercha à comprendre précisément comment gamma-c en tant que sous-unité du récepteur de l'IL-7 intervenait dans la différenciation des lymphocytes T. Il fallait en passer par la création d'un modèle chez la souris. James Di Santo fit un stage de quelques mois à Cologne, dans le fameux laboratoire de Klaus Rajewsky, qui avait mis au point des méthodes raffinées d'inactivation génique chez la souris (souris « KO » pour tel ou tel gène dans le langage imagé des biologistes). Il construisit ainsi les premières souris mutées pour le gène *IL2RG*, elles étaient atteintes

* Par convention, les noms des gènes s'écrivent en italique et en majuscules s'il s'agit du gène humain.

d'un DICS assez proche de la maladie observée chez l'homme. Ces souris furent très précieuses pour comprendre la fonction de gamma c ainsi que comme modèle préclinique de la thérapie génique du DICS lié à l'X comme nous le verrons plus loin. James Di Santo montra que la liaison de l'IL-7 produite par le stroma du thymus à son récepteur (IL-7Ralpha/gamma-c) transmettait aux précurseurs des lymphocytes T qui venaient de migrer dans le thymus en provenance de la moelle osseuse des signaux dictant la survie de ces cellules et leurs proliférations (figure 1). En l'absence de ce signal, le thymus est dépourvu de précurseurs de lymphocytes T, c'est ce qui se passe dans le DICS lié à l'X.

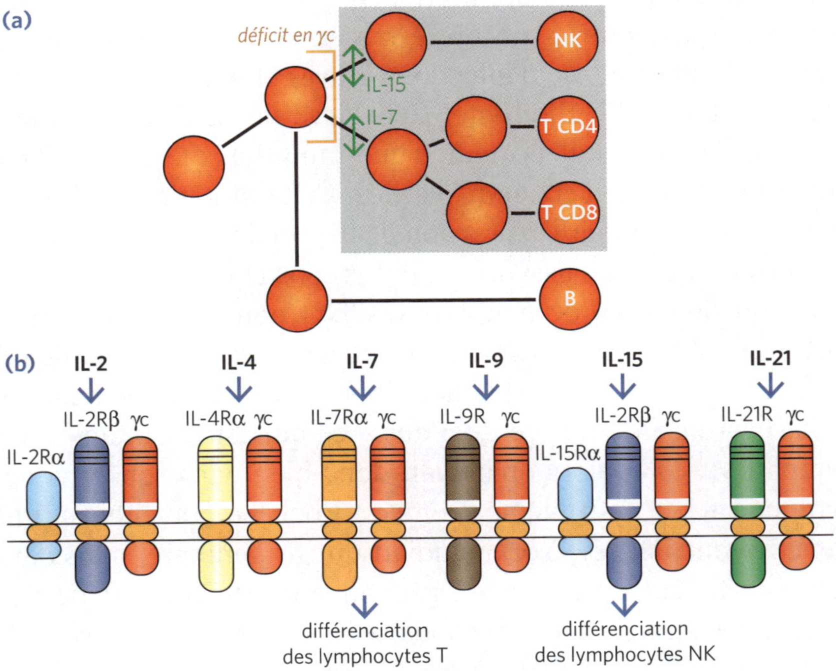

Figure 1. Mécanisme du DICS lié à l'X.
Cette maladie est la conséquence de mutation du gène qui code pour la protéine *γc*. En son absence (a), lymphocytes T et NK ne peuvent se développer respectivement faute du signal apporté par l'interaction IL-7 et son récepteur et par l'interaction IL-15 avec son récepteur (b). *γc* est une sous-unité de nombreux récepteurs de cytokines (b).

Pendant ce temps, Geneviève de Saint-Basile s'intéressa aux mécanismes qui régissent l'expression du gène *IL2RG*, sa transcription. Elle montra que celle-ci était assez constante au cours du développement lymphoïde et dans les lymphocytes matures, une observation importante en vue de la mise au point d'une thérapie génique qui vise à induire l'expression de ce gène, nous y reviendrons. Geneviève décrivit aussi des formes dites « atypiques » de DICS lié à l'X, en fait des formes atténuées de la maladie provoquées par des mutations dites hypomorphes, c'est-à-dire qui préservent une certaine expression et une certaine fonction de la protéine gamma-c. Il s'agit là de constatations habituelles dans le contexte de maladies héréditaires. Un cas attira l'attention : celui d'un jeune garçon allemand de 6 ans. La déficience immunitaire dont il était atteint était d'une forme modérée, par contre, son oncle maternel était décédé dans la première année de vie d'infections graves et donc suspect d'être atteint d'un DICS. Bien vite, Geneviève de Saint-Basile montra que l'enfant était porteur d'une mutation du gène *IL2RG*, mutation dont sa mère était vectrice. Cette mutation avait pour conséquence d'abolir l'expression de la protéine gamma-c. Il doit en résulter qu'à la naissance un enfant porteur d'une telle mutation soit dépourvu de lymphocytes T et donc soit atteint d'un DICS lié à l'X. Cela devait être le cas de l'oncle maternel de cet enfant. Mais comment expliquer alors que cet enfant (son neveu) soit encore en vie à l'âge de 6 ans – ce qui est impossible sans lymphocytes T – alors qu'il avait donc bien dans son sang des lymphocytes T ? Au même moment, Rochelle Hirschhorn, une généticienne de New York, étudiait un cas similaire, mais dans le contexte d'une autre cause génétique de DICS : le déficit en adénosine désaminase dont nous serons amenés à reparler. Ce que découvrirent Rochelle à New York et Geneviève à Paris fut une vraie surprise : les lymphocytes T de ces enfants ne portaient pas la mutation présente dans les autres cellules, alors que ces lymphocytes étaient pourtant bien ceux des enfants (et non pas des cellules venues de la mère par passage transplacentaire pendant la grossesse ou l'accouchement). Une seule explication possible : une mutation dans une cellule précurseur de lymphocytes T qui, par chance, avait corrigé la séquence mutée en séquence normale et ainsi restauré l'expression de la protéine gamma-c ainsi que sa fonction, donc la possibilité de différenciation en lymphocytes T (figure 2).

Si la probabilité d'un tel événement survenant exactement au site de la mutation est faible (suggérant qu'un seul événement de ce type est survenu par patient), cela implique que la pression de sélection en faveur de la prolifération de la cellule spontanément corrigée est à l'évidence très forte. Depuis ces descriptions initiales, datant de 1996, un certain nombre de cas de variants de réversion (correction vers la séquence normale ou de variants améliorant l'expression et la fonction de la protéine mutée) ont été rapportés chez des patients atteints de différents types de DICS. Dans tous les cas, on observe une correction

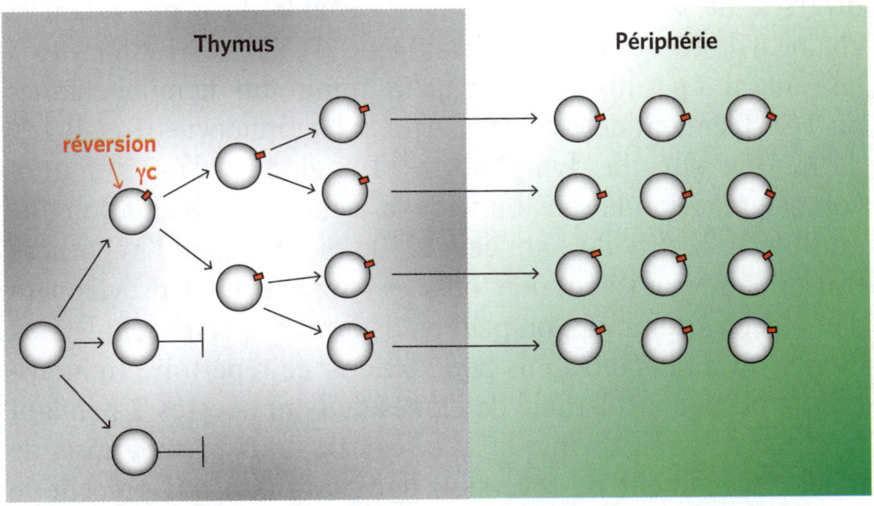

Figure 2. Mécanisme de compensation du DICS lié à l'X par mutation de réversion.
La correction par réversion de la mutation dans un précurseur de lymphocytes T donne naissance à un grand nombre de lymphocytes T du fait de nombreux cycles de division cellulaire de ces cellules dans le thymus.
▮ : récepteur *γc* à la surface des cellules corrigées par la réversion.

partielle du phénotype de la maladie causée par l'apparition de ces variants somatiques (par opposition à l'origine germinale de la mutation causale de la maladie). Jusqu'à quel point cette réversion corrige-t-elle le déficit immunitaire observé dans les premiers cas décrits ? Geneviève de Saint Basile a cherché à répondre à cette question, avec l'aide de Philippe Bousso, chercheur de l'Institut Pasteur. Ils ont constaté que le sang du jeune patient allemand contenait environ la moitié du nombre de lymphocytes T attendus pour son âge. Particularité notable : tous ces lymphocytes T avaient les caractéristiques de lymphocytes mémoire, c'est-à-dire qu'ils avaient antérieurement sans doute participé à des réponses immunitaires, par exemple contre le virus de la varicelle auquel l'enfant avait été exposé sans dommage malgré sa maladie génétique. Ce résultat suggérait que l'événement de réversion était ancien (peut-être anténatal). Il avait donné naissance transitoirement à la différenciation de lymphocytes T devenus des cellules « mémoire ». L'étude de la diversité de séquence de la partie variable du gène codant la chaîne β du récepteur T pour l'antigène (TCR) des lymphocytes T de l'enfant a permis d'estimer qu'un minimum de mille chaînes du TCR β étaient détectables parmi ses lymphocytes T, soit 1 % de la diversité des lymphocytes T mémoire d'un immunocompétent, selon la sensibilité de la technique d'évaluation disponible à la fin des années 1990. Si on émet l'hypothèse (raisonnable, on l'a vu) que tous ces lymphocytes T proviennent d'un ancêtre commun, on peut en déduire que cette cellule s'est divisée au moins onze fois pour générer ce répertoire (nonobstant la perte considérable de clones de lymphocytes T pendant la différenciation thymique). Ce résultat nous permet aussi de dater l'événement de réversion dans la phase qui précède le réarrangement des gènes des TCR dans le thymus (figure 2). Surtout, il nous indique qu'un précurseur de lymphocytes T est susceptible de se diviser un grand nombre de fois sous l'effet de l'interaction de l'IL-7 avec son récepteur (IL-7Ralpha/gamma-c) présent à la surface des précurseurs lymphocytaires T (figure 2). Ce n'est qu'à une étape ultérieure pendant la différenciation intrathymique que ces cellules se diversifient par le réarrangement clonal des gènes des TCR (*cf.* p. 146). Ainsi, ce patient disposait à l'âge de 6 ans d'environ 1 % de la diversité physiologique des lymphocytes T, chacun de ces clones s'étant ensuite expandu pour représenter environ 50 % du nombre attendu de lymphocytes T dans le sang. Plus important, ces lymphocytes T, malgré leur diversité restreinte, ont au moins partiellement protégé cet enfant des infections sévères observées chez les sujets immunodéprimés, comme la varicelle évoquée plus haut. Plusieurs conclusions peuvent être tirées de ces observations particulières. Premièrement, les lymphocytes T mémoire ont une longue durée de vie : au moins plusieurs années, et sans doute plusieurs dizaines d'années d'après d'autres données concernant la persistance de lymphocytes T mémoire après vaccination. À titre de comparaison, la durée de vie des polynucléaires neutrophiles n'est que de l'ordre de deux jours, ce qui implique une dynamique de production très différente. Deuxièmement, il existe une certaine redondance parmi les lymphocytes T puisqu'un répertoire limité à 1 % de la normale confère encore une protection, même si celle-ci est incomplète (surtout du fait de la conséquence indirecte d'un déficit de production d'anticorps imputable entre autres au déficit partiel en lymphocytes T). Troisièmement, la capacité de prolifération des précurseurs des lymphocytes T au sein du thymus est importante, ce qui suggère qu'un petit nombre de précurseurs pourrait suffire pour générer l'ensemble des lymphocytes T présents dans l'organisme. Tous ces éléments nous ont conduits à considérer que cet événement de réversion avait constitué pour cet enfant une sorte de thérapie génique spontanée naturelle qui avait grandement bénéficié à cet enfant, encore en vie et en relative bonne santé à l'âge de 6 ans. Dans un autre cas, on a abouti à la même conclusion chez un patient de 18 ans ! Nous en avons conclu, avec Geneviève de Saint Basile, autour d'une tasse de café lors d'une pause de midi dans la petite pièce de détente du laboratoire à l'époque, que cette maladie, le DICS lié à l'X, représentait la maladie modèle idéale pour tester une approche de thérapie génique. Nous estimions que, si la correction spontanée d'une seule cellule était bénéficiaire, alors la correction par ingénierie génomique d'un nombre relativement petit de précurseurs de lymphocytes T (cellules souches de la moelle osseuse) pourrait suffire pour obtenir une correction complète du déficit en lymphocytes T et de ses conséquences. Notre axiome était : si la thérapie n'est pas efficace pour corriger le DICS lié à l'X, alors elle ne le sera pour aucune maladie. Nous pensions avoir défini la situation la plus simple possible pour « éprouver » la thérapie génique. Décision fut prise sur-le-champ de se lancer dans ce projet. Nous étions en 1995 : quel était alors l'état de l'art de la thérapie génique ?

Les prémices de la thérapie génique

Le concept de thérapie génique est apparu au début des années 1970. Il fut notamment formulé dans un papier visionnaire paru dans la revue *Science* en 1972 sous la plume de Richard Roblin et de Ted Friedmann, deux chercheurs américains. Il s'agit d'introduire de l'information génétique dans des cellules dans un but thérapeutique (figure 3, dans le cas du DICS lié à l'X). L'application envisagée (et qui reste aujourd'hui la plus importante) était bien sûr la correction des maladies génétiques par l'introduction dans des cellules d'une copie normale (non mutée) du gène muté responsable de la maladie. L'idée avait germé quasi naturellement en raison des progrès de la biologie moléculaire (connaissance des gènes, des ARN messagers), des technologies de clonage de gènes, de l'utilisation d'ADN pour induire l'expression d'un gène *in vitro* dans une cellule et aussi des premières identifications de mutations responsables de maladies génétiques. Cependant, il fallut attendre encore près de trente années pour que la thérapie génique devienne réalité et ce après de nombreux déboires. Plusieurs avancées technologiques importantes sont survenues dans les années 1980 : la mise au point de vecteurs viraux capables de faire pénétrer efficacement du matériel génétique dans des cellules, utilisant ces virus comme un cheval de Troie. Schématiquement, deux types de vecteurs aux propriétés très différentes ont été développés : les rétrovirus et les virus associés à l'adénovirus (AAV). Les premiers sont destinés à la thérapie génique *ex vivo* (les cellules sont traitées à l'extérieur du corps, puis réinjectées), les seconds à la thérapie *in vivo*. Nous développerons ici l'histoire des rétrovirus parce que ce sont ceux qui ont été utilisés pour la thérapie génique des DICS. L'identification des rétrovirus a joué et joue encore un rôle essentiel dans le développement de la thérapie génique.

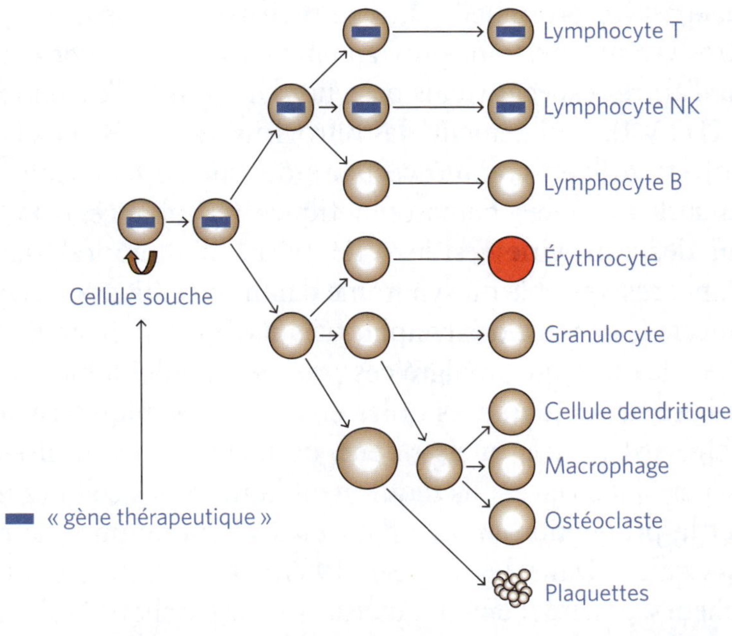

Figure 3. Principe de la thérapie génique du DICS lié à l'X. L'addition du gène « thérapeutique » au sein des cellules progénitrices de la moelle osseuse permet d'induire l'expression de la protéine déficiente et, ainsi, le développement des lymphocytes T et dans une certaine mesure NK.

Le matériel génétique de ces virus est composé d'ARN, mais, de façon surprenante et de ce fait longtemps non acceptée, cet ARN est copié en ADN au sein des cellules infectées, on parle de « rétrotranscription » grâce à une enzyme du virus (la réverse transcriptase). L'ADN viral ainsi produit – on parle de « provirus » – a la capacité de s'intégrer dans le génome de la cellule infectée. Cette propriété est très intéressante dans le cadre de la thérapie génique, car le matériel génétique intégré est copié à chaque division cellulaire et donc présent dans les cellules filles. Ainsi, l'usage de vecteurs rétroviraux est très bien adapté au transfert de gènes dans des cellules en division, comme le sont les cellules de l'hématopoïèse (la production des cellules sanguines, dont les lymphocytes) ou les cellules de la peau. Cet avantage est associé cependant à un risque : en effet, en s'intégrant dans le génome cellulaire, le rétrovirus est susceptible d'en modifier le bon fonctionnement d'un gène, on parle alors de mutagenèse insertionnelle. Les rétrovirus sont associés à tous les êtres vivants. Certains provoquent des leucémies chez la souris ou d'autres espèces (mais pas chez l'homme, à l'exception du virus HTLV I). Initialement, des rétrovirus identifiés chez la souris ont été utilisés comme vecteurs du fait de leur capacité à infecter des cellules hématopoïétiques (*cf.* ci-après). Le plus connu des rétrovirus est le VIH (virus d'immunodéficience humaine) responsable du syndrome d'immunodéficience acquise, qui infecte le génome des lymphocytes T CD4 et s'y installe. Nous verrons plus loin que, malgré ces propriétés redoutables, le VIH est la base de vecteurs très utiles en thérapie génique. Bien sûr, ces rétrovirus, quels qu'ils soient, ne peuvent être utilisés tels quels, car, dans ce cas, ils induiraient la mort des cellules infectées et la production *in vivo* d'un plus grand nombre de particules virales. Dans les années 1980, un certain nombre de chercheurs, essentiellement aux États-Unis (Richard Mulligan et Olivier Danos, Dusty Miller, etc.), ont cherché à « domestiquer » ces rétrovirus pour conserver les capacités d'infection et d'intégration du provirus tout en se débarrassant de la capacité de réplication virale. Pour ce faire, ils ont utilisé des lignées cellulaires au sein desquelles étaient insérés sous forme de plusieurs plasmides (fragments d'ADN circulaire issus originellement de bactéries) les éléments géniques codant le virus, d'une part le « squelette » du génome viral débarrassé des gènes codant les protéines du virus mais remplacé par le gène d'intérêt thérapeutique éventuellement associé à un promoteur, d'autre part les gènes de structure du virus permettant, après transcription, la production de particules virales. Dans ces conditions, ces virus ne contiennent comme information génétique que l'ARN issu du premier plasmide. De ce fait, ces virus sont incapables de se répliquer puisqu'ils ne possèdent pas les gènes codant les principaux éléments du virus. Ils sont en revanche capables de pénétrer dans certaines cellules (en fonction de la protéine d'enveloppe du virus – qui peut être modifiée ou remplacée) et d'induire l'intégration du matériel génétique apporté, qui comprend le gène d'intérêt thérapeutique. Celui-ci peut être transcrit du fait de la présence d'un promoteur ou des séquences *enhancer* présentes dans les extrémités du matériel génétique du virus appelées « LTR » (pour *long terminal repeat* ; *cf.* figure 4). Ce sont de tels vecteurs qui ont été utilisés pour la thérapie génique du DICS lié à l'X.

Quelques mots ici sur les vecteurs AAV, sur lesquels nous reviendrons. Ces virus, dans la nature, nécessitent une co-infection

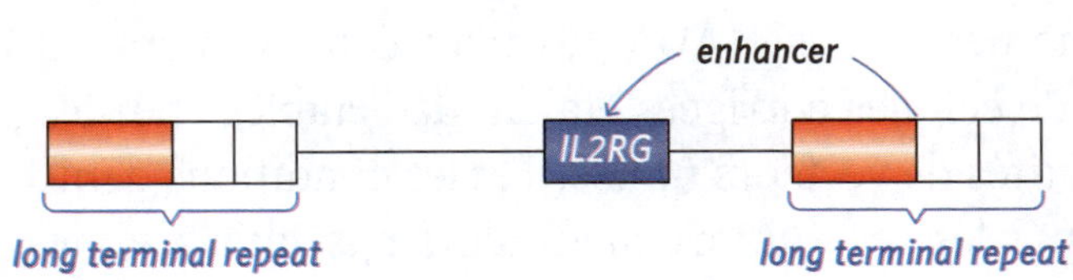

Figure 4. Structure schématique de l'ARN du vecteur rétroviral.
L'ARN du vecteur contient aux extrémités des séquences répétées (*long terminal repeat*, LTR) qui permettent l'intégration de la copie ADN du vecteur dans le génome cellulaire. De plus, il contient un élément *enhancer* qui permet la transcription du gène « thérapeutique » *IL2RG* qui code pour γc.

avec les adénovirus. Ce sont des virus à ADN. Il en existe différents types. Ils provoquent chez l'homme des infections bénignes, en règle générale inapparentes. Il est possible de les modifier pour y incorporer un gène d'intérêt thérapeutique et éviter qu'ils puissent se répliquer. Ces virus ont l'avantage d'infecter un très grand nombre de types cellulaires et ils peuvent être produits en très grande quantité. Au sein des cellules, l'ADN de l'AAV persiste au sein du noyau mais en général sans s'intégrer dans le génome. Son intérêt est qu'il peut induire l'expression d'un gène dans beaucoup de types cellulaires de façon persistante tant que la cellule ne se divise pas.

En effet, l'ADN de l'AAV n'est pas répliqué lors de la division cellulaire. De ce fait, les vecteurs AAV, qui peuvent être injectés *in vivo* par voie sanguine ou autre, sont utilisés pour cibler par exemple le foie, le système nerveux ou les muscles en fonction du promoteur utilisé. Ces vecteurs ont néanmoins deux inconvénients : une taille relativement limitée de gènes insérables en leur sein et une forte immunogénicité (induction d'une réponse immunitaire) qui peut neutraliser l'effet thérapeutique attendu.

Les premiers essais cliniques de thérapie génique dans les années 1990 n'ont pas été concluants. En effet, la quantité de vecteurs produits et les conditions d'infection des cellules (cellules de la moelle osseuse ou lymphocytes T) par les vecteurs rétroviraux ne permettaient pas de corriger un grand nombre de cellules. Les essais qui avaient ciblé une autre forme de DICS, le déficit en adénosine désaminase (ADA), avaient échoué même si un petit nombre de cellules corrigées étaient détectables chez les patients. Les quantités de vecteurs utilisées et les conditions d'infection des cellules par les vecteurs n'étaient alors pas satisfaisantes.

La thérapie génique du DICS lié à l'X

Ces échecs ne nous paraissaient pas rédhibitoires, car, à la fin des années 1990, plusieurs avancées techniques concernant la production des vecteurs, les conditions de culture des cellules cibles en présence de cytokines et l'utilisation d'une protéine qui favorisait les contacts entre cellules et virus étaient intervenues. Il était ainsi possible au laboratoire d'augmenter le taux de cellules au sein duquel le vecteur s'était intégré. On parle de « cellules transduites ».

Le plan était le suivant : prélever chez les enfants atteints de DICS lié à l'X des cellules de la moelle osseuse comme on le fait chez un donneur de greffe de moelle osseuse, purifier les cellules précurseurs grâce à la présence à leur surface d'un marqueur (CD34) qui permet de les reconnaître, les rendre permissives à la transduction par le vecteur rétroviral grâce à l'utilisation de cytokines, les mettre en contact avec le vecteur à plusieurs reprises puis réinjecter par voie veineuse les cellules au patient. L'ensemble du processus devait prendre quatre jours (figure 5). Avant d'envisager de traiter des patients, il fallait construire un vecteur et le tester. C'est à quoi s'attelèrent Salima Hacein-Bey-Abina et Marina Cavazzana. Isabelle Rivière, une chercheuse française qui travaillait à Boston, nous confia un vecteur rétroviral dérivé d'un rétrovirus de souris mais qui était capable d'infecter les cellules de la moelle osseuse humaine du fait des propriétés de son enveloppe. Salima Hacein-Bey-Abina fit les constructions nécessaires pour y insérer la partie codante appelée cADN (c pour codant) du gène *IL2RG*. Ce vecteur fut produit au laboratoire et testé pour sa capacité à induire l'expression de la protéine gamma-c par des cellules de patients de DICS lié à l'X. De façon satisfaisante, les précurseurs médullaires de ces patients une fois transduits se différenciaient au laboratoire en lymphocytes T. En parallèle, Claire Soudais et James Di Santo montrèrent que le protocole de transduction *ex vivo* de cellules médullaires corrigeait le DICS lié à l'X de la souris et ce de façon stable pendant une année sans observer d'effets indésirables.

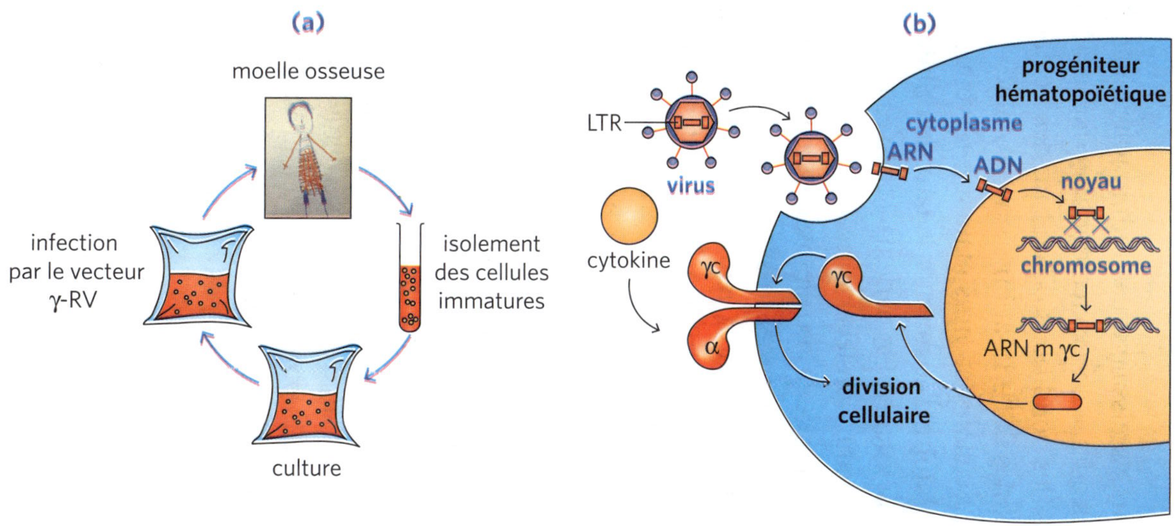

Figure 5. Protocole de thérapie génique du DICS lié à l'X.
(a) protocole d'infection des cellules *ex vivo* (d'après Fischer, 2002).
(b) effet au niveau cellulaire. La copie ADN de l'ARN du vecteur est intégrée dans le génome, le gène peut être transcrit en ARNm, lui-même traduit en protéine *γc* dont la présence à la surface restaure la capacité de division cellulaire.

Nous sommes alors en 1997 : toutes les conditions paraissaient réunies pour traiter des patients. Il fallait cependant encore franchir plusieurs étapes : obtenir une production de vecteurs de grade pharmaceutique et la financer, préciser le protocole clinique (quels patients ? dans quelles conditions ?) et convaincre les autorités réglementaires et un comité d'éthique du bien-fondé de la démarche. Jusque-là nos recherches avaient été pour l'essentiel financées par l'Inserm, mais il fallait un budget complémentaire pour faire produire le vecteur « médicament » et effectuer tous les tests de sécurité (stérilité, absence de toxicité, etc.) de cette préparation. L'Association française contre les myopathies (AFM) qui avait opté pour une stratégie de soutien au développement de la thérapie génique accepta d'en supporter le coût. Une société qui avait développé une expertise dans la production de vecteurs rétroviraux assura donc la production du vecteur médicament.

Il restait un choix à faire : quels patients traiter ? Cette question était délicate pour au moins deux raisons. D'une part, il s'agissait d'une thérapeutique d'un genre nouveau qui, de plus, s'adressait à de jeunes enfants, et, d'autre part, il existait une alternative thérapeutique disponible depuis plus de trente ans, l'allogreffe de moelle osseuse. Celle-ci donne de bons résultats : la survie des patients plusieurs années après la greffe est de près de 90 %, avec une bonne correction du déficit en lymphocytes T lorsque le donneur partage avec le receveur les mêmes groupes tissulaires HLA. Il s'agit en général d'un frère ou d'une sœur qui hérite ces mêmes groupes des parents. La probabilité qu'un frère ou une sœur soit compatible est d'un peu moins de 25 % (25 % de probabilité de compatibilité diminuée du risque, pour un frère, d'être atteint du DICS lié à l'X). Dans les autres cas, il y a deux solutions. On peut recourir à la recherche d'un donneur compatible hors de la famille à partir d'une banque mondiale de donneurs – mais cette recherche prend du temps et est de ce fait difficile à appliquer aux enfants atteints de DICS pour lesquels la greffe est urgente. Ou alors il faut recourir à une greffe de moelle osseuse provenant d'un parent. Par définition, les parents partagent la moitié des groupes tissulaires HLA avec leur enfant, mais la seconde moitié, incompatible, induit un risque de conflit immunologique des lymphocytes T du donneur contre le receveur. Cette réaction, appelée réaction du greffon contre l'hôte (GVH), est une cause majeure de mortalité. Pour réduire ce risque, on a appris au début des années 1980, grâce à Yair Reisner, un chercheur israélien, à éliminer du greffon médullaire la plus grande partie des lymphocytes T du donneur. Ce fut un progrès, mais seulement partiel, pour deux raisons : d'une part, la persistance d'un petit nombre de lymphocytes T pouvait suffire à déclencher une réaction de GVH, et, d'autre part, ces lymphocytes T désormais absents du greffon sont utiles pour protéger des risques infectieux pendant plusieurs mois, c'est-à-dire le temps nécessaire pour que de nouveaux lymphocytes T issus des cellules souches du greffon médullaire apparaissent. De ce fait, à cette époque (fin des années 1990), ce type de greffe ne permettait de sauver que 50 à 60 % des enfants. De plus, à terme, la qualité de la correction du déficit immunitaire est moindre. La thérapie génique, fondée sur la modification des propres cellules du patient, ne comporte pas de risque de réaction de GVH, c'est son principal avantage. C'est ce qui justifia de proposer d'y recourir. Pour les raisons qui viennent d'être évoquées, son indication fut restreinte aux enfants ne disposant pas d'un donneur compatible dans leur famille. Il n'était pas non plus question d'employer un protocole plus agressif. Dans la mesure où les allogreffes, réalisées chez ces enfants atteints de DICS lié à l'X, peuvent l'être sans recourir à une chimiothérapie, il fut proposé de faire de même dans le protocole de thérapie génique. Les discussions avec les autorités réglementaires de l'époque furent constructives. Ce n'était pas facile pour elles d'évaluer un essai clinique aussi différent du cadre habituel. L'appréciation des risques était l'aspect le plus difficile. En l'état des connaissances, on pouvait anticiper un faible risque de mutagenèse insertionnelle consécutive à une modification du génome responsable d'un cancer par activation d'un oncogène. Ce risque fut discuté et considéré comme suffisamment faible pour être acceptable dans l'analyse « bénéfice/risque ». Il n'y avait pas *a priori* d'autres risques à craindre, notamment concernant la protéine gamma-c, ni en termes d'expression ectopique (par des cellules qui normalement ne l'expriment pas) ni quant à une éventuelle surexpression pour des raisons qu'il serait fastidieux d'évoquer ici. Le bénéfice attendu provenait de la prévention du risque de réaction de GVH, de l'efficacité démontrée *in vitro* ainsi que dans le modèle de souris, et de la conviction que les lymphocytes T ainsi produits auraient une très longue durée de vie, donc que l'effet de la thérapie génique devrait durer autant que celui d'une allogreffe de moelle osseuse. Ces points de discussion emportèrent l'adhésion des différents comités réglementaires de l'époque et du comité d'éthique en charge de l'évaluation de cet essai clinique.

Mars 1999, tout était prêt pour traiter un premier malade. Un enfant atteint de DICS lié à l'X originaire du sud-ouest de la France, âgé de 8 mois et dont un frère était décédé de cette maladie quelques années auparavant, fut transféré à l'unité d'immunologie-hématologie pédiatriques de l'hôpital Necker-Enfants malades à Paris. Il remplissait toutes les conditions évoquées ci-dessus pour recevoir une thérapie génique. Ses parents furent reçus longuement, à plusieurs reprises, et informés du fait qu'il s'agissait d'une « première ». Ils posèrent de nombreuses questions très pertinentes et finalement donnèrent leur accord. Quelques dizaines de millilitres de moelle osseuse de cet enfant furent prélevés sous anesthésie générale et ensuite traités au laboratoire selon le protocole prévu sous le contrôle vigilant de Marina Cavazzana et de Salima Hacein-Bey-Abina. Le laboratoire en question n'était pas un laboratoire habituel. Il avait fallu installer, avec l'aide de l'Assistance publique-Hôpitaux de Paris, de l'Inserm, de l'Institut Pasteur (car des projets de thérapie génique étaient alors développés à l'Institut Pasteur par Olivier Danos et Jean-Michel Heard) et de l'AFM, un laboratoire permettant de traiter en toute sécurité les cellules des patients. Nous avions récupéré à cette fin un petit pavillon de l'hôpital, où se pratiquaient jusque-là les vaccinations du personnel (un local alternatif fut trouvé !). Le projet de thérapie génique était né sous la bonne étoile d'une réutilisation raisonnée de locaux hospitaliers. En effet, le laboratoire de recherche Inserm au sein duquel les mises au point précliniques avaient été réalisées avait trouvé sa place quelques années auparavant dans l'ancien pavillon d'isolement des enfants diphtériques de l'hôpital, construit avant la Seconde Guerre mondiale, et qui avait un temps servi de laboratoire pour l'hôpital par la suite. La disparition de maladies infectieuses grâce à la vaccination aura donc eu plus d'une conséquence heureuse !

Le 13 mars, les cellules étaient prêtes et furent réinjectées sans encombre à leur propriétaire, sous les regards anxieux de Marina, de Salima et de moi-même. Heureusement, l'infirmière qui officiait agit avec tout le sang-froid nécessaire. Les contrôles de qualité effectués sur ces cellules donnaient les résultats attendus. La procédure de transduction avait fonctionné. On escomptait que, de la veine où était inséré le cathéter (utilisé pour nourrir cet enfant malade), les cellules sauraient retourner vers la moelle osseuse comme cela se passe après une allogreffe et commenceraient leur processus de différenciation dont nous savions qu'il serait assez long.

Quinze jours plus tard, Salima et Marina déboulent dans mon bureau pour me montrer un premier résultat. Par la technique de PCR (c'est-à-dire d'amplification génique), Salima avait mis en évidence la présence de l'ADN gène thérapeutique dans les globules blancs circulant dans le sang. C'était peu de chose, car la technique de PCR est très sensible et peut détecter des événements très rares, mais, indubitablement, quelques cellules corrigées circulaient ! Nous savions, connaissant la cinétique d'apparition de lymphocytes T après allogreffe de moelle osseuse dépourvue de lymphocytes, qu'il faudrait sans doute attendre trois mois pour détecter l'apparition d'éventuels lymphocytes T. Entre-temps, il fallait poursuivre les soins de l'enfant et attendre. Une seconde bonne nouvelle survint au bout de six semaines environ : la détection dans le sang de l'enfant de lymphocytes dits « *natural killers* » (NK), également déficients dans le DICS lié à l'X. Enfin, en juin, les lymphocytes T porteurs de la protéine gamma-c à leur surface apparaissaient dans le sang, et leur nombre croissait pour atteindre très vite des valeurs normales. Il fut vérifié que ces lymphocytes T étaient bien divers, comportaient les différents types attendus (T CD4, T CD8…) et étaient capables d'être activés au laboratoire. Les résultats étaient bons : il fut alors possible de lever l'isolement de l'enfant qui quitta sa bulle à l'immense joie de ses parents et à la nôtre. Il allait bien et put rapidement rentrer chez lui. Depuis lors, c'est-à-dire depuis maintenant plus de vingt-quatre ans, nous avons scrupuleusement surveillé ces lymphocytes sanguins. L'effet de la thérapie génique est toujours présent même si le nombre de lymphocytes a un peu diminué. L'état clinique du patient reste satisfaisant puisqu'il contrôle bien les microbes qui l'infectent, y compris récemment le SARS-CoV-2. Ce jeune homme de 24 ans mène une vie normale, en dehors des contrôles réguliers qu'il vient passer à Paris. Un deuxième malade fut bientôt traité puis d'autres : au total dix à Paris de 1999 à 2002. Certains arrivaient d'autres pays européens, et nous eûmes même un patient venu des États-Unis. Le suivi de ce cas fut plus difficile car la famille partit ensuite s'installer en Alaska ! Huit fois, le protocole permit l'obtention d'un nombre de lymphocytes T compatible avec une vie normale. Dans un cas, la procédure fut insuffisante. Dans un autre, elle échoua pour une raison particulière : l'enfant concerné avait une grosse rate du fait d'une infection disséminée provoquée par le BCG, qui chez ces enfants aux défenses immunitaires réduites provoque une infection disséminée très difficile à traiter. Chez lui, la rate fonctionna comme une « éponge », au sein de laquelle les cellules injectées furent piégées et ne purent donner naissance à des lymphocytes T. Après ablation de la rate, il reçut une allogreffe de moelle osseuse qui fut un succès. La réussite de cette thérapie génique venait confirmer l'hypothèse sur laquelle elle était fondée : malgré l'utilisation d'une technologie de transfert de gènes encore peu efficace, un nombre limité (moins de mille d'après nos estimations) de cellules précurseurs des lymphocytes T transduites ont pu donner naissance à un nombre normal de lymphocytes T au répertoire de reconnaissance d'antigènes diversifié et aux fonctions complètes. Ces résultats reproduisaient à une échelle quantitative un peu supérieure ce qui avait été observé quelques années plus tôt comme conséquence de la réversion de la mutation causale du DICS lié à l'X chez un patient (*cf. supra*). Ces résultats étaient évidemment encourageants : ils apportaient une preuve de principe de l'efficacité d'une thérapie génique et permettaient d'envisager son utilisation pour d'autres formes de DICS où un effet similaire d'avantage sélectif conféré aux cellules transduites était attendu. En revanche, à ce stade, une application à d'autres maladies génétiques de la moelle osseuse n'était pas envisageable.

Un an après le traitement du premier patient, les résultats furent publiés dans la revue *Science*. Ce ne fut pas tout à fait sans mal. Nos résultats avaient d'abord été soumis au journal *Nature*, mais les éditeurs considérèrent que le recul était insuffisant. Ils nous relancèrent ensuite, trop tard : l'article avait été accepté par leur concurrent américain. Ce dernier, avant de l'accepter définitivement, me soumit à une procédure pour le moins inhabituelle sous forme d'une longue conversation téléphonique destinée à l'évidence à s'assurer autant que faire se peut de la solidité de nos données. La parution de l'article en avril 2000 eut un retentissement médiatique assez fort pendant quelques jours. Cet épisode fut marqué par une anecdote liée à la situation politique française de cohabitation entre le président Chirac et le Premier ministre Jospin. Le premier, averti par mon ancien patron, Claude Griscelli, qui était assez proche du président, envoya le jour même un communiqué de félicitations. Le lendemain, donc avec vingt-quatre heures de retard, et après avoir été « houspillé » par le Premier ministre, le ministre de la Recherche de l'époque Roger-Gérard Schwartzenberg vint nous féliciter à l'hôpital Necker-Enfants malades. L'équilibre politique était rétabli… Nos résultats furent confirmés deux ans plus tard par une équipe britannique qui traita aussi dix enfants atteints de DICS lié à l'X. Leur protocole était très proche du nôtre, seuls leur vecteur et les conditions de transduction différaient par de menus détails. En parallèle, l'équipe italienne d'Alessandro Aiuti mettait au point avec succès une thérapie d'un autre DICS, le déficit en

ADA, avec une petite innovation : le recours à une chimiothérapie d'intensité modérée pour augmenter les chances d'implantation de cellules souches transduites au sein de la moelle osseuse des patients. Pour cette maladie – un déficit d'une enzyme du métabolisme de certaines bases puriques (nucléotides) –, il était important de faire en sorte que le plus grand nombre possible de cellules sanguines (de toute nature) portent l'enzyme ADA fonctionnel. Ces résultats venaient confirmer les nôtres : non seulement c'était plaisant, mais aussi, pour une fois, c'était la recherche médicale européenne plutôt que nord-américaine qui était mise en avant !

Une thérapie génique efficace mais à risque d'effet indésirable

Au printemps 2002, bien qu'en très bonne santé, le quatrième patient traité, environ dix-huit mois après avoir reçu sa thérapie génique, avait dans son sang un excès de lymphocytes T, lymphocytes appartenant pour la plupart à une classe habituellement minoritaire : les lymphocytes T portant un récepteur de type « gamma-delta ». Les analyses moléculaires montrèrent que cette population était clonale (un seul type de lymphocytes T défini par la séquence du récepteur T à l'antigène) et se surajoutait aux lymphocytes T normaux également présents. Les mois suivants, le nombre de ces cellules augmenta progressivement jusqu'à provoquer en fin d'été une situation pathologique parce que ces lymphocytes infiltraient différents organes. À l'évidence, une complication de la thérapie génique était survenue, mais de quoi s'agissait-il ? Avec l'aide d'une équipe allemande, nous comprîmes assez vite que le vecteur de la thérapie génique était en cause. Au sein des lymphocytes T pathologiques, le vecteur s'était inséré au sein d'un gène, *LMO-2*, connu pour agir comme oncogène lorsque son expression est dérégulée. Physiologiquement, *LMO-2* est exprimé à des stades précoces de la différenciation des cellules souches du système sanguin. La protéine LMO-2 agit en interaction avec d'autres protéines dans le programme de différenciation cellulaire. L'activité (la transcription) de ce gène cesse ensuite rapidement. Dans les cellules du patient, la présence du matériel génétique du vecteur au sein du gène *LMO-2* (figure 6) a eu pour conséquence d'induire de façon permanente l'expression du gène, du fait de l'action de l'élément *enhancer* du vecteur, le même qui était nécessaire à l'expression du gène thérapeutique ! On parle de phénomène de transactivation. L'expression continue de LMO-2 perturbe la différenciation normale de la cellule mais surtout induit une capacité de prolifération de ce clone cellulaire. L'acquisition secondaire de mutations supplémentaires de ce clone selon un processus classique d'oncogenèse l'a transformé en cellule leucémique. L'enfant fut traité en conséquence, malheureusement ses cellules étaient particulièrement résistantes à la chimiothérapie, si bien qu'il succomba un an plus tard. Ce fut un drame qui bien sûr conduisit à interrompre cet essai clinique malgré le succès évoqué plus haut. Le choc était rude.

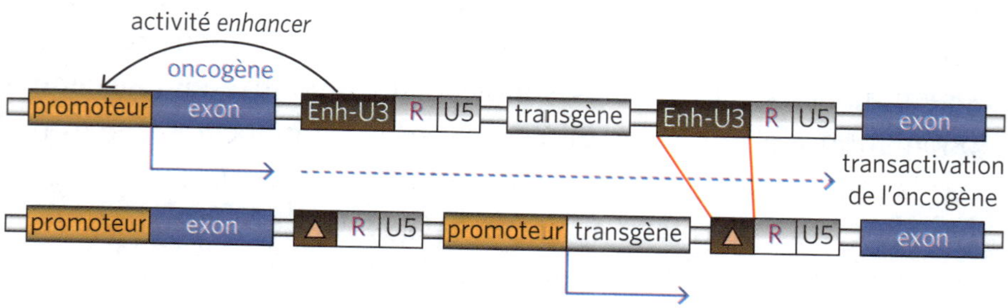

Figure 6. Mécanisme inducteur de leucémie.
L'insertion de l'ADN du vecteur au sein d'un gène est très fréquente. Cette insertion se situe souvent entre deux exons de ce gène. Si ce gène est un oncogène, il se peut que l'*enhancer* du vecteur induise de façon aberrante la transcription de l'oncogène et de ce fait initie le processus cancéreux. La délétion de l'élément *enhancer* (△) du vecteur et l'ajout d'un promoteur permettent d'obtenir la transcription du transgène thérapeutique sans transactivation de l'oncogène et donc sans induction de cancer.

Plusieurs questions se posaient : comment interpréter cet effet secondaire grave ? Nous savions qu'un tel événement était possible, mais le risque était très faible, et nous l'estimions donc acceptable, compte tenu de la gravité de la maladie à traiter. S'agissait-il d'une malchance particulière ou bien avions-nous sous-estimé le risque ? En 1999, lorsque cet essai clinique avait débuté, nous pensions que les vecteurs rétrovirus s'inséraient au hasard dans le génome (d'où un risque faible, *a priori*, de cibler un oncogène). En 2002, la séquence de l'essentiel du génome humain devint disponible, ce qui permit d'étudier précisément les sites d'insertion du vecteur dans le génome. On découvrit alors que le phénomène n'était pas aléatoire. Il existait en fait des sites préférentiels d'intégration, dans et à proximité des gènes, et parmi ceux-ci les gènes actifs (transcrits) dans les cellules transduites. C'était exactement le cas de *LMO*-2. Ces données modifiaient considérablement l'appréciation du risque de complication. On ne pouvait envisager de reprendre tel quel cet essai clinique, bien que l'hypothèse eût été étudiée un moment, étant donné l'efficacité du traitement. La survenue d'un second cas de leucémie vint mettre un terme à cette idée, malgré la bonne réponse au traitement de cette complication.

L'information sur cet effet secondaire de la thérapie génique devait être diffusée, c'est une évidence avant même d'être une obligation, aux autorités réglementaires, aux parents des enfants inclus dans l'essai clinique et à la communauté scientifique, et cela sans attendre la publication d'un article scientifique qui prend plusieurs mois. Ce devoir d'information fut mis en œuvre immédiatement. Il se heurta à une sérieuse difficulté. Prévenir les familles concernées ne pouvait se faire aisément par une conversation téléphonique. Il fallait le temps d'organiser un rendez-vous dans de bonnes conditions. Autre démarche qui s'imposait : informer immédiatement les autorités réglementaires des pays concernés par des essais cliniques de thérapie génique et en particulier aux États-Unis le Recombinant Advisory Committee de la FDA. Notre diligence allait nous compliquer les choses. Le président de cette commission, que je connaissais bien, me dit : « Merci pour votre transparence, nous allons analyser et tenir compte des informations que vous me communiquez et nous allons les rendre publiques immédiatement ! » Je lui fis remarquer que notre essai clinique ne dépendait en rien de son comité et que, si la diffusion publique de l'information était en effet nécessaire, elle devait être de notre ressort et impliquait au préalable d'informer les familles concernées par l'essai clinique : on ne pouvait pas les laisser apprendre par les médias ce qui était arrivé ! Sa réponse fut pour le moins surprenante : « Désolé, mais la loi américaine nous interdit de retarder même de quelques jours la divulgation d'une telle information. » Mon argumentation ne me permit que de gagner vingt-quatre heures. Des tentatives d'intervention *via* les autorités françaises et des collègues scientifiques américains ne permirent pas de le faire fléchir. Nous fûmes donc contraints, dans l'urgence et dans des conditions inappropriées, d'avertir les familles des patients concernés par téléphone. Heureusement, celles-ci se montrèrent compréhensives. Malgré le stress généré, elles nous renouvelèrent leur confiance. Quelle leçon tirer de cette situation de crise ? La transparence, pourtant indispensable en la matière, peut avoir des effets collatéraux inattendus conduisant potentiellement à des situations éthiquement délicates. Heureusement, d'une manière générale, la réaction de la communauté scientifique internationale fut positive : les acteurs concernés furent soucieux d'aider et de comprendre. Il en fut de même des autorités françaises, du ministère de la Recherche en l'occurrence : il dégagea des fonds pour nous permettre au plus vite d'analyser cet effet secondaire et de chercher une solution. Il ne pouvait être question de renoncer à cette voie de recherche thérapeutique si prometteuse. Pourtant, cinq autres cas de leucémies survinrent dans les années suivantes parmi les patients traités à Paris ou à Londres. Tous guérirent. Leurs leucémies avaient des caractéristiques un peu différentes du premier cas, même si le mécanisme était identique. De plus, il s'avéra que les chimiothérapies administrées pour traiter la leucémie ne provoquèrent pas la disparition des lymphocytes T normaux issus de la thérapie génique, si bien que ces patients tirent bénéfice, aujourd'hui encore, de la thérapie génique reçue il y a plus de vingt ans.

La mobilisation internationale des équipes de notre domaine de recherche porta ses fruits, bien qu'elle fût aussi l'occasion de débats parfois un peu vifs sur la cause de cette complication. La solution vint de travaux préalables d'Axel Schambach, un chercheur de Hanovre. Le principe était simple : retirer du vecteur la séquence *enhancer* causale de la transactivation de l'oncogène *LMO-2* (ou d'un autre oncogène), et y substituer une séquence promotrice pour induire l'expression du gène thérapeutique mais sans risque de transactivation (figure 6). Un tel vecteur contenant le gène *IL2RG* fut construit, et un nouvel essai clinique, envisagé. Quelles conditions de sécurité devaient être réunies pour proposer de traiter à nouveau ces patients ? Il n'y avait pas de réponse simple, faute de tests disponibles pour évaluer le risque résiduel. Tester cette nouvelle génération de vecteurs dans un modèle de souris était illusoire, puisque, initialement, nous n'avions pas observé d'effet indésirable de la thérapie génique avec le vecteur en cause, sans doute du fait de temps d'observation limité à un an et de la durée de vie limitée des souris. Néanmoins, la construction de cette seconde génération de vecteurs semblait apporter de solides garanties.

De ce fait, un nouvel essai clinique regroupant des équipes américaines, l'équipe de Londres et la nôtre débuta en 2009, non sans bien sûr un certain degré d'appréhension. Les résultats furent satisfaisants, aucun des treize patients traités n'a développé de complications leucémiques, chez aucun on n'a détecté de clones cellulaires menaçants. En revanche, chez dix d'entre eux, l'efficacité du traitement se révéla durable et de qualité analogue à celle observée lors du premier essai. Le vecteur pouvait toujours s'intégrer au sein d'un oncogène mais sans l'activer.

Ces bonnes nouvelles ont apporté la démonstration qu'il était possible de poursuivre les projets d'application de la thérapie génique aux maladies génétiques des cellules du sang.

La thérapie génique, vingt ans après

Quelles leçons tirer de cette première expérience ? Tout d'abord, elle apportait une preuve de principe que la thérapie génique peut permettre de corriger de façon durable les symptômes d'une maladie : une bonne entrée en matière pour la suite ! Ensuite, ces résultats confirmaient la très longue durée de vie des lymphocytes T et le fait qu'un petit nombre de cellules précurseurs, capables de coloniser le thymus, suffit à repeupler complètement le compartiment des lymphocytes T d'un individu. L'histoire de cette thérapie génique et des nombreuses étapes indispensables qui l'ont précédé démontre que la recherche est affaire de temps long (figure 7). Une certaine stabilité des équipes impliquées est nécessaire, ce qui ne s'intègre pas bien dans le schéma prévalent de la politique de recherche privilégiant les financements par projet sur des temps courts (de trois à quatre ans). J'y reviendrai plus tard.

Ces résultats acquis, la question qui nous préoccupa aussitôt était : comment faire mieux ? Nous avons déjà évoqué les progrès en matière de sécurité, mais nous avons aussi évoqué le fait que le nombre de cellules utiles, transduites, c'est-à-dire capables de donner naissance à des lymphocytes T, était faible, de l'ordre au plus de quelques milliers. Telle quelle, la méthode employée ne

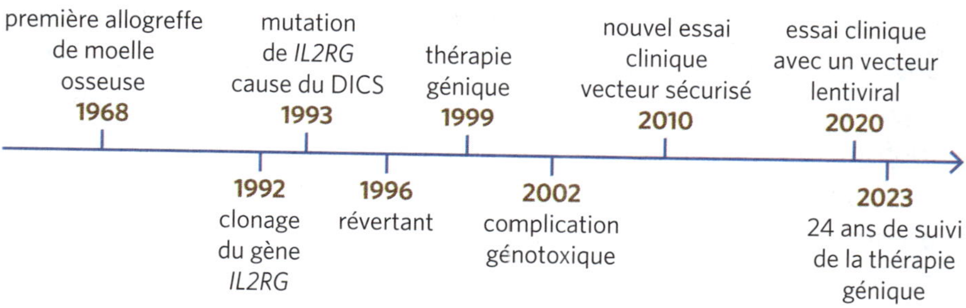

Figure 7. Histoire de la thérapie génique du DICS lié à l'X.

pouvait donc être transposée au traitement d'autres maladies des cellules sanguines en dehors des DICS. Un progrès important vint de la description par Luigi Naldini en Italie et par Didier Trono en Suisse d'un nouveau type de vecteurs plus efficace, dérivé cette fois du VIH. Le VIH est aussi un rétrovirus qui s'intègre dans le génome des cellules infectées, essentiellement les lymphocytes T CD4. Une différence importante avec les rétrovirus de souris, initialement utilisés, réside dans le fait que le matériel génétique du VIH a une capacité bien supérieure à infecter les cellules cibles car il franchit la barrière qui sépare le noyau du cytoplasme cellulaire. Ce n'est pas le cas des rétrovirus de souris (gamma rétrovirus) qui ne peuvent entrer en contact avec le génome cellulaire que dans des cellules en division (mitose), parce que, pendant cette phase, la barrière appelée membrane nucléaire se défait transitoirement. De ce fait, les vecteurs gamma-rétroviraux transduisent un moins grand nombre de cellules. Surtout, il se trouve que, parmi les cellules souches – les plus pertinentes pour cette thérapie génique puisqu'elles s'autorenouvellent et maintiennent donc ainsi au cours du temps une capacité à générer les différents types de cellules sanguines –, seule une faible fraction à un moment donné est en phase de division.

Les données expérimentales ont confirmé ce fait. Logiquement, ce type de vecteurs dérivés de VIH et « habillés » d'une protéine qui les rend capables de pénétrer dans les cellules de la moelle osseuse a été utilisé dans une troisième étape de la thérapie génique du DICS lié à l'X. Ce fut le travail d'une équipe américaine. Les résultats publiés montrent que, à côté du développement attendu des lymphocytes T, cette méthode permet d'obtenir aussi un développement des lymphocytes NK et B. La présence de ces derniers, exprimant normalement la protéine gamma-c, laisse espérer une reconstitution plus complète des défenses immunitaires, en particulier de la réponse anticorps, ce qui semble être le cas (figure 8). À noter le fait que, dans ce protocole, les patients reçoivent une petite dose de chimiothérapie qui facilite l'implantation des cellules souches hématopoïétiques transduites.

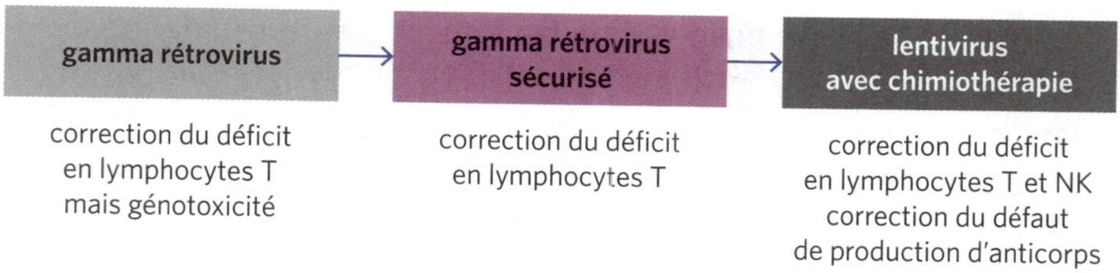
gamma rétrovirus
gamma rétrovirus sécurisé
lentivirus avec chimiothérapie
correction du déficit en lymphocytes T mais génotoxicité
correction du déficit en lymphocytes T
correction du déficit en lymphocytes T et NK correction du défaut de production d'anticorps

Figure 8. Thérapie génique du DICS lié à l'X, résultats obtenus en fonction du type de vecteurs utilisés.

Extension au traitement d'autres déficiences immunitaires

Dès 2002, l'équipe italienne d'Alessandro Aiuti à Milan a mis au point une thérapie génique d'un autre DICS : le déficit en adénosine désaminase (ADA) en utilisant un vecteur gamma rétroviral issu de souris, selon un protocole très proche de celui que nous avions développé pour le DICS lié à l'X. L'hypothèse de départ était presque la même : obtenir la différenciation d'un grand nombre de lymphocytes T à partir d'un petit contingent de cellules précurseurs transduites. La différence réside dans le fait, déjà évoqué, que l'adénosine désaminase est une enzyme d'expression ubiquitaire et qu'un apport enzymatique supplémentaire *via* d'autres lignées de cellules sanguines (autres lymphocytes, cellules phagocytaires) ne peut être que bénéfique. Cette approche s'avéra efficace car elle a permis au cours de plusieurs essais en Italie, puis en Grande-Bretagne et aux États-Unis de corriger le déficit immunitaire de près de 80 % des patients traités avec un recul atteignant vingt ans pour les premiers d'entre eux. Une bonne surprise : dans le contexte de cette maladie, à ce jour, on n'a observé d'effets indésirables graves de type leucémie qu'une seule fois sur près de soixante-huit patients traités, alors que la technologie est quasi identique à celle employée pour le DICS lié à l'X ! On suppose que cela s'explique par le fait que le contexte d'anomalies du thymus dans le DICS ADA est moins favorable au risque de développement de leucémies. Ces bons résultats – la sécurité couplée à l'efficacité – ont conduit logiquement au développement par GSK d'un médicament, qui fut repris ensuite par une nouvelle entreprise, Orchard. C'était le premier médicament efficace de thérapie génique approuvé et mis sur le marché. Cette étape importante intervint en 2016. Cependant, la société Orchard décida en 2022 de ne plus commercialiser ce médicament, non pas du fait d'une éventuelle toxicité ou inefficacité, mais pour des raisons commerciales. Je reviendrai sur cette importante question qui assombrit l'essor de la thérapie génique.

Entre-temps, un vecteur dérivé du VIH fut aussi développé pour la thérapie génique du DICS ADA par les équipes d'Adrian Thrasher à Londres et de Don Kohn à San Francisco. L'emploi de ce vecteur s'est montré sûr et efficace puisque 95 % des cinquante-cinq patients traités ont vu leur déficit immunitaire corrigé, avec un recul de trois à dix ans. Ces résultats encourageants ont incité d'autres équipes, dont la nôtre, à envisager le traitement d'autres formes de DICS évoqués plus bas (le déficit en RAG-1 et en ARTEMIS) avec des résultats préliminaires encourageants.

Pouvait-on aller plus loin ? La réponse fut positive. Aiuti à Milan, Marina Cavazzana et Salima Hacein-Bey-Abina à Paris s'attaquèrent à une forme plus complexe de déficience immunitaire : le syndrome dit « de Wiskott-Aldrich » (WAS). Il s'agit d'une pathologie génétique rare (également liée au chromosome X), qui affecte à la fois le système immunitaire et les plaquettes, donc la coagulation. Les garçons atteints souffrent d'infections mais aussi de complications auto-immunes, d'allergie et d'hémorragies. Le déficit concerne une protéine dénommée WASp (p pour « protéine ») qui joue un rôle dans la structure tridimensionnelle des cellules sanguines et leur capacité de migration et d'activation. La gravité de la maladie varie en fonction des mutations du gène, mais le risque vital est globalement très élevé. De ce fait, depuis plus de cinquante ans, ces patients sont traités par allogreffe de moelle osseuse avec l'objectif de remplacer les globules blancs et les plaquettes anormaux par des cellules normales du donneur.

Cette thérapeutique est très efficace lorsque le donneur partage les mêmes groupes tissulaires HLA que le receveur. Elle l'est moins dans le cas contraire. C'est pourquoi on a développé une thérapie génique. Elle repose sur l'utilisation d'un vecteur dérivé du VIH conjuguée à une chimiothérapie brève destinée à faciliter l'implantation dans la moelle osseuse des cellules souches autologues corrigées. L'équipe de Luigi Naldini à Milan a généré un tel vecteur. Le Généthon, le laboratoire de thérapie génique de l'AFM, a produit le vecteur médicament pour la réalisation d'une étude clinique effectuée pour partie à Paris, pour partie à Londres. En parallèle, une étude fut menée à Milan. Globalement, ce fut un succès puisque, sur trente-six malades traités, trente-cinq ont réagi de façon très positive : ils ont vu le risque infectieux disparaître, et les autres complications s'atténuer considérablement. Ce bénéfice paraît stable après dix ans de recul et ce sans effet induit indésirable. Ces bons résultats contrastent avec ceux d'une étude antérieure conduite en Allemagne et fondée sur l'utilisation d'un vecteur de première génération qui avait conduit à plusieurs cas de leucémies pour les raisons expliquées plus haut. De façon surprenante, ni les auteurs de cette étude ni les autorités réglementaires allemandes n'avaient tenu compte des expériences précédentes avec ce type de vecteur.

L'expérience acquise par les études récentes est riche d'informations pour les développements futurs de la thérapie génique. En effet, si la correction des anomalies des lymphocytes et de leurs conséquences est quasi complète après thérapie génique, il n'en est pas de même pour les plaquettes : il persiste un certain degré de thrombopénie (manque de plaquettes) et parfois un syndrome hémorragique même si celui-ci est réduit par rapport à la situation antérieure au traitement. Comment interpréter ces résultats ? Le taux de correction des cellules souches de la moelle osseuse est suffisant pour produire un nombre adéquat de lymphocytes et pour assurer leur renouvellement, qui est lent (dizaines d'années pour les lymphocytes T, plusieurs mois pour les autres lymphocytes). En revanche, ce taux de correction n'est pas suffisant pour assurer une production normale de plaquettes dont la population se renouvelle tous les huit jours ! Il y a donc nécessité d'améliorer un peu l'efficacité de transduction pour obtenir une correction optimale. Les approches actuelles devraient combler cette (petite) lacune.

D'autres pathologies du système immunitaire font l'objet d'études cliniques, elles incluent le traitement des maladies des polynucléaires neutrophiles et des macrophages comme la granulomatose septique (défaut des systèmes de destruction des microbes ingérés) ou le défaut des protéines d'adhésion leucocytaires. Dans ces deux cas, des résultats cliniques encourageants ont été obtenus. Toutefois, ils ne sont pas constants. Cela s'explique sans doute à nouveau par un nombre parfois insuffisant de cellules souches transduites. Pour ces maladies qui impliquent les polynucléaires neutrophiles, il importe d'apporter un grand nombre de cellules souches corrigées car la dynamique de production des polynucléaires neutrophiles est très élevée : un adulte possède environ 25 milliards de polynucléaires neutrophiles qui sont renouvelés toutes les quarante-huit heures. En admettant qu'il faille qu'environ 20 % de ces cellules au minimum soient corrigées pour éviter les complications infectieuses, on voit qu'il faut un bien plus grand nombre de cellules souches corrigées que pour une maladie des lymphocytes T (environ 100 milliards de cellules dans le corps mais avec un renouvellement tous les 25-50 ans !). Il est possible que l'état inflammatoire particulier de ces patients rende plus difficile la transduction de leurs cellules souches.

La thérapie génique de maladies métaboliques

Il existe un grand nombre de maladies rares qui affectent les grandes voies métaboliques, comme le métabolisme énergétique par exemple. Parmi elles, certaines maladies ont pour conséquence l'accumulation de substances toxiques aux effets délétères pour tout l'organisme et souvent pour le développement du cerveau. Pour un petit nombre d'entre elles, il avait été montré dans les années 1980 et début 1990 que l'allogreffe de moelle osseuse pouvait apporter au moins un bénéfice partiel. Par quel mécanisme ? Parmi les cellules originaires de la moelle osseuse, la lignée monocyte/macrophage (figure 9) contient les activités enzymatiques déficientes dans ces maladies et diffuse dans les tissus. De plus, certaines de ces enzymes sont relarguées par les macrophages et peuvent ensuite être captées par des cellules de voisinage même si elles ne sont pas d'origine sanguine. Ainsi, un effet limité aux cellules sanguines peut se diffuser à bien des tissus et expliquer l'effet bénéfique. Une maladie prototype de cette situation est la maladie de Hurler (mucopolysaccharidose de type I), caractérisée par l'accumulation dans l'organisme de sucres complexes (mucopolysaccharides), avec des conséquences désastreuses. La thérapie génique d'une telle maladie comporte deux avantages : augmenter les chances de succès lorsque le patient ne dispose pas d'un donneur compatible pour recevoir une allogreffe de moelle osseuse et essayer d'obtenir une expression supra physiologique, c'est-à-dire supérieure à la normale de l'enzyme dans les cellules corrigées, originaires de la moelle osseuse, pour renforcer le bénéfice de la thérapeutique.

Cette approche est rendue possible en augmentant le nombre de particules virales (vecteur VIH portant le gène de l'enzyme déficitaire dans cette maladie) utilisées pour infecter les cellules de la moelle osseuse. Cette stratégie – simple dans son principe – a été utilisée avec succès par l'équipe de Maria Ester Bernardo à Milan. Ils ont obtenu des résultats encore préliminaires, mais prometteurs, de « détoxification » de l'organisme par cette méthode. Alessandra Biffi a utilisé une approche identique pour traiter avec succès, avec un recul de plusieurs années, une maladie qui affecte de façon prédominante le système nerveux : la leucodystrophie métachromatique. Enfin, Nathalie Cartier et Patrick Aubourg avec notre équipe ont traité une autre maladie métabolique : l'adrénoleucodystrophie avec un certain succès, même s'il ne peut être considéré comme complet.

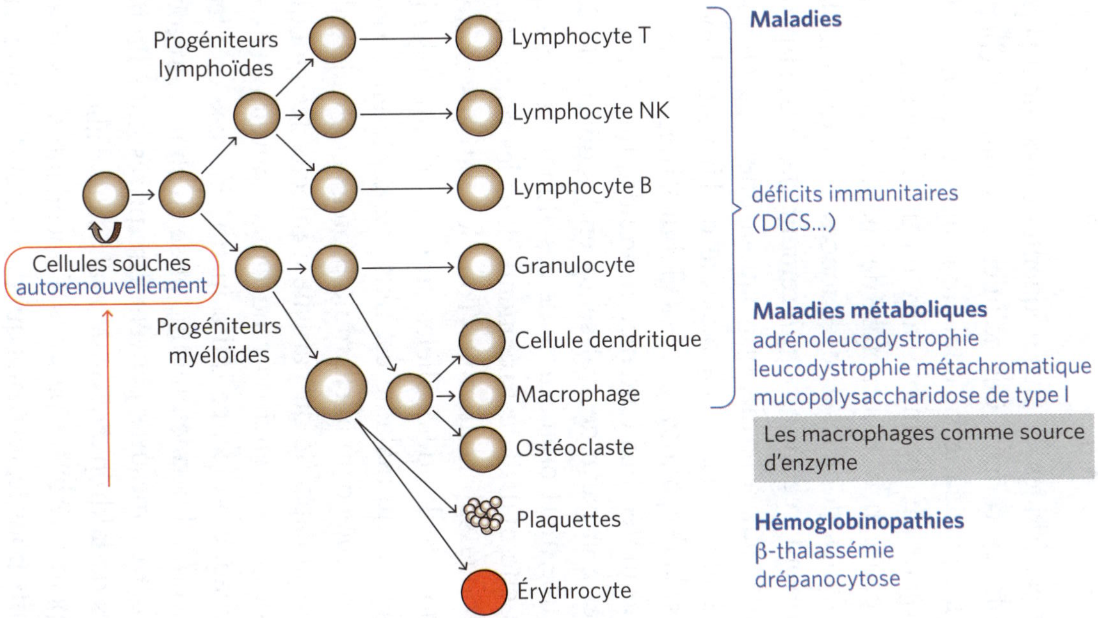

Figure 9. Thérapie des maladies génétiques du sang.
En ciblant les cellules souches dotées d'une capacité d'autorenouvellement, il est possible d'obtenir l'expression stable d'un gène dans les différentes lignées sanguines. À ce jour, des déficits immunitaires, des maladies métaboliques ou de surcharge et des maladies de l'hémoglobine ont pu être ainsi traités.

La thérapie génique des maladies des globules rouges

Les maladies génétiques les plus fréquentes concernent la production des globules rouges. Ces cellules contiennent l'hémoglobine qui donne au sang sa couleur rouge. L'hémoglobine transporte l'oxygène des poumons aux tissus. Plusieurs maladies génétiques concernent la structure de l'hémoglobine et provoquent des anémies dont les conséquences sont redoutables. Ces patients doivent recevoir régulièrement des transfusions de globules rouges qui, à terme, provoquent une accumulation toxique de fer dans les tissus. La maladie de l'hémoglobine la plus répandue est la drépanocytose. Les globules rouges porteurs de l'hémoglobine mutée ont tendance à prendre une forme de faux et à adhérer à la paroi des vaisseaux en les obturant. Cela provoque aussi une mort prématurée de ces globules rouges qui sont fragilisés. Cette maladie est fréquente dans les populations originaires d'Afrique subsaharienne. Tous les patients portent la même mutation sur les deux allèles du gène (chaîne bêta [β] de l'hémoglobine). Cette maladie est plus fréquente en Afrique centrale car la présence d'un allèle muté protège contre le paludisme en altérant la capacité du parasite à infecter les globules rouges. En France, il y a environ cinq cents nouveaux cas de drépanocytose chaque année, ce qui a justifié la mise en place d'un dépistage néonatal permettant une prise en charge précoce. Un certain nombre de mesures peuvent être prises pour limiter les conséquences de la drépanocytose, mais seule l'allogreffe de moelle osseuse peut guérir ces patients. Cependant, si les résultats sont excellents pour les patients qui disposent d'un donneur compatible pour les groupes tissulaires HLA, il n'en est pas de même pour les autres patients (environ 80 % des cas).

Un autre groupe de maladies de l'hémoglobine s'appelle les thalassémies (car décrites originalement chez des patients du

Bassin méditerranéen). Les principales concernent des mutations qui affectent la synthèse de la chaîne bêta de l'hémoglobine. Les mutations les plus sévères abolissent quasi complètement la présence de cette chaîne dans les globules rouges. Il en résulte une anémie sévère. Là aussi, l'allogreffe de moelle osseuse était jusqu'à récemment la seule option thérapeutique curatrice possible en situation de compatibilité entre donneur et receveur.

Cette situation explique que plusieurs équipes par le monde se sont attelées à essayer de mettre au point une thérapie génique des maladies de la chaîne bêta de l'hémoglobine, fondée sur l'introduction d'une copie normale du gène la codant dans les cellules souches de la moelle osseuse selon les principes et les technologies évoquées plus haut pour d'autres pathologies. Cependant, une difficulté supplémentaire est rapidement apparue : l'utilisation de la même approche que pour les maladies citées ci-dessus conduirait à une expression de la chaîne bêta de l'hémoglobine dans toutes les lignées sanguines, les globules rouges mais aussi les globules blancs. Dans ces cellules et leurs précurseurs, cette présence est anormale et conduit à la mort cellulaire. Il fallait donc faire en sorte que le gène ne soit transcrit que dans la lignée qui donne naissance aux globules rouges : la lignée érythroïde. Pour ce faire, les chercheurs, dont Philippe Leboulch, un chercheur français qui travaillait à l'époque à Boston, ont mis à profit les connaissances acquises sur la régulation de l'expression du gène de la chaîne bêta de l'hémoglobine. Il existe en effet à proximité de ce gène, sur le chromosome, des séquences d'ADN sur lesquelles viennent se fixer des protéines qui ne sont présentes que dans la lignée érythroïde et induisent la transcription du gène de la bêta-globine. Ainsi, ce gène n'est actif que dans ces cellules. Une partie des séquences promotrices ont été introduites avec le gène de la chaîne bêta de l'hémoglobine dans un vecteur rétroviral lui aussi dérivé du VIH. Ainsi, on a obtenu qu'effectivement le gène « thérapeutique » ne s'exprime *in fine* que dans les globules rouges. Ce fut une avancée importante de la thérapie génique, puisque, pour la première fois, le profil d'expression cellulaire du gène thérapeutique est contrôlé. Dans ces deux maladies, les essais cliniques réalisés pour partie par Marina Cavazzana et son équipe, en collaboration avec l'équipe de Philippe Leboulch, ont donné des résultats très encourageants. Pour une forme sévère, mais non complète, de thalassémie (caractérisée par une présence résiduelle d'hémoglobine normale), il a été observé sur une trentaine de cas que la thérapie génique permettait un niveau d'expression de la chaîne bêta de l'hémoglobine suffisant pour qu'il ne soit plus nécessaire de transfuser les patients, et cela de façon stable pendant au moins trois ans. Ces résultats ont conduit à la mise sur le marché aux États-Unis par la compagnie Bluebird de ce vecteur médicament. Pour la drépanocytose, les essais de thérapie génique ont également démontré une certaine efficacité, bien qu'elle apparaisse encore parfois incomplète et variable d'un patient à l'autre. Nous verrons plus loin qu'une autre stratégie de thérapie génique est susceptible d'apporter des résultats encore meilleurs.

La thérapie génique contre les cancers

Très tôt, dans les années 1990, des chercheurs ont pensé recourir à la thérapie génique pour traiter des cancers en ciblant les cellules tumorales ou, mieux, en renforçant la réponse immunitaire contre les cancers. Longtemps, ces tentatives restèrent infructueuses en raison à la fois des stratégies choisies et d'une efficacité insuffisante. Un progrès décisif fut obtenu quand on eut l'idée de modifier des lymphocytes T du patient de telle manière qu'ils reconnaissent un antigène à la surface des cellules cancéreuses et les tuent. Cette stratégie a reçu le nom de « CAR-T » (pour *chimeric antigen receptor T lymphocytes* ; *cf.* glossaire). Elle fut initialement développée par un chercheur israélien, Zelig Eshhar, et reprise aux États-Unis par Carl June à Philadelphie et par un chercheur français, Michel Sadelain, à New York. Ces chercheurs eurent l'idée de créer des gènes synthétiques qui n'existent pas dans la nature, faits de fragments de gènes connus (d'où l'adjectif *chimeric*) : un élément de reconnaissance d'antigène issu d'immunoglobulines soudé à des éléments capables d'induire l'activation de lymphocytes T. Ce gène est introduit *ex vivo* dans des lymphocytes T issus du sang des patients, en utilisant là aussi un vecteur rétroviral. Ces cellules sont cultivées au laboratoire quelques jours pour en augmenter le nombre puis réinjectées au patient.

Quels cancers traiter ? Cela dépend de la capacité du « CAR » à reconnaître un antigène présent à la surface de cellules tumorales sans dommage collatéral pour l'organisme. En théorie, deux solutions sont propices : la détection d'un néoantigène tumoral (*cf.* p. 120), situation bien sûr idéale, ou bien celle d'une protéine présente également à la surface de cellules normales, pour autant que la destruction de ces cellules ne soit pas trop dommageable. À ce jour, seule la seconde possibilité s'est avérée probante. L'utilisation des CAR-T a démontré son efficacité pour le traitement de cancers des lymphocytes B : leucémies, lymphomes et myélomes. La cible principale est une molécule normalement présente à la surface des lymphocytes B, appelée CD19. De l'injection des CAR-T résulte une destruction des cellules tumorales et des lymphocytes B normaux. Le déficit immunitaire en production d'immunoglobulines, secondaire à la destruction des lymphocytes B, peut être compensé par l'injection d'immunoglobulines à ces patients. Cette thérapeutique est efficace dans plus de 50 % des cas. C'est un résultat remarquable car il est obtenu chez des patients pour lesquels les options thérapeutiques classiques avaient échoué. L'utilisation des CAR-T comporte une certaine toxicité liée à l'activation des lymphocytes T ; celle-ci, même si de nombreux efforts sont entrepris pour la réduire, peut être importante. Ces résultats ont attiré l'attention de l'industrie pharmaceutique. À ce jour, six technologies de CAR-T ont reçu l'autorisation de mise sur le marché et sont largement utilisées (plus de dix mille patients ont été traités par le monde entre 2014 et mai 2022). Un très grand nombre d'équipes cherchent aujourd'hui à optimiser ces traitements selon de multiples approches et à en étendre l'application aux tumeurs dites solides, ce qui relève d'un défi bien plus complexe. Une autre application possible, en début de développement clinique, est d'utiliser les CAR-T anti-CD19 pour éliminer les lymphocytes B et, parmi ceux-ci, des lymphocytes B producteurs d'autoanticorps pathologiques au cours de maladies auto-immunes. Des premières données encourageantes ont été obtenues dans le cas de la maladie lupique.

La thérapie génique in vivo

À côté de l'utilisation de vecteurs rétroviraux qui permettent l'insertion d'un gène thérapeutique *ex vivo* dans des cellules souches de la moelle osseuse (ou de la peau) ou des lymphocytes T, il existe une seconde stratégie de thérapie génique qui consiste à injecter *in vivo* un vecteur capable d'infecter les cellules de tel ou tel tissu et permettre l'expression d'un gène thérapeutique. Cette stratégie concerne bien évidemment les tissus qui ne peuvent être extraits du corps. Comme évoqué plus haut, cette stratégie repose essentiellement sur l'utilisation de vecteurs AAV qui permettent d'infecter tous les types cellulaires. Rappelons que le matériel génétique du vecteur persiste, non intégré au génome des cellules infectées, ce qui permet l'expression d'un gène thérapeutique aussi longtemps que la cellule est vivante. En revanche, ce matériel génétique n'est pas recopié lors de la division cellulaire, il est donc perdu par dilution dans ce cas. De ce fait, cette approche est réservée au ciblage de cellules ne se divisant pas ou peu. À ce jour, cette thérapie génique *in vivo* a été principalement utilisée pour cibler le foie, la rétine et le système nerveux. Les résultats les plus probants ont été obtenus dans le premier cas pour le traitement des hémophilies. Il s'agit de maladies génétiques de la coagulation. Les patients déficitaires d'une protéine plasmatique produite par le foie et requise pour former le caillot en cas de brèche vasculaire présentent des risques de saignement important. Le traitement classique consiste à injecter en cas de saignement ou de façon préventive la protéine manquante (facteur VIII pour l'hémophilie A, facteur IX pour l'hémophilie B). C'est un traitement efficace mais à l'effet transitoire. Plusieurs équipes ont donc proposé de traiter ces maladies par l'utilisation de vecteurs AAV comportant les gènes (ou une fraction de gène) des facteurs VIII et IX, administrés par voie veineuse pour induire l'infection des cellules du foie et la production des facteurs de la coagulation par ces cellules du fait de l'utilisation d'un promoteur actif dans les cellules hépatiques. Cette approche fonctionne très bien dans des protocoles expérimentaux effectués chez des chiens hémophiles. Au milieu des années 2000, les premiers essais cliniques furent donc entrepris. Le premier constat fut décevant car, après une élévation des taux circulants du facteur de la coagulation, on observait sa disparition et simultanément la survenue de signes de souffrance hépatique, néanmoins rapidement résolutifs. Que se passait-il ? Les vecteurs (virus) induisent une réponse immunitaire puissante (cellules T et anticorps) qui peut neutraliser l'effet thérapeutique en détruisant les cellules transduites au sein desquelles sont les protéines du virus. Cet effet peut être encore plus précoce et fort si le patient a déjà été infecté avec la même souche d'AAV, ce qui n'est pas rare. Cette difficulté est-elle surmontable ? En sélectionnant un AAV particulier (AAV 5) et en associant un traitement immunosuppresseur, il est possible dans la majorité des cas d'éviter les conséquences néfastes de la réponse immunitaire contre le vecteur. Dans ces conditions, on observe l'expression d'une quantité stable de facteur coagulant (VIII ou IX) qui soit met complètement à l'abri des risques d'hémorragie, soit au moins en réduit considérablement le risque, et ce de façon stable pendant plusieurs années. Fondé sur ces résultats, un premier médicament destiné à l'hémophilie A a été très récemment mis sur le marché. Il s'agit là à nouveau d'une avancée convaincante, malgré quelques limites : quelle sera la durée d'efficacité à long terme ? Y a-t-il à terme un risque inhérent à la persistance de l'AAV ? Comment retraiter le patient si nécessaire, alors qu'il aura été fortement immunisé contre le vecteur ?

Une thérapie génique fondée sur un vecteur AAV a été développée avec succès pour traiter une forme de rétinite pigmentaire. Il s'agit de maladies héréditaires qui conduisent progressivement à une dégénérescence de la rétine et à la perte de la vue. L'objectif est bien sûr d'intervenir avant la perte des cellules en introduisant sous la rétine la préparation de vecteur capable d'infecter les cellules de la rétine et ainsi induire l'expression du gène thérapeutique. Les essais cliniques ont été suffisamment concluants en termes tant de sécurité d'emploi que d'efficacité pour qu'un médicament ait été approuvé et soit aujourd'hui disponible. L'isolement relatif de la cavité de l'œil des cellules du système immunitaire fait que l'immunisation contre le vecteur n'apparaît pas comme un obstacle à cette thérapeutique. De ce fait, plusieurs projets de correction d'autres formes génétiques de cécité rétinienne sont en cours.

Une avancée retentissante de la thérapie fut la mise au point d'une thérapie génique de l'amyotrophie spinale. Cette maladie rare mais non exceptionnelle (environ un cas pour dix mille naissances) provoque une perte progressive des neurones qui commandent la motricité musculaire. Les formes les plus sévères de la maladie provoquent le décès dans la première année de vie. Le gène de la maladie (*SMN1*) a été identifié dans les années 1990 par Judith Melki et Arnold Munnich à l'hôpital Necker-Enfants malades à Paris. Une première forme de traitement a été mise au point il y a quelques années par injection régulière d'ARN dit « antisens », qui favorise la production par un second gène proche de *SMN1* d'une protéine d'intérêt thérapeutique. Ce traitement d'efficacité modérée implique une injection chaque mois par voie intrathécale (dans les méninges). La thérapie génique, mise au point initialement dans le laboratoire du Généthon à Évry, consiste à injecter par voie veineuse un vecteur AAV capable de franchir la barrière entre sang et méninges (AAV9). Ce vecteur contient une copie du gène *SMN1*. Grâce à la propriété de ce vecteur, les motoneurones sont accessibles, et en leur sein la protéine exprimée est fonctionnelle. Les résultats des études cliniques ont été probants puisque ce traitement effectué précocement dans la vie permet à ces enfants d'éviter l'assistance ventilatoire puis le décès, et ce avec un recul qui atteint quatre à cinq ans. La tolérance paraît bonne, et, là aussi, au sein du système nerveux, l'effet de la thérapie génique paraît à l'abri de la réponse immunitaire contre le vecteur et le produit du transgène. La qualité des résultats obtenus a conduit depuis trois ans à la commercialisation de ce médicament. Bien sûr, il est encore difficile de savoir jusqu'à quel point cette thérapie génique protégera les motoneurones, et ce pour combien de temps. Il s'agit néanmoins d'un résultat spectaculaire qui ouvre des perspectives d'approches thérapeutiques similaires pour d'autres maladies neurologiques dégénératives d'origine génétique.

En parallèle, plusieurs équipes essaient d'employer une technologie semblable pour traiter plusieurs formes de maladies héréditaires des muscles, comme la myopathie de Duchenne. Les données sont encore préliminaires. Dans certains cas, l'approche se heurte à une réponse immunitaire neutralisante. Une difficulté réside également dans le fait que le traitement d'un seul patient requiert l'injection d'une très grande quantité de particules virales (jusqu'à 10 millions de milliards, 10 à la puissance 16) ! Cela pose des problèmes à la fois de logistique de production et de tolérance.

En une vingtaine d'années, une thérapie génique capable d'apporter un bénéfice patent et durable aux patients a été mise au point pour dix-neuf maladies génétiques qui touchent le système immunitaire, la production des globules rouges, des facteurs de la coagulation, des maladies de surcharge, de la peau, de l'œil, du foie et du système neuromusculaire. C'est à la fois peu et beaucoup. Peu car cela ne concerne encore que quelques centaines de patients ; beaucoup parce que ainsi une preuve de principe d'efficacité a été apportée dans des circonstances très diverses, que ce soit en termes de tissu cible, de modalité d'expression de la protéine, de sa fonction (extra- ou intracellulaire) ou encore du vecteur choisi. Il n'est pas déraisonnable de penser qu'ont été ainsi ouvertes des pistes pour traiter un bien plus grand nombre de maladies héréditaires. Si ces perspectives sont, dans une certaine mesure, fascinantes, elles n'en posent pas moins des défis importants tant en ce qui concerne la capacité de production en quantité (on l'a vu plus haut pour les vecteurs AAV) que celle de financement des études cliniques pour des pathologies rares, voire ultra-rares. Se pose aussi la question de l'accessibilité de ces médicaments (douze produits de thérapie génique sont à ce jour commercialisés) une fois mis au point, compte tenu de leur prix de vente. Nous évoquerons plus loin cette question et ses conséquences possibles.

La thérapie génique de demain

Les techniques de transfert de gènes progressent, la production des vecteurs s'industrialise, de nouveaux vecteurs viraux ou synthétiques voient le jour ; les systèmes d'expression des gènes thérapeutiques et de ciblage cellulaire sont aussi susceptibles d'amélioration. Agir sur les cellules cibles, comme les cellules souches de la moelle osseuse, pour les rendre plus permissives à l'infection par des vecteurs rétroviraux est une autre voie de recherche. La limitation inhérente à la réponse immunitaire du patient contre le vecteur et son produit représente un obstacle difficile à vaincre. Il fut longtemps sous-estimé et doit faire aujourd'hui l'objet de recherche.

Mais l'enjeu principal aujourd'hui consiste sans doute en l'exploration des nouvelles pistes offertes par l'ingénierie génomique. Schématiquement, jusqu'à présent, et c'est loin d'être négligeable, la thérapie génique a pour objet l'expression d'un gène thérapeutique par intégration non contrôlée dans le génome cellulaire ou par persistance extrachromosomique. Dans les deux cas, ce gène, non situé dans son environnement habituel, n'est pas soumis à une régulation physiologique. Cela ne pose pas de difficulté lorsqu'il s'agit d'un gène dont l'expression est peu ou n'est pas régulée, comme c'est le cas de gamma-c ou de l'ADA. Pour beaucoup d'autres maladies génétiques, la problématique est plus complexe. Prenons l'exemple du gène de CD40 ligand évoqué plus loin (p. 155), car ces mutations provoquent un déficit de l'immunité cellulaire et de la production d'anticorps. Le ligand de CD40 est présent à la surface de lymphocytes T CD4 après qu'ils eurent été activés par la reconnaissance d'un antigène. En revanche, un lymphocyte T CD4 au repos n'exprime pas le ligand de CD40, son gène est alors inactif. Il serait tentant de corriger cette maladie par thérapie génique en ajoutant une copie de ce gène dans les lymphocytes T CD4 ou leurs précurseurs comme cela a été fait, nous l'avons vu, pour d'autres déficiences immunitaires. L'expérience a été réalisée dans un modèle de souris déficitaire pour l'expression du ligand de CD40 en utilisant la technique d'addition d'une copie du gène dans les cellules souches de la moelle osseuse à l'aide d'un vecteur rétroviral. Il en est résulté comme attendu une expression continue du ligand de CD40, si on veut une expérience de thérapie génique « réussie » mais dont la conséquence fut, chez toutes les souris ainsi traitées, l'apparition de cancers des lymphocytes T. Dans ce cas, à l'évidence, la thérapie génique « classique » par addition non contrôlée d'un gène ne peut fonctionner. Quelle solution alternative proposer ?

Peut-on envisager une forme de « chirurgie » du génome qui permettrait de corriger *in situ* la mutation causale de la maladie ? Cette approche *a priori* élégante serait idéale puisque, ainsi, le gène thérapeutique fonctionnerait dans son environnement physiologique. La découverte puis le développement depuis une vingtaine d'années d'enzymes capables de couper l'ADN en un point précis du génome, des ciseaux moléculaires, en quelque sorte, offrent cette possibilité. Le principe en est relativement simple, il est illustré par la figure 10. L'opération nécessite quatre temps : 1) la reconnaissance précise de la séquence du génome qui sera la cible de la coupure, suivie 2) de la coupure de l'ADN par l'enzyme, une « endonucléase », puis 3) l'insertion par recombinaison d'un fragment d'ADN comportant la séquence souhaitée, et enfin 4) la ligation de l'ADN coupée par les systèmes physiologiques de réparation des lésions de l'ADN.

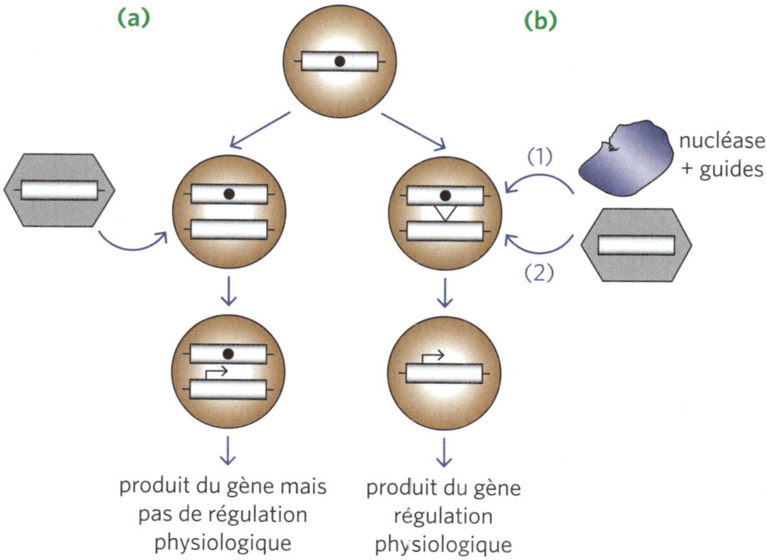

Figure 10. Ingénierie génomique permettant une recombinaison génétique ciblée.
À gauche (a) représente le schéma d'une thérapie génique par addition d'une copie d'un gène.
À droite (b) le gène muté (•) est l'objet d'une recombinaison grâce à une enzyme (nucléase) guidée par une séquence d'ARN complémentaire de l'ADN ciblé (1). Un substrat de recombinaison (2) est apporté qui sert de matrice pour reconstituer une séquence normale du gène. Le gène « réparé » est dans son environnement de régulation physiologique.

Il existe dans la nature des enzymes capables de cliver l'ADN en un point précis du fait de l'existence dans la molécule de sites de fixation à des séquences d'ADN spécifiques. Les premières identifiées furent les méganucléases issues de levures. Cependant, leur utilisation s'est avérée insuffisamment précise et limitée à un nombre trop restreint de séquences de l'ADN, même après modifications de leurs compositions. Des chercheurs ont eu l'idée de tirer profit d'autres nucléases en les associant à des fragments de protéines capables de se fixer sur telle ou telle séquence d'ADN, les structures dites « en doigt de zinc » parce qu'un atome de zinc est associé à cette conformation moléculaire. Ces nucléases, dotées de doigt de zinc fonctionnent avec un bon indice de spécificité, de fait elles ont déjà été utilisées chez l'homme. Cependant, leur construction est complexe, car, pour chaque site d'ADN que l'on cherche à cibler, il faut tester un grand nombre de variations de protéines en doigt de zinc, et ce avec un risque d'échec élevé. Une autre famille d'endonucléases dérivées de plantes a aussi été mise au point : la famille des « TALEN » pour « nucléases effectrices de type activateur de transcription ». Elles comportent également un domaine de liaison à l'ADN et un autre de clivage enzymatique. Les propriétés sont proches des nucléases à doigt de zinc : capacité de coupure de l'ADN en un lieu précis du génome mais complexité et incertitude de la génération d'une TALEN adaptée au site (gène) choisi.

C'est à ce moment, en 2012, qu'intervient l'invention par Jennifer Doudna et Emmanuelle Charpentier du système de recombinaison génétique dénommée CRISPR-Cas (*clustered regularly interspaced short palindromic repeats-CRISPR associated protein*). Que se cache-t-il derrière ce nom bien compliqué ? Originellement, il s'agit de la découverte par des microbiologistes d'un système de défense bactérien contre les phages (des virus qui les infectent), système qui a été décrit notamment par le chercheur Philippe Horvath. Lors d'une invasion virale, des fragments de l'ADN du virus peuvent être intégrés dans l'ADN bactérien entre les séquences répétées des gènes CRISPR. Ces séquences servent de guides lors d'une nouvelle infection par le même virus (ou un virus apparenté) pour reconnaître l'ADN viral et le cliver par l'enzyme Cas, et ainsi bloquer la réplication virale. Doudna et Charpentier ont eu l'idée, à partir de cette découverte, de créer un système hybride comportant une séquence d'ARN complémentaire d'une séquence de l'ADN cible associée à l'enzyme Cas capable de cliver l'ADN. Ce système « CRISPR-Cas » a trois avantages : l'efficacité de coupure de l'ADN par l'enzyme Cas ; la possibilité de construire un ARN guide spécifique (complémentaire) de presque toutes les séquences génomiques (il persiste une contrainte légère liée à la présence à proximité dans l'ADN d'une courte séquence dite « PAM ») ; et enfin la très grande facilité et la rapidité de construction de ces ARN guides. De fait, la quasi-totalité des laboratoires de biologie au monde utilisent ce système pour modifier avec précision le génome de leurs cellules d'intérêt, quelle qu'en soit leur origine, des plantes aux mammifères.

Que peut-on attendre du système d'ingénierie génomique en thérapie génique ?

Deux stratégies sont envisageables : l'inactivation d'un gène ou la modification d'un gène par apport d'une séquence exogène (figure 11). Dans le premier cas, de loin le plus simple, l'ARN guide permet de cibler la séquence souhaitée, et l'enzyme Cas clive l'ADN en cet endroit. Il en résulte une coupure des deux brins de l'ADN qui va être ensuite réparé par la machinerie de la cellule : dite de la NHEJ dont nous parlerons plus loin (*cf.* p. 148 et suivantes). Il s'agit d'une réparation dite non homologue car la ligation comporte l'addition ou la délétion de nucléotides qui modifie la séquence génomique. Lorsqu'une telle réparation intervient au sein d'un gène, elle crée donc une mutation qui va rendre ce gène

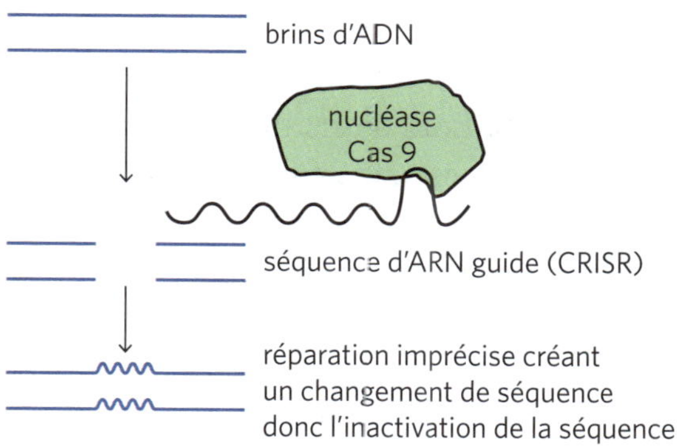

Figure 11. Inactivation d'une séquence par ingénierie génomique.
La nucléase Cas9 coupe les deux brins de l'ADN en un site précis guidé par un ARN complémentaire de la cible ADN. La cassure induite est réparée par la machinerie cellulaire de recombinaison non homologue qui relie les brins de façon imprécise en créant des délétions et/ou des insertions de fragments d'ADN. Ainsi, la séquence ciblée est rendue inactive.

« inactif » dans le sens ou, lors de la transcription, l'ARN messager qui en résulte sera anormal et ne pourra donc induire la synthèse d'une protéine normale. On comprend bien l'intérêt expérimental de cette procédure pour évaluer les conséquences du défaut d'expression d'un gène donné, mais pourquoi donc vouloir empêcher la fonction normale d'un gène dans un but thérapeutique ?

En fait, abolir l'expression d'un gène dans un type cellulaire donné peut comporter un avantage. Deux exemples : lorsque le virus du sida, le VIH, pénètre dans les cellules lymphocytaires, il utilise un récepteur membranaire appelé CCR5. Inhiber l'expression de CCR5 rend ces cellules réfractaires à l'infection par le VIH. On sait que l'absence d'expression de CCR5 est plutôt bien supportée car il existe de rares individus qui présentent des mutations spontanées de ce gène et ne paraissent pas en souffrir (en dehors d'une susceptibilité d'infection par un virus donné dit « du Nil occidental »). Leurs cellules, de fait, ne peuvent pas être infectées par le VIH. On pourrait donc envisager d'inactiver les deux copies du gène CCR5 dans les cellules souches de la moelle osseuse de patients infectés par le VIH pour en limiter l'extension de l'infection. Cette stratégie a été déjà essayée en utilisant les nucléases à doigt de zinc (*cf. supra*). Mais le nombre de cellules déficientes en CCR5 obtenu était trop faible pour vraiment bénéficier aux patients. La médiatique tentative d'un chercheur chinois d'inactiver les gènes *CCR5* dans les embryons issus d'un couple dont le père était infecté par le VIH repose sur la même idée. Il a utilisé la méthodologie CRISPR-Cas avec « succès » au moins chez une des deux jumelles traitées. Reste que cette tentative était à double titre non éthique : il était aisé de protéger ces embryons de tout risque de transmission du virus VIH, et intervenir sur des cellules germinales (l'embryon au stade une cellule) implique que la modification génomique soit transmise à la descendance avec éventuellement d'autres modifications génomiques accidentelles ! L'ego des chercheurs peut parfois les conduire à des comportements totalement inacceptables !

Le second exemple d'application est plus convaincant. Il concerne les maladies génétiques de l'hémoglobine : drépanocytose et bêta-thalassémies déjà évoquées plus haut à propos de la thérapie génique « classique » par addition de gène. On sait que certaines personnes présentent une curiosité sans conséquences sur leur état de santé liée à la présence dans leurs globules rouges non pas de la chaîne bêta de l'hémoglobine, mais, à la place, d'une quantité équivalente d'une chaîne dite gamma qui est un composant de l'hémoglobine présente pendant la vie fœtale. Normalement, autour de la naissance, la production de la chaîne gamma cesse et est remplacée par la chaîne bêta, composant donc essentiel de l'hémoglobine de la vie postnatale. On connaît le mécanisme moléculaire responsable de cette régulation. Un facteur de transcription dénommé BCL11a, lorsqu'il est présent dans les précurseurs des globules rouges, inhibe la transcription du gène de l'hémoglobine gamma en se fixant sur un élément de l'ADN régulateur de l'expression du gène gamma. Les individus chez lesquels l'hémoglobine fœtale persiste au-delà de la naissance présentent des délétions de cette région de l'ADN où s'attache BCL11a (figure 12).

Ces connaissances ont permis à un brillant chercheur de Boston, Stuart Orkin, d'élaborer l'idée de recréer chez les patients atteints de thalassémie ou de drépanocytose cette capacité à produire de l'hémoglobine fœtale. Pour ce faire, son équipe a utilisé le système CRISPR-Cas pour cibler, au sein des cellules souches de la moelle osseuse, le site de fixation de BCL11a qui contrôle l'expression de la chaîne gamma de l'hémoglobine et pour l'inactiver par l'effet de l'enzyme Cas. Les résultats de cette stratégie ont été publiés l'an dernier, ils sont particulièrement convaincants. Grâce à ce traitement, un très grand nombre de globules rouges de ces patients contiennent de l'hémoglobine fœtale en quantité suffisante pour éviter la falciformation des globules rouges dans le cas de la drépanocytose et faire disparaître l'anémie chronique. Si le recul des patients traités n'est pas encore très long, de l'ordre de deux à trois ans, rien n'indique que l'efficacité devrait décliner avec le temps dans la mesure où l'inactivation du site de fixation de BCL11a a été générée dans un nombre important de cellules souches. Cette avancée remarquable

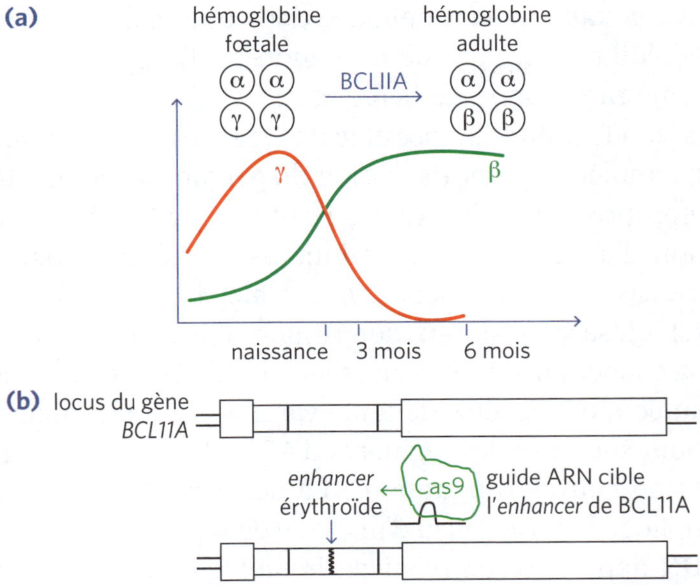

Figure 12. Principe du traitement des maladies de l'hémoglobine par ingénierie génomique.
(a) L'hémoglobine est un tétramère composé de quatre chaînes : α2 associées pendant la vie fœtale à γ2. Sous l'effet de l'expression de BCL11A, l'expression de γ est réprimée autour de la naissance. γ est remplacé par β.
Le traitement (b) consiste à inactiver l'*enhancer* de BCL11A actif dans les érythrocytes si bien que BCL11A n'est pas présent dans les précurseurs des globules rouges, et donc la chaîne γ de l'hémoglobine continue à être exprimée. Ainsi, la chaîne β anormale dans la β-thalassémie ou la drépanocytose n'est pas présente. L'hémoglobine fœtale persistante est parfaitement fonctionnelle.
(Figure adaptée de la figure 1 de Frangoul et al.*, 2021.)*

est susceptible de transformer radicalement la vie des patients atteints de maladies de l'hémoglobine, pourvu que ces traitements soient accessibles, une question complexe et sensible sur laquelle j'aurai l'occasion de revenir dans un autre chapitre. À noter que la même stratégie devrait pouvoir être utilisée *in vivo* par injection par voie veineuse de l'ARN de CRISPR et de l'ARN de Cas contenu dans des nanoparticules lipidiques. Des résultats préliminaires ont ainsi été obtenus pour réduire l'expression d'une protéine, la kallikréine, impliquée dans une maladie inflammatoire héréditaire rare : l'œdème angioneurotique, ainsi que dans une forme rare d'amylose héréditaire.

La seconde utilisation possible de l'ingénierie génomique, parfois dénommée en français édition du génome selon une traduction impropre de l'anglais *genome editing*, cherche à réparer une mutation d'un gène par recombinaison génétique (figure 10). Dans ce cas, non seulement il faut cibler la région du génome d'intérêt, où se situe la mutation responsable de la maladie génétique, la couper puis insérer une séquence d'ADN correspondante, non mutée qui peut être de taille variable, et enfin obtenir une religation (soudure) des segments d'ADN clivés sans que n'apparaissent de nouvelles mutations. La dernière étape est critique. Elle implique la mise en jeu d'une voie de réparation des cassures de l'ADN appelée recombinaison homologue. Comme son nom le suggère, elle permet de reconstituer une séquence d'ADN sans générer d'erreur dans sa séquence. La difficulté réside dans le fait que cette voie entre en quelque sorte en compétition avec la réparation non homologue évoquée plus haut et utilisée avec profit pour créer des mutations ! Cette difficulté est encore plus marquée lorsque l'on cherche à corriger une mutation au sein de cellules souches. En effet, beaucoup d'entre elles, dont les cellules souches de la moelle osseuse, sont à un temps donné au repos, c'est-à-dire qu'elles ne se divisent pas. Or la recombinaison homologue nécessaire à cette approche thérapeutique ne peut opérer que dans des cellules en division, ce qui diminue d'autant la probabilité de correction. Une solution serait d'induire *in vitro* la mise en cycle cellulaire de ces cellules souches, mais ce sans leur faire perdre leur capacité d'autorenouvellement (c'est-à-dire de produire après division cellulaire une nouvelle cellule souche et une cellule qui va se différencier en cellules sanguines). À ce jour, ce problème n'a pas été résolu. Tout au plus peut-on chercher à faire pencher la balance entre recombinaison homologue et recombinaison non homologue en faveur de la première en inhibant transitoirement l'expression de facteurs impliqués dans la seconde. Dans ce contexte, peut-on envisager une application efficace et sûre de cette technologie pour corriger une maladie génétique ?

En toute logique, les efforts ont porté en premier lieu sur des maladies pour lesquelles la correction d'un faible nombre de cellules pourrait suffire. Les déficits immunitaires combinés sévères, évoqués plus haut, en sont le meilleur exemple même si le besoin de développer une nouvelle stratégie thérapeutique n'est pas une priorité compte tenu des options existantes, dont la thérapie génique « classique ». Les expériences faites dans des laboratoires italiens et américains ont montré qu'il était possible de corriger l'anomalie génétique de cellules progénitrices de la moelle osseuse capables de générer des lymphocytes T qui ne portent plus la mutation du gène dans le cas du DICS par mutation de *IL2RG* (DICS lié à l'X, *cf. supra*). Néanmoins, il paraît difficile de déterminer si le nombre de cellules corrigées serait suffisant pour apporter un bénéfice satisfaisant aux patients. Une autre préoccupation concerne le risque que, malgré sa spécificité d'action liée au guidage par l'ARN complémentaire (CRISPR), l'enzyme Cas coupe l'ADN dans d'autres sites (*off targets*, en anglais), créant des lésions délétères pour la cellule, susceptibles dans certains cas de générer un événement oncogénique. Cette question toujours débattue fait l'objet d'études approfondies, étant donné les enjeux. Dans ces conditions, peut-on circonvenir ce risque inhérent à la génération de cassures de l'ADN dans les cellules ainsi traitées ?

La réponse à cette question pourrait être positive. David Liu, un brillant chercheur en chimie de Harvard, a développé de 2012 à 2019 plusieurs technologies qui permettent de modifier la séquence de l'ADN génomique sans induire de cassures de l'ADN (figure 13). Ces procédés ingénieux dérivent du système CRISPR-Cas. Ils consistent à utiliser l'ARN guide de CRISPR, construit à la carte comme pour une utilisation du système CRISP-Cas, mais en y associant une protéine Cas inactive incapable de cliver l'ADN, couplée chimiquement (ou génétiquement) à une enzyme d'une autre nature capable de modifier une des quatre bases d'ADN pour induire *in fine* un changement d'une base et donc une modification de la séquence d'ADN en un point précis. L'élément Cas, même inactif, est nécessaire pour arrimer l'enzyme d'intérêt, une désaminase qui retire un groupement amine à la base et donc peut ainsi modifier un nucléotide de l'ADN. Liu a successivement mis au point un système opérationnel pour modifier une cytidine (base pyrimidique), puis une adénine (base

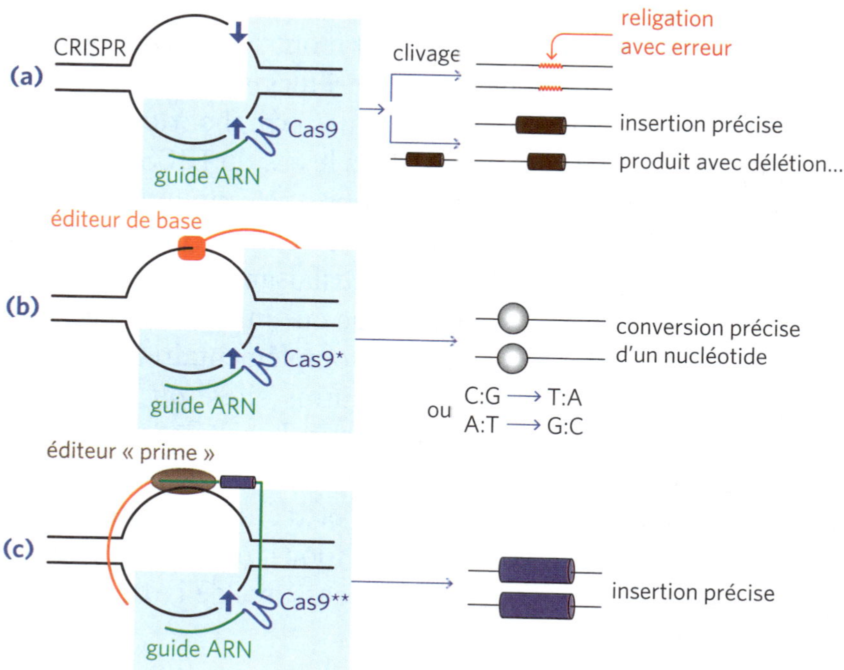

Figure 13. Les méthodes alternatives d'ingénierie génomique.
(a) Cas9 guidée par la séquence ARN induit une cassure des deux brins d'ADN en un point précis. La réparation est imprécise (voir figure 50). En présence d'une matrice d'ADN, celle-ci peut être insérée de façon précise… ou pas.
(b) Cas9* est inactivée mais couplée à une enzyme qui peut modifier précisément, grâce à la séquence ARN guide, un nucléotide A ou C. Il en résulte une conversion précise d'un nucléotide.
(c) Cas9** est partiellement inactivée mais couplée à une reverse transcriptase qui copie un fragment de l'ARN guide () en ADN qui peut s'insérer précisément.
(Figure adaptée de la figure 1 de Raguram et al.*, 2022.)*

purique) à l'aide de désaminases spécifiques. Cette technologie de modification d'une base (*base editing*) est donc potentiellement utilisable pour corriger une mutation ponctuelle d'une base, quelle qu'en soit la nature, responsable d'une maladie génétique, comme c'est le cas par exemple dans la drépanocytose. Reste à s'assurer qu'il n'y ait pas de modifications d'autres bases identiques à proximité ! Mais beaucoup de mutations sont plus complexes, il s'agit de délétions ou d'insertion de nucléotides, qui concernent plus d'une base (nucléotide) et ne seraient donc pas accessibles à cette approche. Dans un second temps, Liu, toujours lui, a développé une autre technologie nommée *prime editing* ou modification génomique à l'aide d'une séquence complémentaire d'ARN (*primer*).

Dans ce cas, Cas, capable seulement d'ouvrir un seul des deux brins d'ADN, est associée à une enzyme appelée reverse transcriptase capable de convertir une séquence d'ARN présente dans l'ARN guide en ADN complémentaire insérable dans le génome, et ce sans cassure des deux brins d'ADN (figure 13). Ces technologies font aujourd'hui l'objet d'un très grand nombre de travaux de recherche avec des résultats encourageants bien qu'il soit trop tôt pour en apprécier la portée. *A priori,* tous les tissus pourraient être ciblés par injection *in vivo* à l'aide de vecteurs viraux (AAV) ou en plaçant les ARN (et/ou protéines) nécessaires au sein de nanocapsules lipidiques capables de délivrer leurs contenus au sein de cellules. Il faudra aussi démontrer que ces approches ont une innocuité suffisante, notamment qu'elles n'induisent pas de modification de l'ADN génomique ailleurs qu'à l'endroit choisi.

En conclusion de ce chapitre, on peut affirmer sans peine que la thérapie génique a pris sa place dans l'arsenal thérapeutique de certaines maladies génétiques et de cancers. Les innovations technologiques tendant à une ingénierie génomique de plus en plus précise ouvrent de nouvelles perspectives qui viennent s'ajouter aux réalisations déjà obtenues. Il est encore difficile d'envisager avec précision quelle sera l'ampleur de ces innovations. Reste le défi de leur accessibilité : il en sera question plus loin.

CHAPITRE II

Les maladies du système immunitaire à l'hôpital Necker-Enfants malades

Dans ce chapitre, j'expose les travaux de recherche menés à l'hôpital Necker-Enfants malades sur les déficiences immunitaires héréditaires. Cela suppose de présenter rapidement les fondements biologiques et médicaux des thérapeutiques permettant de traiter les maladies génétiques et les déficits immunitaires innés. Voici donc quelques éléments permettant de comprendre le système immunitaire et les maladies qu'entraînent ses défaillances.

Des clés pour comprendre le système immunitaire

DE L'IMMUNITÉ AU SYSTÈME IMMUNITAIRE

La défense des organismes vivants contre d'autres organismes vivants est une composante intrinsèque du vivant partagée par tous, des virus aux mammifères en passant par les plantes et les invertébrés. L'évolution a façonné cette capacité de défense en des processus de plus en plus élaborés formant le système immunitaire. Sa fonction première est de protéger l'hôte – conférer une immunité – à l'égard des autres organismes vivants potentiellement pathogènes : virus, bactéries, champignons et parasites. Pourtant, comme nous le verrons, l'immense majorité du monde vivant microbien n'exerce pas de fonction pathogène, autrement dit, n'est pas susceptible de provoquer de maladies infectieuses et *a fortiori* la mort. Le système immunitaire a, de ce fait, pour deuxième fonction de ne pas forcément éliminer mais plutôt de contrôler ce type de micro-organismes. C'est ainsi que notre organisme cohabite avec un très grand nombre de bactéries, de champignons et de virus, localisés sur la peau, les muqueuses nasales, orales et vaginales, ainsi que dans le côlon. Ce microbiote est saprophyte, c'est-à-dire qu'il est toléré par l'organisme qui en tire bénéfice. Cette forme de tolérance mutuelle n'implique pas que le système immunitaire de l'hôte ne réagisse pas à ces microbes. Le système immunitaire les détecte, mais sa réaction est régulée. Enfin, le système immunitaire distingue les constituants de l'organisme qu'il ne doit pas reconnaître comme étrangers – c'est le concept du soi opposé au non-soi : les substances étrangères à l'organisme. Les défauts de cette fonction causent les maladies auto-immunes.

On conçoit aisément la complexité d'un tel système dont tous les éléments et surtout l'intégration ne sont pas parfaitement compris à ce jour. Un flash-back historique permettra d'apprécier comment il a été progressivement appréhendé.

UNE PETITE HISTOIRE DE L'IMMUNITÉ

L'histoire de l'humanité est riche de récits d'épidémies meurtrières, de la peste au Covid, sans oublier la grippe, la variole et bien d'autres infections. Thucydide, au Ve siècle avant notre ère, relate que, à l'occasion d'une épidémie de peste, les survivants sont ensuite protégés : ils résistent à une nouvelle épidémie, ils ont acquis une immunité protectrice. Il faudra environ deux mille cinq cents ans d'observation et de recherche pour comprendre ce concept d'immunité. Entre-temps, et ce en l'absence de connaissance des microbes, on pratique déjà une forme d'immunothérapie : la variolisation. Cette pratique a sans doute été inventée en Chine il y a plus de mille ans, on la retrouve en Occident au XVIIIe siècle, à travers les voyages en Turquie de lady Montagu : la variole depuis longtemps ravage le monde. Elle était responsable chaque année de millions de morts. Près de 20 % de la population atteinte décède. La cause est inconnue, mais l'idée d'une transmission interhumaine, d'une contagion acquise est probable. Un phénomène identique à celui rapporté par Thucydide est connu : les survivants de la variole sont ensuite épargnés par la maladie. On a alors l'idée d'inoculer une petite quantité de lésion variolique (extrait de croûte cutanée) pour créer cet état d'immunité. L'initiative est controversée, mais son succès est prouvé, malgré les risques courus de variole et de décès. C'est à cette occasion, en 1760, que le mathématicien Daniel Bernoulli produit le premier modèle épidémiologique mathématique, démontrant que le taux de mortalité lié à la variolisation (non négligeable, de l'ordre de 1 à 2 % !) était bien inférieur à celui de la variole. Il montre que la variolisation augmente l'espérance de vie. Cette rigoureuse analyse « bénéfice/risque », la première dans l'histoire de la médecine, ne suffira pas à convaincre. Mais, quelques années plus tard, Edward Jenner en Grande-Bretagne invente la vaccination, une pratique tout aussi efficace mais moins risquée : il a connaissance du fait que les fermiers en contact avec des vaches présentant une infection des pis, appelée « vaccine », qui se manifeste sous forme de croûtes noirâtres ressemblant aux lésions cutanées de la variole, sont protégés contre la variole. Il a l'idée de préparer des extraits de ces lésions qu'il inocule. C'est la vaccination, dont on sait le succès puisqu'elle aboutit à l'éradication de la variole, deux siècles plus tard. Jenner ne connaît ni les agents responsables de la variole – un poxvirus découvert bien plus tard – ni les bases de l'immunité, mais son empirisme triomphe. Quatre-vingts ans plus tard, Louis Pasteur découvre l'origine microbienne des maladies infectieuses, reprend le concept de protection par la vaccination qu'il applique avec succès tout d'abord au choléra des poules (1878), puis à la rage (1885). Pasteur développe l'idée que la protection est conférée par le caractère atténué des microbes qu'il inocule. Le concept que la vaccination est en fait efficace du fait de la réponse de l'hôte : la réponse immunitaire n'a pas encore émergé. Entre-temps, le XIXe siècle est le moment où le socle de la biologie moderne s'est construit. À côté de Louis Pasteur et de Robert Koch pour la théorie microbienne des maladies contagieuses (infectieuses), Gregor Mendel établit les bases de la génétique, Charles Darwin produit sa fameuse théorie de l'évolution, plusieurs chercheurs allemands, dont Rudolf Virchow, montrent que la cellule est l'unité du monde vivant, alors que Claude Bernard fonde la biologie et la médecine expérimentale, et développe le concept de milieu intérieur, base de la physiologie. C'est en s'appuyant sur ces avancées majeures que les élèves de Pasteur et de Koch à la fin du XIXe siècle vont montrer que l'hôte, lors d'une infection, se défend et développe une réponse immunitaire protectrice. Pour mieux perpétuer la rivalité franco-allemande au lendemain de la guerre de 1870, les chercheurs parisiens et berlinois vont proposer deux théories de l'immunité. Pour Élie Metchnikoff, chercheur russe que Pasteur a recruté dans son nouvel institut dans le XVe arrondissement de Paris, cette immunité est cellulaire. Metchnikoff montre dès 1887 que des cellules d'étoile de mer sont capables d'avaler et de digérer des particules étrangères. Ce sont les macrophages, cellules dotées de la capacité de phagocytose qu'il observe dans de nombreuses espèces. Ainsi, notre corps, par le biais de cellules spécialisées dans la défense de l'hôte, pourrait détruire les microbes pathogènes. À l'inverse, Paul Ehrlich, à Berlin dans l'Institut créé et dirigé par Robert Koch, montre en 1891 que des facteurs solubles présents dans le sérum sanguin et aussi dans les tissus peuvent neutraliser des microbes. Une théorie humorale de l'immunité, cette fois. Paul Ehrlich montre que ces facteurs sériques, qu'il dénomme anticorps, neutralisent de façon sélective telle ou telle espèce microbienne. Cette découverte, fait remarquable, va trouver immédiatement une application médicale : la sérothérapie. L'histoire de la science s'est montrée bonne fille avec cette rivalité franco-allemande puisque, *in fine*, il s'est avéré que les deux théories ne s'excluaient pas et qu'au contraire immunité cellulaire et humorale se conjuguent pour la protection de l'hôte.

LES ANTICORPS

En 1890, Emil von Behring et Shibasaburo Kitasato immunisent des lapins contre la toxine diphtérique ou tétanique et montrent que leur sérum protège d'autres lapins de la diphtérie ou du tétanos. Cette sérothérapie est utilisée avec succès chez l'homme. Émile Roux et Alexandre Yersin mènent des travaux similaires à l'Institut Pasteur. Il en résulte la première application à l'échelle industrielle de la sérothérapie. L'Institut Pasteur produit à Garches de grandes quantités de sérum de cheval antidiphtérique. Suivront d'autres applications (protection par l'anatoxine tétanique, protection contre les venins de serpent par exemple).

La détermination de la nature de l'agent protecteur nécessitera soixante ans de travaux pour purifier les anticorps à partir de la fraction dite gamma des protéines plasmatiques séparées par électrophorèse. Les immunoglobulines (contenues dans les gammaglobulines de l'électrophorèse du sérum) possèdent l'essentiel de l'activité anticorps. Ce lien fondamental entre protéines et fonction fut établi dès 1944. Entre-temps, plusieurs propriétés des anticorps vont être découvertes : le fait qu'ils sont spécifiques de l'agent d'immunisation (la toxine diphtérique par exemple) et que leur présence est induite par cette immunisation. La prédiction de Paul Ehrlich – l'anticorps s'adapte à la substance immunisante (l'antigène) comme une serrure à une clé – s'avère exacte. On découvre de multiples capacités à ces anticorps : neutraliser une toxine, mais aussi neutraliser une bactérie et faciliter l'ingestion des bactéries par les cellules phagocytaires. Des anticorps reconnaissent des microbes mais aussi des cellules étrangères comme des globules rouges d'autres espèces qu'ils peuvent agglutiner ou lyser.

On comprend ainsi que les anticorps possèdent deux activités fondamentales : reconnaître de façon spécifique un antigène et induire une modification biologique de la molécule reconnue (et le cas échéant de la cellule qui la porte). La maladie provoquée par le déficit de production des immunoglobulines évoquée au début de cet ouvrage illustre dramatiquement le caractère essentiel des anticorps pour protéger la vie. Des travaux de biochimie permettront, après la Seconde Guerre mondiale, de définir précisément la nature chimique des anticorps (figure 14). Il est établi par Rodney Porter qu'il s'agit de protéines dont un fragment reconnaît l'antigène (Fab, pour *fragment antigen binding*), et l'autre (Fc, pour *fragment constant*) est responsable des fonctions effectrices des anticorps.

Un anticorps comprend deux protéines : une longue (dite chaîne lourde), l'autre courte (dite chaîne légère), chacune présente en deux exemplaires, liées par des liaisons chimiques (figure 14). Gerald Edelman décrit en 1969 la première séquence d'une immunoglobuline (anticorps), c'est-à-dire la succession des acides aminés qui la composent. Cette avancée considérable va rendre possible d'aborder la compréhension du mécanisme moléculaire qui sous-tend la spécificité d'un anticorps (*cf. infra*) et d'appréhender la diversité de capacité de reconnaissance d'antigènes.

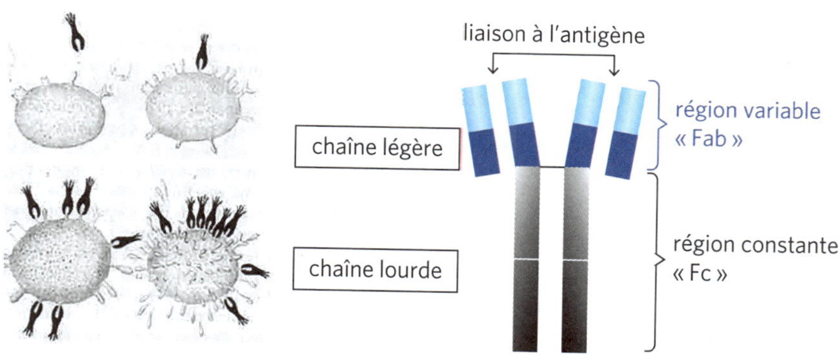

Figure 14. De la théorie de la « clé-serrure » de Paul Ehrlich à la structure d'une immunoglobuline.

Entre-temps, la question de la nature des substances reconnues par les anticorps avait été abordée. En particulier, Karl Landsteiner à Vienne a, dès 1900, effectué deux découvertes importantes : les anticorps peuvent être présents de façon permanente et donc ne sont pas tous inductibles, c'est-à-dire apparaissant au décours d'une immunisation. C'est le cas des anticorps présents dans le sérum qui reconnaissent les globules rouges d'autres personnes. C'est ainsi qu'ont été identifiés les groupes sanguins A, B, O et le système Rhésus, base de la transfusion sanguine. Ces anticorps peuvent agglutiner les globules rouges correspondants. La seconde découverte de Landsteiner : des anticorps peuvent être générés chez des animaux avec de très nombreuses substances chimiques (dénommées haptènes) pourvu qu'elles soient couplées à une protéine. Ces travaux ont déterminé quel degré de raffinement la spécificité des anticorps pouvait atteindre.

Ces avancées ont tout naturellement conduit à se poser la question suivante : si l'on peut fabriquer des anticorps contre de si nombreuses substances chimiques (y compris des sucres), fabrique-t-on également des anticorps contre nos propres constituants ? Les anticorps distinguent-ils le soi du non-soi et, si oui, comment ? Les observations concernant notamment les groupes sanguins montrent qu'en première analyse nous ne produisons pas des anticorps contre nous-même. Macfarlane Burnet, un chercheur australien, a théorisé le soi indemne de réponse immunitaire et le non-soi reconnu par les anticorps. Un chercheur britannique, Peter Medawar, a montré que cette discrimination pouvait s'acquérir : la tolérance immunitaire, par exemple, dans le cas du fœtus toléré par sa mère. Paul Ehrlich avait anticipé qu'une reconnaissance du soi qu'il dénomme « *horror autotoxicus* » serait incompatible avec la vie. Nous verrons bientôt qu'en fait la reconnaissance du soi par les anticorps (et le système immunitaire en général) existe et que, lorsqu'elle n'est pas sous contrôle, surviennent des maladies appelées auto-immunes. Macfarlane Burnet a également développé la théorie clonale de la production des anticorps. Une cellule donnée (nous y reviendrons dans le chapitre suivant) possède une spécificité de reconnaissance antigénique définie par la structure chimique de la partie de l'anticorps reconnaissant l'antigène (figure 14). Cela implique qu'il existe une infinité d'anticorps et de cellules qui les produisent. Ce postulat pose la question du déterminisme moléculaire de la diversité de reconnaissance des antigènes. Jusqu'aux années 1970, le débat a fait rage parmi les immunologistes. Une théorie faisait appel à l'instruction par l'antigène des cellules productrices d'anticorps pour fixer la spécificité de reconnaissance. Il était cependant difficile d'envisager un mécanisme biologique plausible pour générer cette diversité. Une hypothèse alternative considérait une sélection de clones préexistants (producteur d'anticorps), capables de reconnaître l'antigène. Ce modèle implique une étape d'apprentissage : une « différenciation » des cellules productrices d'anticorps qui permet de distinguer les clones les uns des autres – mais comment ? Le génome ne contient pas assez de gènes pour coder l'ensemble du répertoire nécessaire d'anticorps. Donc la sélection ne peut opérer selon ce mécanisme.

Une autre théorie envisageait la diversification clonale par modification secondaire des gènes codant pour les anticorps du fait de mutations somatiques de la partie des gènes d'immunoglobulines (Fab) impliquée dans la reconnaissance de l'antigène par l'anticorps. Cette hypothèse n'était pas plus satisfaisante parce qu'elle impliquait un taux de mutations bien trop important. Nous verrons cependant plus loin que ce mécanisme intervient dans un phénomène important de diversification des anticorps au cours de la réponse immunitaire, comme l'a montré l'étude d'une déficience héréditaire du système immunitaire. Quelle était la solution ? Susumu Tonegawa a trouvé la clé. Il a montré que les gènes d'immunoglobulines (chaîne lourde et chaîne légère) sont constitués d'éléments discontinus (figure 15) dont l'assemblage, lors de la différenciation des cellules productrices d'anticorps, permet de fabriquer une myriade de molécules légèrement différentes.

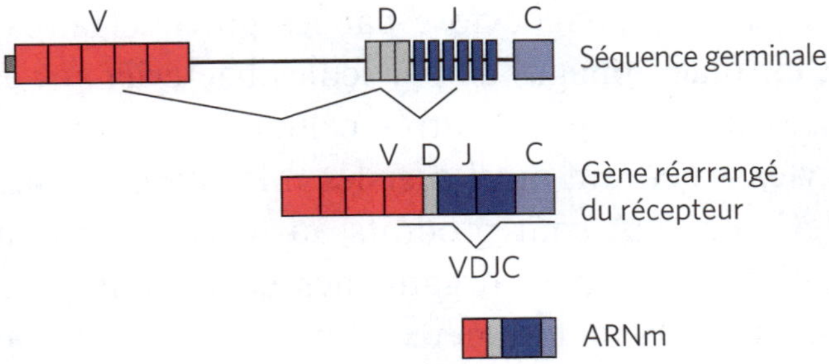

Figure 15. Génération de la diversité des récepteurs pour l'antigène par « bricolage » (recombinaison) génétique.
Les éléments V, D et J constituent les « briques » de la partie variable des gènes d'immunoglobulines et de récepteurs T pour l'antigène. La combinatoire contient plus de 10^{15} possibilités.

Le nombre de combinaisons possibles, très élevé, rend compte du potentiel très large de reconnaissance d'antigènes. La nature, chez les vertébrés supérieurs – capables de produire des anticorps –, utilise un système s'apparentant à une boîte de briques de Lego assemblées en constructions distinctes selon un processus de recombinaison génétique. Nous serons amenés à reparler de cette mécanique combinatoire à propos de l'identification de la cause de certaines déficiences immunitaires héréditaires.

Il existe plusieurs classes d'anticorps (immunoglobulines). Toutes utilisent le même système de reconnaissance d'antigène. En revanche, leurs lieux de production et leurs fonctions effectrices diffèrent. Les immunoglobulines M (IgM), sous forme pentamérique, sont les premiers anticorps produits lors d'une réponse immunitaire. Du fait de leur taille, les anticorps IgM diffusent mal dans les tissus. Ils contribuent à neutraliser les micro-organismes dans la circulation sanguine et la rate. Les IgG, principale classe d'immunoglobulines, exercent différentes fonctions : par leur fragment Fc, elles peuvent se fixer à la surface des cellules qui disposent de récepteurs pour le Fc des IgG et induire ainsi la phagocytose par les polynucléaires neutrophiles et les macrophages de particules bactériennes et virales recouvertes d'anticorps. D'autres cellules – certains types de lymphocytes – peuvent ainsi tuer les micro-organismes recouverts d'IgG. Les IgA sont produits au niveau des muqueuses et neutralisent les micro-organismes en évitant qu'ils ne se fixent au revêtement muqueux et éventuellement pénètrent dans l'organisme. La fixation d'anticorps de classe IgG ou IgA à la surface d'un micro-organisme peut induire l'activation d'un système d'enzymes présent dans les milieux extracellulaires : le complément. Certaines protéines du complément peuvent directement tuer des bactéries. Il s'agit d'un puissant moyen de défense contre les bactéries *Neisseria* comme le méningocoque par exemple ; leur défaut est responsable d'infections bactériennes invasives aux conséquences potentiellement dramatiques. L'activation du complément facilite aussi la phagocytose des bactéries et champignons par les polynucléaires et les macrophages.

LES CELLULES DU SYSTÈME IMMUNITAIRE

À côté des cellules phagocytaires dont les macrophages reconnus par E. Metchnikoff, un autre groupe de globules blancs, les lymphocytes, furent identifiés dans le sang et les ganglions lymphatiques. Leur rôle dans l'immunité fut rapidement soupçonné. Un lien avec la production des anticorps fut établi dans les années 1950 par des expériences conduites par Bruce Glick chez le poulet : l'ablation d'un petit organe situé derrière le rectum, dénommé bourse de Fabricius, provoquait un défaut complet de production des anticorps. Un peu plus tard, Max Cooper aux États-Unis et J. F. A. P. Miller en Australie établissent une dichotomie entre deux catégories de lymphocytes : les lymphocytes T provenant du thymus, responsables de l'immunité cellulaire, et les lymphocytes B (B pour « bourse de Fabricius »), responsables de la production des anticorps. L'étude des patients atteints de déficiences immunitaires héréditaires a contribué à établir ce paradigme et montré sa pertinence chez l'homme : chez les patients agammaglobulinémiques décrits dès 1952, on ne détecte pas de lymphocytes B (identifiables grâce à la présence d'immunoglobulines ancrées à leur surface), alors que le pédiatre Angelo Di George rapporte en 1968 l'absence de thymus chez des patients dépourvus de lymphocytes T. Dans la même période, il est montré que les lymphocytes proviennent de cellules dites souches, capables de se différencier dans les différentes lignées de cellules sanguines et situées dans la moelle osseuse (figure 16).

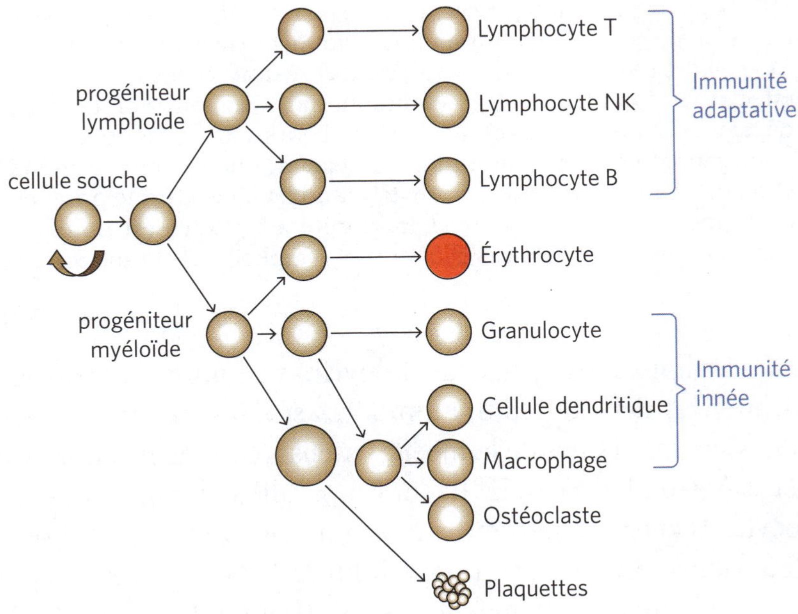

Figure 16 (A). Différenciation des cellules sanguines.
Les cellules souches sont dotées d'une capacité d'autorenouvellement. À chaque division cellulaire, une cellule fille s'engage dans la voie de différenciation des cellules sanguines, l'autre persiste sous forme de cellule souche. Ce processus de différenciation se produit après la naissance dans la moelle osseuse.

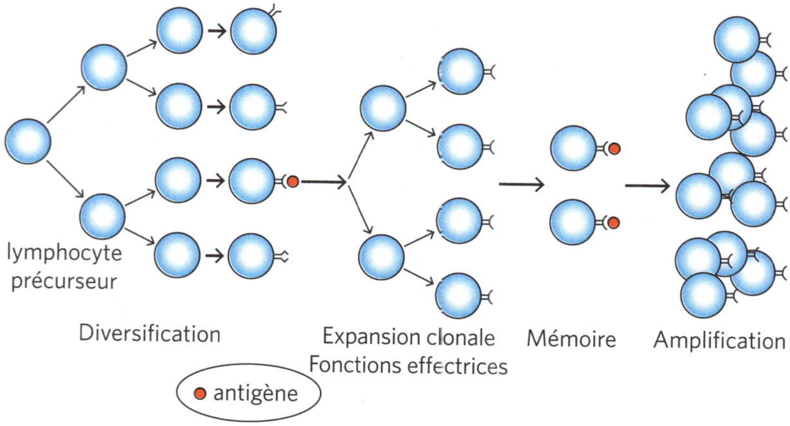

Figure 16 (B). Principe de l'immunité adaptative.
Au cours de leur différenciation, les lymphocytes acquièrent chacun un récepteur pour l'antigène distinct. Le petit nombre de lymphocytes capables de reconnaître un antigène donné est activé par celui-ci. Ces cellules se divisent alors activement et se différencient en cellules effectrices. À la fin de la réponse immunitaire, seul un petit nombre de clones lymphocytaires persistent. Leurs caractéristiques ont pour conséquence d'induire plus rapidement une réponse immune efficace en cas de seconde stimulation antigénique. C'est le principe de la mémoire immunitaire. L'immunité adaptative est double : lymphocytes T (immunité cellulaire) et lymphocytes B (anticorps).

Ce résultat est essentiel car il ouvrira peu après la possibilité de traiter les déficiences immunitaires sévères par allogreffe de cellules souches issues de la moelle osseuse, comme le montreront Robert A. Good et Fritz H. Bach. En parallèle, l'origine des lymphocytes B chez les mammifères, qui ne disposent pas de bourse de Fabricius, est découverte par John J. T. Owen : ces lymphocytes proviennent de la moelle osseuse (figures 16 [A] et 16 [B]). Enfin, Avrion Mitchison à Londres et d'autres montrent que, pour l'essentiel, la production des anticorps par les lymphocytes B nécessite une interaction avec une classe de lymphocytes T alors dénommés *helper* (figure 17). Les lymphocytes B reconnaissent l'antigène grâce aux immunoglobulines de membrane, mais ils nécessitent des signaux instructeurs produits par des lymphocytes T pour se différencier en cellules productrices d'anticorps :

les plasmocytes. *In vivo*, cette communication intercellulaire, la première du genre mise en évidence en immunologie, s'effectue au sein des organes lymphoïdes secondaires (ganglions lymphatiques notamment ou la rate) au sein d'entités anatomiquement identifiables dénommées centres germinatifs.

L'irruption des outils de la biologie moléculaire dans les années 1980 (*cf. infra*) apportera la solution à une longue controverse sur la nature du récepteur pour l'antigène des lymphocytes T. Ce n'était pas une immunoglobuline, mais une molécule distincte composée de deux sous-unités (figure 18) identifiée par les groupes de Mark Davis et de Tak Mark en 1983. Fait remarquable, la diversité de reconnaissance des antigènes par les lymphocytes T est générée par le même processus combinatoire montré antérieurement pour les lymphocytes B (figure 15). Nous verrons plus loin que cette combinatoire dépend de molécules capables de casser puis de réparer l'ADN en des points très précis. Plusieurs de ces molécules ont été identifiées par l'étude de déficiences immunitaires caractérisées par l'absence des deux catégories de lymphocytes B et T.

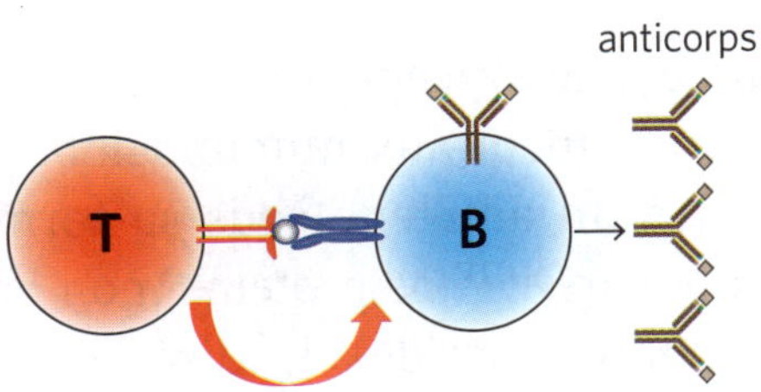

Figure 17. Production des anticorps par les lymphocytes B. Collaboration entre lymphocyte T et lymphocyte B. L'interaction entre lymphocytes T et lymphocytes B s'effectue au sein des follicules lymphoïdes des ganglions lymphatiques. La reconnaissance d'un peptide antigénique (◎) par le lymphocyte T grâce au récepteur T pour l'antigène (*en rouge*) induit l'expression de molécules membranaires et la production de cytokines (non représentées) qui transmettent au lymphocyte B des signaux d'activation, de division et de différenciation en cellules productrices d'anticorps, ◆ : antigène reconnu par les lymphocytes B (distinct de ◎).

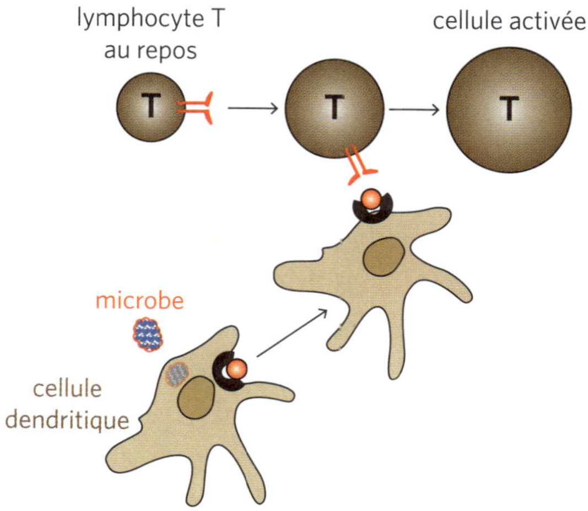

Figure 18. Récepteur T pour l'antigène et présentation de l'antigène.
Le récepteur T pour l'antigène à la surface des lymphocytes T est composé de deux chaînes : α et β (╥). Il reconnaît un fragment de protéine (peptide ●), associé à une molécule d'histocompatibilité (◖) à la surface de la cellule dendritique qui a « digéré » le microbe pour générer le peptide.

Que reconnaissent les récepteurs pour l'antigène des lymphocytes T ? Contrairement aux immunoglobulines, ceux-ci ne peuvent reconnaître un antigène sous sa forme native, c'est-à-dire comme petite partie d'une protéine (non modifiée) ou d'un sucre complexe (polysaccharide). Une série de travaux menés dans les années 1970 et 1980 ont montré que les lymphocytes T reconnaissent de courtes séquences d'acides aminés (peptides), c'est-à-dire de fragments de protéines issus de la digestion intracellulaire de celles-ci. Ralph Steinman décrit en 1975 des cellules spécialisées dans l'« apprêtement de l'antigène » pour la présentation aux lymphocytes, c'est-à-dire au sein desquelles les antigènes sont préparés pour être reconnus par les récepteurs des lymphocytes T. Ces cellules seront dénommées cellules dendritiques en analogie avec les neurones car des prolongements dendritiques couronnent ces cellules. Les cellules dendritiques captent les substances antigéniques (sous diverses formes), les découpent en fragments et les associent aux molécules du système d'histocompatibilité (HLA chez l'homme). C'est le complexe peptide-molécule HLA, après migration du cytoplasme à la surface cellulaire qui est reconnu par le récepteur T pour l'antigène (figure 18). Le système majeur d'histocompatibilité découvert par Jean Dausset est apparu initialement comme un nouveau système de groupes sanguins qui concernait les globules blancs. Ce système est très diversifié (polymorphe) en ce sens que de nombreuses molécules (« antigènes d'histocompatibilité ») distinctes sont présentes dans la population. L'importance médicale de cette découverte s'est rapidement révélée. En effet, dans le cas de greffe de moelle osseuse, mais aussi dans une certaine mesure d'organes, le succès de la greffe signifie que l'organisme receveur tolère le greffon, ce qui suppose la compatibilité entre donneur et receveur, c'est-à-dire la présence chez eux des mêmes antigènes HLA. Ces données cliniques et des travaux expérimentaux ont montré que le rejet de greffe d'organes était conditionné par les différences d'expression d'antigènes des groupes tissulaires HLA (ou équivalents chez l'animal) entre donneur et receveur. C'est ainsi que les greffes de moelle osseuse ont pu se développer à partir de 1968. Mais quel lien existe-t-il entre rejet de greffe et présentation d'antigènes aux lymphocytes T ? Une série de travaux décisifs issus du laboratoire de Baruj Benacerraf à Boston et de Rolf Zinkernagel et Peter Doherty en Australie ont montré que les molécules auxquelles s'associent les peptides d'antigènes sont les molécules d'histocompatibilité elles-mêmes (figure 18). Lors d'un rejet de greffe, ce sont les molécules (antigènes) HLA qui sont reconnues comme étrangères, elles induisent une réponse immunitaire de l'hôte et la destruction du greffon. Une conséquence de ces résultats fut de comprendre que, lors de la différenciation des lymphocytes T dans le thymus, ceux-ci sont soumis à un double processus d'« éducation » (figure 19).

A priori, tout lymphocyte T possède un type de récepteur pour l'antigène produit au hasard par recombinaison génétique (figure 15). Ce récepteur peut en principe reconnaître un grand

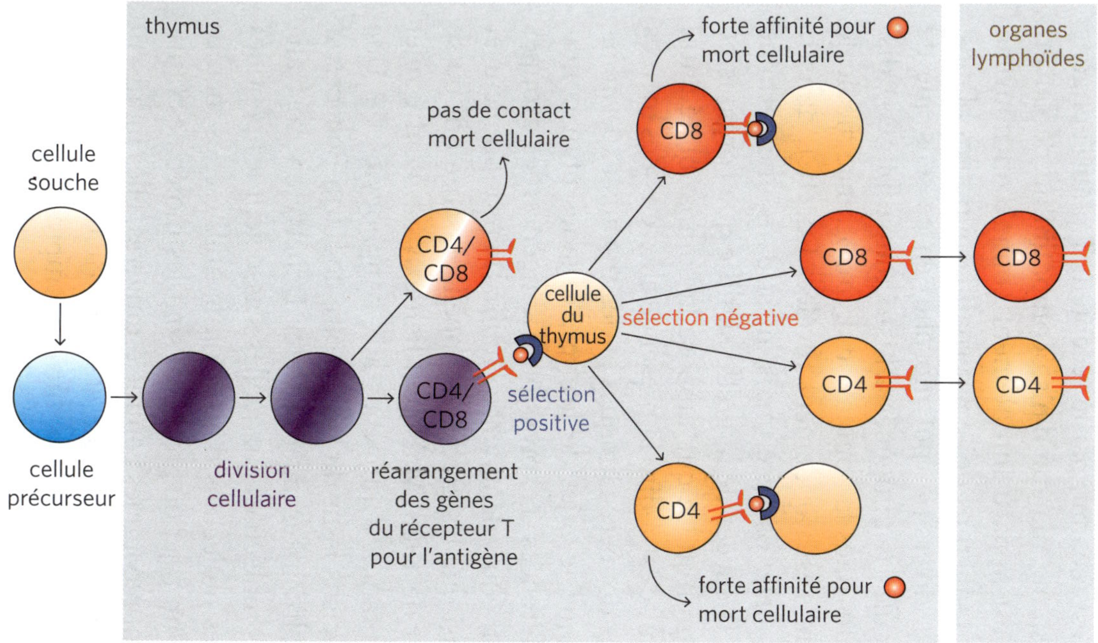

Figure 19. Différenciation des lymphocytes T.
Les cellules précurseurs, au sein du thymus, se divisent intensément puis acquièrent l'expression d'un récepteur T pour l'antigène ( ) après réarrangement des gènes correspondants. Ces cellules expriment les molécules CD4 et CD8. Si un tel lymphocyte T reconnaît un peptide présenté par une cellule thymique, il poursuit sa différenciation (sélection positive) en lymphocyte T CD8 ou CD4. Si le récepteur T pour l'antigène reconnaît un antigène du soi avec une forte affinité, le lymphocyte T est éliminé (sélection négative). Les lymphocytes migrent ensuite dans les organes lymphoïdes secondaires.

nombre de types de peptides associés à n'importe quelle molécule HLA. Il y a alors trois possibilités :

1° Le récepteur reconnaît un peptide étranger présenté par les molécules HLA de l'individu : ce lymphocyte T sera sélectionné.

2° Le récepteur reconnaît un peptide du soi présenté par les molécules HLA de l'individu : ce lymphocyte T potentiellement dangereux sera éliminé dans le thymus.

3° Le récepteur reconnaît un peptide associé à une molécule HLA non présente chez l'individu : ce lymphocyte T « aveugle » disparaîtra.

Ce modèle n'est pas entièrement exact, nous le verrons, mais il a l'avantage de rendre compte des propriétés de reconnaissance de l'antigène par les lymphocytes T. Notons que les lymphocytes T, contrairement aux lymphocytes B, ne peuvent reconnaître d'antigènes extracellulaires ou membranaires. L'antigène reconnu provient de la digestion de molécules plus complexes qui ont été captées par les cellules dendritiques ou du fait que la cellule présentatrice d'antigène contient un micro-organisme – un virus par exemple –, dont seront issus par digestion les peptides antigéniques. Cette dichotomie se reflète dans le fait qu'il existe deux grandes catégories de lymphocytes T : les lymphocytes appelés T CD4 parce qu'ils portent à leur surface une molécule dénommée CD4. Ces lymphocytes T CD4 reconnaissent l'antigène associé à un type de molécules HLA dit de classe II (HLA DR, DQ, DP) (figure 20). L'antigène est dans ce cas issu du matériel capté par les cellules dendritiques. Les lymphocytes T CD8 qui portent la molécule CD8 reconnaissent un peptide antigénique associé aux molécules dites HLA de classe I (HLA A, B, ou C).

Dans ce cas, l'origine de l'antigène peut être exogène (comme pour les lymphocytes T CD4) ou endogènes (issus par exemple d'un virus présent au sein de la cellule présentant l'antigène) (figure 20). La perturbation de la présentation de l'antigène par des défauts d'expression des molécules HLA entraîne des formes sévères de déficience immunitaire héréditaire. Leur étude

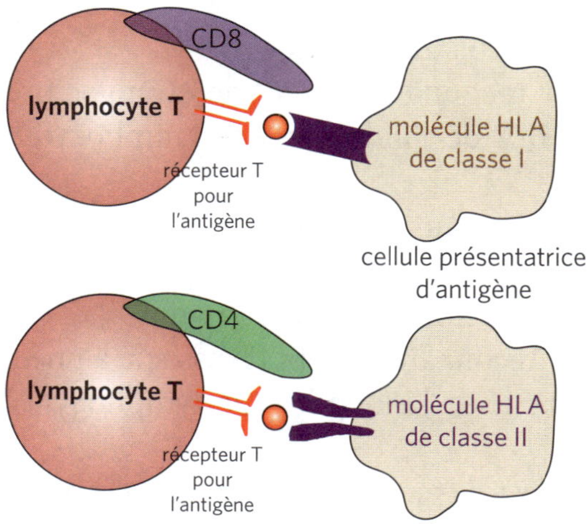

Figure 20. Lymphocyte T CD8 et CD4, molécules HLA de classe I et II.
La molécule CD8 interagit avec HLA de classe I, la molécule CD4, avec la molécule HLA de classe II.

par Bernard Mach, Claude Griscelli et Barbara Grospierre a permis de démontrer les mécanismes moléculaires qui régulent l'expression des molécules HLA de classe II à la surface des cellules qui présentent l'antigène.

Le processus d'activation d'un lymphocyte T secondaire à la reconnaissance d'un antigène est complexe. Il implique la formation d'une conjugaison temporaire entre le lymphocyte T et la cellule dendritique présentatrice, appelée synapse immunologique (figure 21).

De nombreuses molécules présentes à la surface des deux populations cellulaires interagissent pour assurer l'adhérence des deux types cellulaires et pour transmettre des signaux complémentaires aux lymphocytes T (à travers des corécepteurs), induisant l'activation du lymphocyte T. Ce lymphocyte T subit alors une série de transformations métaboliques : sa taille augmente, puis il se divise et exprime une série de molécules dites effectrices de la réponse immunitaire. Un grand nombre de fonctions portées par les lymphocytes T sont engagées dans cette réponse.

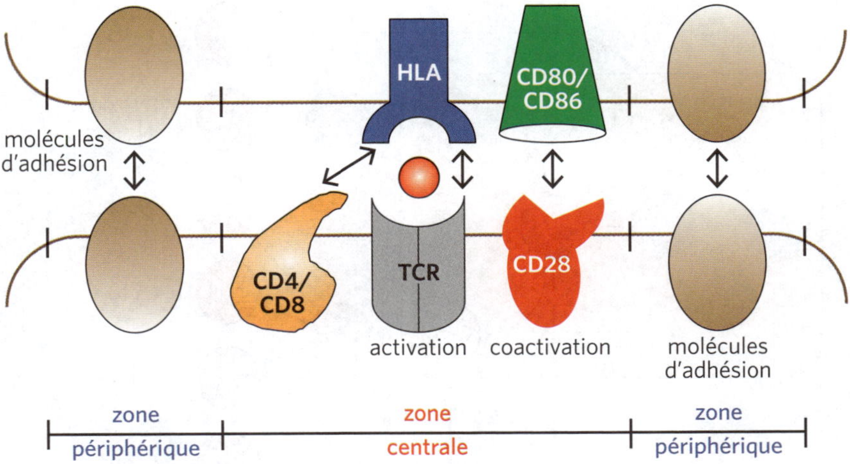

Figure 21. La synapse immunologique.
Le contact entre lymphocyte T et cellule présentatrice d'antigène fait l'objet d'une organisation structurelle et moléculaire précise. Dans la zone centrale se produit la reconnaissance de l'antigène, l'intervention de molécules de coactivation, en périphérie interviennent des molécules d'adhésion pour assurer la stabilité de la synapse. ↔ : interactions moléculaires.
La zone centrale contient un grand nombre de molécules de TCR (récepteur pour l'antigène) et non pas un seul comme représenté sur le schéma.

Un lymphocyte T encore « naïf » de toute reconnaissance antigénique peut se différencier en différents types de cellules effectrices (figure 22) en fonction des signaux qu'il reçoit lors de la formation de la synapse immunologique.

Beaucoup de ces fonctions consistent en une communication moléculaire dirigée vers d'autres cellules destinées à la mise en jeu de mécanismes susceptibles de détruire un micro-organisme bactérien, fongique, parasitaire ou viral. Ils font appel à une série de protéines dénommées cytokines progressivement identifiées dans les années 1980-1990. Ainsi, l'interféron γ produit par les lymphocytes T confère aux macrophages la capacité de tuer des micro-organismes qui infectent ces cellules comme les mycobactéries dont les bacilles de la tuberculose ou de la lèpre. Cette fonction a été clairement illustrée par la découverte de

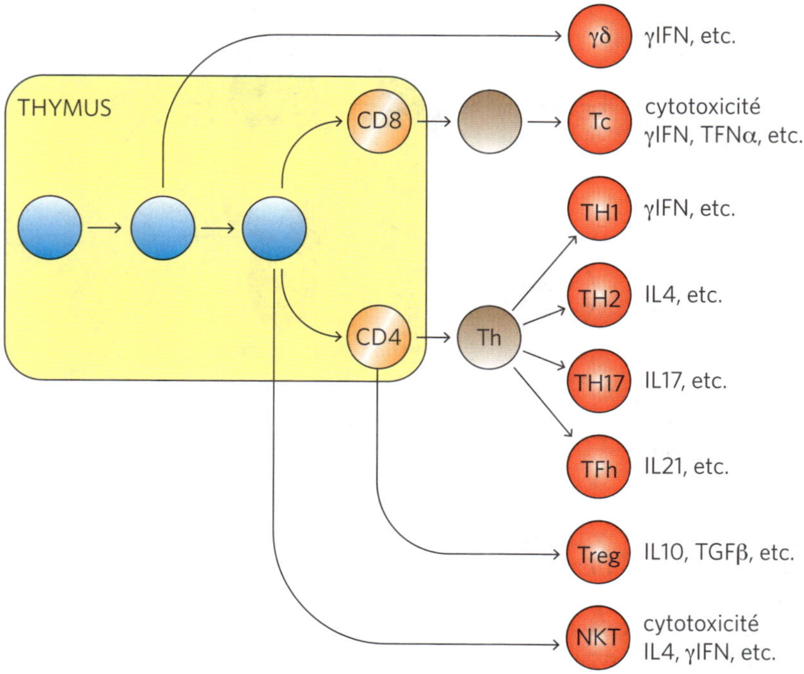

Figure 22. Les différents types de lymphocytes T effecteurs.
Les fonctions principales : cytotoxicité et production de cytokines sont indiquées (gIFN, IL4, etc.).
Th = T *helper* ou auxiliaire ; Tc : cytotoxique ; Treg : T régulateur ; TFh : T *follicular helper*.

Jean-Laurent Casanova, dans le laboratoire, d'anomalies génétiques résultant dans un défaut de production d'interféron γ ou dans un défaut d'expression de son récepteur à la surface des macrophages, anomalies qui sont responsables de très graves infections par les microbactéries, y compris provoquées par des mycobactéries non pathogènes comme le BCG. D'autres cytokines comme l'interleukine 4 (IL-4), l'IL-5 ou l'IL-13 favorisent le recrutement et l'activation (entre autres globules blancs) des éosinophiles impliqués dans l'immunité contre les parasites helminthes. Les interleukines 17 activent les cellules épithéliales au niveau de la peau et des muqueuses de façon qu'elles produisent des substances antimicrobiennes et fongiques très importantes pour éviter les infections par certaines bactéries et des champignons comme *Candida* au niveau de la peau et de l'arbre respiratoire. Des lymphocytes T CD4 spécialisés présents à proximité des lymphocytes B au sein des ganglions lymphatiques instruisent les lymphocytes B pour la production d'anticorps à travers des communications moléculaires transmembranaires et pour la production de cytokines comme l'IL-21. Les lymphocytes T CD8 peuvent ainsi excréter certaines cytokines comme l'interféron γ mais surtout ils exercent une fonction cytotoxique, c'est-à-dire de destruction de cellules infectées par un micro-organisme – virus notamment – ou de cellules cancéreuses. Nous reviendrons sur cette fonction cytotoxique lors de l'analyse de déficits héréditaires de cette fonction.

À côté des fonctions effectrices de la réponse immunitaire, une fraction des lymphocytes T, notamment CD4, exerce une fonction de régulation : éviter une réponse dirigée contre un antigène du soi, contre le microbiote intestinal, ou limiter l'ampleur d'une réponse immunitaire. Nous verrons l'importance critique de ces cellules dans le contrôle de l'auto-immunité, de l'inflammation et de l'allergie.

Le temps long caractérise la mise en jeu de la réponse immunitaire T (et indirectement B). Il faut en effet qu'un petit nombre de clones de lymphocytes spécifiques d'un micro-organisme donné s'activent, se divisent pour générer un nombre suffisant de cellules immunitaires et se différencient en cellules effectrices pour que la réponse devienne efficace. Cette réponse, spécifique des antigènes, est dite adaptative. Il faut au minimum cinq à sept jours pour qu'elle se mette en place lors d'une première infection avec un micro-organisme donné. Pendant la période initiale où la réponse adaptative est inexistante, c'est l'immunité innée qui intervient.

L'IMMUNITÉ INNÉE

À la fin des années 1980, les immunologistes pensaient avoir compris l'essentiel du fonctionnement du système immunitaire : celui-ci, sous l'effet d'une stimulation antigénique, comme une infection, mobilise les lymphocytes T et B pour accomplir la réponse immunitaire et en conserver la mémoire. Ces concepts et leurs applications médicales occupaient pour l'essentiel les réflexions et discussions. Cependant, par ailleurs, quelques chercheurs plutôt isolés et peu écoutés poursuivaient des travaux initiés par Metchnikoff… cent ans plus tôt ! La réponse immunitaire ne se résume pas à la mise en jeu des lymphocytes T et B en réponse à une stimulation antigénique. Les cellules phagocytaires, polynucléaires neutrophiles et macrophages, sont capables de tuer de nombreux microbes – bactéries et champignons, en particulier – qui infectent un organisme. Leur rôle critique avait été révélé dès 1922 par l'observation de patients dépourvus de polynucléaires neutrophiles (une maladie héréditaire rare dénommée agranulocytose congénitale) souffrant d'infections bactériennes et fongiques disséminées et souvent mortelles. Plus tard, dans les années 1950, Robert Good et d'autres ont rapporté l'observation d'enfants présentant des abcès à répétition du foie et des poumons dus à une incapacité des polynucléaires neutrophiles et des macrophages à tuer des bactéries comme *Staphylococcus aureus* ou des champignons comme *Aspergillus* qu'ils avaient phagocytés. Cette maladie héréditaire rare fut nommée granulomatose septique chronique du fait de la présence de granulomes, c'est-à-dire d'amas condensés de macrophages dans les organes. La nature du défaut moléculaire en cause fut comprise par la suite : un système transporteur de protons (H+) permet la production au sein des compartiments intracellulaires qui contiennent les microbes phagocytés de substances hautement toxiques, comme l'eau de Javel (HOCl), et acidifie le milieu. Il en résulte une destruction très rapide et efficace des microbes ingérés. Cette fonction de « bactéricidie » apparaît ainsi comme essentielle pour la protection contre de nombreux microbes. Elle peut être mise en jeu indépendamment de la réponse immunitaire adaptative, en fait dès les premières minutes qui suivent la pénétration dans l'organisme d'un agent pathogène après que les polynucléaires ont migré vers le site de l'infection. Le pus formé ensuite correspond aux polynucléaires morts sur ce champ de bataille. Ces résultats démontrent, *a posteriori*, l'importance des observations et du modèle d'immunité cellulaire de Metchnikoff. L'étude d'autres déficiences immunitaires héréditaires rares a contribué à expliquer comment les polynucléaires et les monocytes – cellules précurseurs des macrophages dans les tissus – sont capables de migrer de la circulation sanguine vers les tissus en adhérant à la surface des vaisseaux couverts de cellules dites endothéliales, puis en se faufilant entre ces cellules en direction du tissu infecté. La principale clé de ce remarquable système de migration cellulaire est le système moléculaire que constituent les bêta-2 intégrines présentes à la surface des globules blancs (figure 23). Chez certains patients, en raison d'une mutation génétique, les globules blancs sont dépourvus de ces bêta-2 intégrines et sont de ce fait insensibles aux signaux issus des tissus lésés (infectés) : ils s'accumulent alors dans la circulation sanguine au lieu de remplir leur office dans la zone infectée, qui reste dépourvue de polynucléaires.

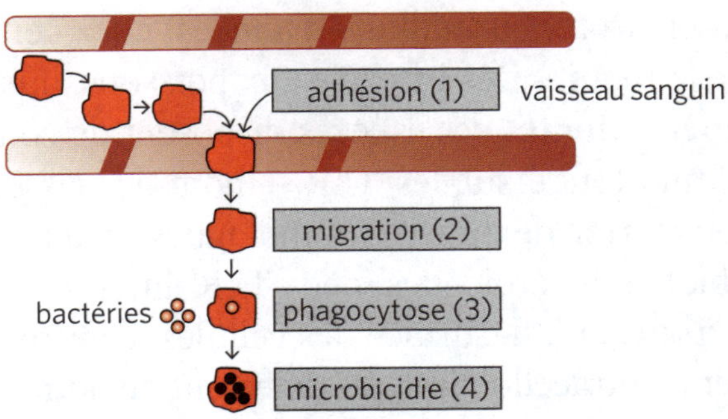

Figure 23. Adhésion (1), migration (2), phagocytose (3) et microbicidie (4) par les polynucléaires neutrophiles lors d'une infection bactérienne.

Charles Janeway Jr fut le premier à développer dans les années 1990 le concept d'immunité innée. Cette dernière, contrairement à l'immunité adaptative discutée plus haut, s'enclenche dans les secondes suivant la détection d'un micro-organisme invasif. Elle met aussi en jeu des récepteurs qui détectent la présence de molécules issues du monde microbien. Cependant, la spécificité de reconnaissance de ces molécules est moins bien fine que celle des récepteurs pour l'antigène des lymphocytes T et B. Enfin, propriété essentielle et concept quelque peu révolutionnaire, toutes les cellules de l'organisme et non pas uniquement les différents types de globules blancs spécialisés disposent de ce système de détection. On doit à Jules Hoffmann et à Bruno Lemaitre l'identification de ces récepteurs chez la mouche du vinaigre (la drosophile). En étudiant les mécanismes de défense de mouches génétiquement modifiées, ils ont mis le doigt sur une molécule appelée « *Toll-like receptor* » (TLR) capable de détecter des substances d'origine microbienne à la surface cellulaire. Ils ont aussi décrit comment cette reconnaissance induit une chaîne de transmission de signaux intracellulaires qui aboutit à la production de molécules antimicrobiennes, notamment des peptides. Les travaux de Bruce Beutler, de Ruslan Medzhitov et de Charles Janeway ont montré qu'il s'agissait là d'un mécanisme de défense très ancien dans l'histoire de l'évolution du monde vivant, dont l'origine remonte au moins à 750 millions d'années. Cette date est bien antérieure à l'émergence de l'immunité adaptative, il y a environ 500 millions d'années, chez certains vertébrés comme le requin. Des insectes aux poissons, aux oiseaux et aux mammifères, toutes ces espèces disposent de ce mécanisme de défense inné fondé sur les TLR. L'homme possède 11 TLR exprimés sous forme de dimères homologues (deux fois le même TLR assemblé) ou hétérologues (deux TLR différents assemblés). Certains se trouvent à la surface des cellules, d'autres au sein de compartiments intracellulaires. Ils détectent de nombreux motifs moléculaires microbiens (sucres, lipides, acides nucléiques, etc.). Ils constituent donc de puissants systèmes d'alerte en cas de présence dans l'organisme de bactéries, de champignons ou de virus. En fait, il existe plusieurs familles (au moins cinq identifiées à ce jour) qui sont impliquées dans cette immunité innée. À côté des TLR, d'autres reconnaissent plus particulièrement des sucres complexes présents à la surface de champignons comme *Candida* ou *Aspergillus,* d'autres encore des acides nucléiques (ARN ou ADN) microbiens (figure 24). Ils servent de détecteurs, à la surface cellulaire ou au sein du cytoplasme, voire du noyau, de substances microbiennes ou de produits cellulaires résultant de l'infection.

Leur multiplicité leur confère une robustesse dans la capacité d'enclencher une réponse innée : en fait, le déficit de tel ou tel membre de ces familles n'a que des conséquences relativement limitées. Ainsi un défaut génétique chez l'homme de la voie de signalisation partagée par plusieurs TLR (molécules MYD88 ou IRAK 4) ne provoque-t-il qu'une vulnérabilité infectieuse limitée à quelques bactéries, et ce uniquement pendant les premières années de vie. La déficience d'une autre protéine, associée à d'autres récepteurs TLR qui reconnaissent les acides nucléiques,

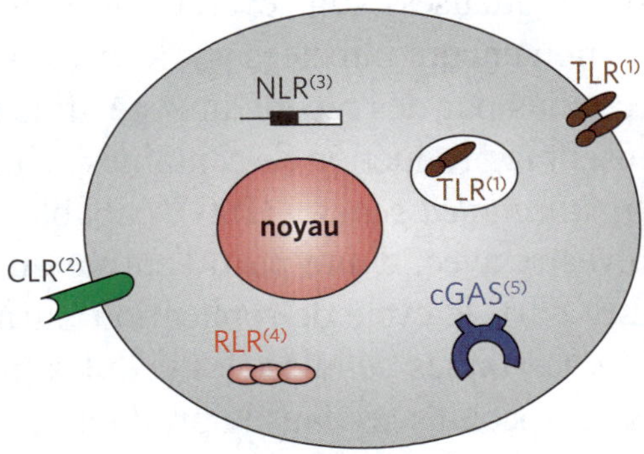

Figure 24. Familles de récepteurs reconnaissant les molécules microbiennes.
1° TLR : *Toll-like receptors* situés à la surface cellulaire et au sein de compartiments intracellulaires : endosomes.
2° CLR : récepteurs de lectine à la surface cellulaire.
3° NLR : récepteurs de type NOD au sein du cytosol.
4° RLR : récepteurs cytosoliques des ARN.
5° cGAS : récepteur de l'ADN viral au sein du cytosol.

crée un risque d'encéphalite herpétique, mais pas de vulnérabilité à l'égard du même virus *Herpes simplex* en dehors du cerveau, ni de vulnérabilité à l'égard d'autres virus connus. Enfin, à ce jour, on n'a décrit que très peu de défaut génétique affectant les autres familles de récepteurs. Ce constat suggère que la fonction de ces familles de récepteurs est au moins en partie redondante, la mise en jeu d'une famille pouvant compenser le défaut d'une autre.

Quelles sont les conséquences de l'activation des récepteurs de l'immunité innée ? Des voies de signalisation en partie propres à chaque famille de récepteurs transmettent une information au noyau et induisent rapidement, en quelques heures, la transcription de gènes impliqués dans l'inflammation, sous forme de cytokines produites par les cellules ainsi activées. Par exemple, la détection de virus par les récepteurs TLR, RIG-I, MDA5 ou cGAS-STING (figure 24) induit la production et l'excrétion de molécules appelées interférons. Ces derniers avaient été décrits pour leurs propriétés « interférentes » *in vitro* avec la réplication des virus (A. Isaacs et J. Lindemann en 1957). Les interférons (dits de type I ou de type III, ces derniers produits par les cellules épithéliales des muqueuses) sont excrétés et agissent ainsi sur d'autres cellules non encore infectées par le virus. À leur tour, ces interférons, reconnus par des récepteurs spécifiques à la surface cellulaire, induisent la production de centaines de protéines appelées « *interferon stimulated genes* » (ISG), capables d'interférer à de multiples niveaux avec, d'une part, l'entrée du virus dans la cellule et, d'autre part, le cycle de réplication intracellulaire des virus (figure 25). Certaines cellules (les cellules plasmocytoïdes dendritiques) sont spécialisées dans la production de forte quantité d'interférons de type I. Elles favorisent l'action préventive des interférons en protégeant les cellules non (encore) infectées par un virus. Mais, à des degrés divers, toutes les cellules produisent cette précieuse arme de défense antivirale et y sont sensibles. À noter que beaucoup de virus (comme les coronavirus, dont SARS-CoV-2) ont sélectionné au cours de leur évolution des séquences de gènes conférant à ces virus des « contre-mesures »

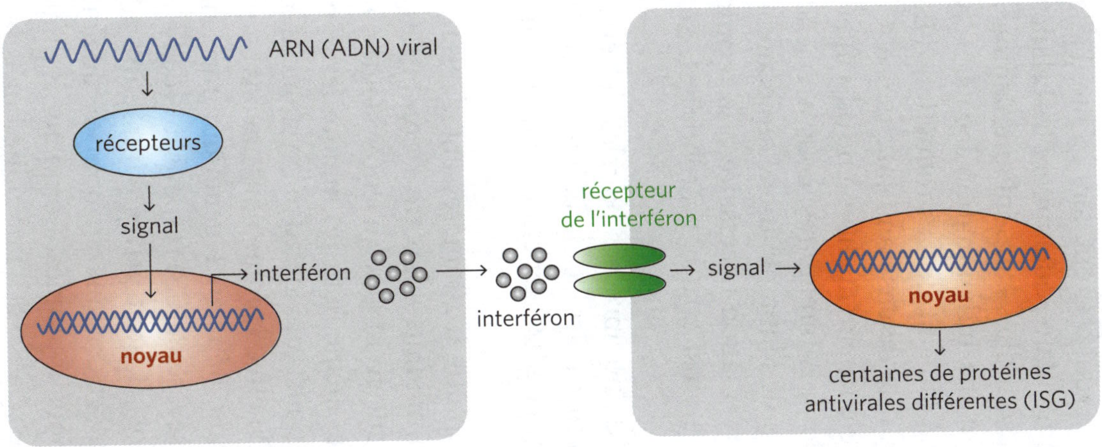

Figure 25. Les interférons.
Lors d'une infection, notamment virale, la reconnaissance de leur matériel génétique par les récepteurs de l'immunité innée (voir figure 11) induit la synthèse d'interférons. Les interférons sont excrétés, se fixent à leur récepteur et induisent la synthèse d'un grand nombre de protéines (« ISG » *interferon stimulated genes*) à actions antivirales multiples.

qui leur permettent d'échapper en partie aux effets des interférons. D'autres récepteurs de l'immunité innée induisent, notamment en cas d'infection bactérienne, la production d'autres cytokines comme l'IL-1, l'IL-6 ou le *tumor necrotizing factor* (TNF), ou encore des chimiokines, qui attirent vers le site d'infection des cellules du système immunitaire, notamment les cellules phagocytaires. Ces substances sont dites « pro-inflammatoires » car elles créent les conditions d'une inflammation locale et systémique (la fièvre, par exemple, du fait de la production d'IL-1). Cette inflammation est utile à la défense anti-infectieuse. Cependant, son excès, ou son déclenchement, hors épisode infectieux, est responsable de maladies inflammatoires, nous y reviendrons. Les mécanismes complexes de l'inflammation, rapidement résumés ici, font l'objet d'une régulation nécessaire à la terminaison de la réponse immunitaire ainsi qu'à la prévention de son déclenchement inapproprié.

Il existe à cette fin de nombreuses boucles de rétrocontrôle. Leurs dérèglements sont causes de pathologies inflammatoires communes ou rares (maladies génétiques dont nous reparlerons).

D'un point de vue évolutif, il est intéressant d'observer que les espèces dépourvues d'immunité adaptative, comme les insectes, mais aussi les plantes, survivent grâce à leur système d'immunité innée. Il n'en est pas de même pour les mammifères, et notamment pour l'homme, pourtant doté d'un système d'immunité innée très développé. En effet, comme nous l'avons vu plus haut, les enfants affectés d'une déficience génétique rare, un déficit immunitaire combiné sévère (DICS) responsable de l'absence de lymphocytes T et parfois B, sont privés d'immunité adaptative et condamnés à une mort certaine au bout de quelques mois de vie, du fait d'infections multiples. Comment expliquer cette différence d'importance relative de l'immunité innée dans la survie d'espèces ? Si l'on considère le fait que beaucoup d'espèces sans immunité adaptative ont une espérance de vie brève, de quelques jours à quelques mois, on peut formuler l'hypothèse que l'immunité adaptative aurait été sélectionnée au cours de l'évolution comme facteur de longévité d'espèces à reproduction retardée. Cette hypothèse s'applique difficilement aux végétaux. Les arbres peuvent vivre des dizaines, voire des centaines d'années sans disposer d'une immunité adaptative. L'efficacité remarquable de leurs systèmes de défense contre toutes sortes de micro-organismes mérite donc un examen attentif. Parfois, le chemin de l'évolution peut prendre un tour inattendu : les poissons comme les mammifères sont dotés de systèmes immunitaires innés et adaptatifs. Pourtant, les poissons pêcheurs vivant en eaux profondes ont un mode de reproduction unique, sans doute inhérent à leur faible densité. Les mâles, beaucoup plus petits que les femelles, ont développé une sorte de parasitisme : à l'âge adulte, leurs organismes fusionnent littéralement avec celui des femelles et finissent par s'y dissoudre, à l'exception des gonades, qui restent fonctionnelles pour la reproduction. Cette situation, qui s'apparente à une greffe puisque les tissus fusionnent, devrait conduire à un rejet immunitaire mutuel puisqu'il s'agit d'individus génétiquement distincts. Or ce n'est pas ce qui se passe. L'équipe de Thomas Boehm en Allemagne a récemment montré que ces poissons avaient accumulé au cours de l'évolution des mutations délétères des gènes essentiels au bon fonctionnement de l'immunité adaptative (récepteurs pour l'antigène, gènes du complexe majeur d'histocompatibilité). Ainsi, ces poissons mâle et femelle se tolèrent mutuellement : un magnifique exemple de plasticité de l'évolution, qui aurait réjoui Darwin !

UNE SEULE IMMUNITÉ

L'immunité innée et l'immunité adaptative « travaillent » ensemble. Nous venons de décrire succinctement les deux grands types d'immunité comme s'il s'agissait d'entités séparées. En fait, il n'en est rien car il existe une remarquable complémentarité d'action entre les deux systèmes. La mise en jeu rapide de l'immunité innée conditionne les caractéristiques de la réponse adaptative. La réponse immunitaire initiale qui suit la détection d'un micro-organisme jamais rencontré auparavant par l'hôte est, pour des raisons évoquées plus haut, entièrement le fait de la réponse innée. Elle fait appel aux cellules à proximité immédiate des micro-organismes (ou qui les contiennent), qu'elles soient non spécialisées dans la réponse immunitaire ou au contraire spécialisées : cellules phagocytaires et plusieurs populations de lymphocytes – lymphocytes T exprimant un récepteur de type γ / δ, lymphocytes NK/T, lymphocytes T associés aux muqueuses (MAIT), lymphocytes tueurs naturels (NK), lymphocytes « innés » (ILC). Ces lymphocytes échappent aux règles des réponses adaptatives que nous avons décrites et peuvent être mobilisés très rapidement. L'activation des cellules dendritiques suivie de leur migration vers les organes lymphoïdes secondaires de proximité (situés néanmoins à relativement grande distance de quelques centimètres à plusieurs dizaines de centimètres) induit l'activation, par présentation d'antigènes, de lymphocytes T et B. Ceux-ci vont se multiplier, se différencier puis migrer en retour vers la zone d'infection en suivant un gradient chimique généré par des chimiokines produites localement. L'ensemble de ces étapes nécessite de l'ordre de cinq à sept jours avant que la réponse immunitaire adaptative devienne effective. Pendant cette fenêtre de temps, la défense anti-infectieuse repose exclusivement sur les multiples effecteurs de l'immunité innée évoqués plus haut. Il n'en est pas de même s'il s'agit d'une nouvelle infection par un micro-organisme qui a déjà auparavant infecté l'hôte et ainsi engendré une mémoire immunitaire. Dans ce cas, la persistance d'anticorps neutralisant ce microbe est susceptible au moins pour un certain temps d'éviter toute maladie. À défaut, la mise en jeu des lymphocytes T et B mémoire, qui sont plus nombreux et s'activent plus rapidement que les cellules « naïves », raccourcit le délai de mise en place d'une réponse efficace et limite l'infection.

L'environnement dans lequel le microbe est perçu par les récepteurs de l'immunité innée, notamment par les cellules dendritiques, dirige celles-ci vers des programmes de différenciation distincts qui aboutissent *in fine* à orienter la réponse effectrice des lymphocytes T. Par exemple, la détection de parasites (helminthes) induira la différenciation des lymphocytes T en cellules productrices de cytokines capables d'exercer un effet cytotoxique sur ces parasites et de recruter des éosinophiles également dotés de nombreux médiateurs actifs antiparasitaires. Autre exemple, la détection de virus par les cellules dendritiques et par les macrophages induira de façon préférentielle une réponse lymphocytaire T cytotoxique.

En fait, la protection contre les agents infectieux est un tout qui implique aussi les barrières physiques : la peau, la barrière séparant la circulation sanguine des méninges qui protège le cerveau, le mucus à la surface de l'épithélium intestinal qui tient à distance les bactéries de l'intestin ou encore le système de cils vibratiles de l'épithélium bronchique qui permet la remontée de particules inhalées. La toux, l'éternuement ou encore les vomissements et la diarrhée constituent des actions mécaniques spectaculaires mais efficaces pour rejeter des agents agressifs.

Les cellules impliquées dans les réponses innées, du fait de leurs mobilités et de leurs capacités de projection de leurs cytoplasmes, sont capables d'envelopper les sites infectés. Elles participent à la formation de granulomes entourés de capsule fibreuse et parfois secondairement calcifiés. Ainsi, une zone infectée peut être isolée du reste de l'organisme lorsque l'agent infectieux ne peut être rapidement éliminé. C'est le cas par exemple de l'infection des macrophages par le bacille de Koch au cours de la tuberculose.

Immunité et médecine

LES MALADIES DU SYSTÈME IMMUNITAIRE

▪ *Les maladies infectieuses*

Malgré sa robustesse évoquée plus haut, on peut facilement concevoir que le système immunitaire présente quelques failles responsables de maladies. En premier lieu, bien sûr, vient à l'esprit l'hypothèse d'une immunité insuffisante vis-à-vis de tel ou tel micro-organisme. L'infection par le virus d'immunodéficience humaine (VIH) en est un exemple. La quasi-totalité de la population humaine est vulnérable au VIH qui, avant l'ère des traitements antirétroviraux, était une maladie infectieuse mortelle. Rappelons que le VIH a tué 80 millions de personnes et qu'on estime le nombre de personnes infectées à 40 millions dont 2 millions de nouveaux cas chaque année. La prévalence reste très élevée dans certains pays comme l'Afrique du Sud. Le VIH résiste à la réponse immunitaire du fait d'une série de caractéristiques remarquables : variabilité extrême de sa séquence limitant l'efficacité de la réponse immunitaire adaptative, difficulté de produire les anticorps neutralisants car la configuration de la molécule du virus qui lui permet d'infecter les cellules cibles la rend peu accessible aux anticorps, sélection par le virus de nombreux systèmes d'échappement à la réponse immunitaire innée (notamment à la production d'interféron), enfin et surtout le virus cible les lymphocytes T CD4, ce qui conduit progressivement à leur attrition alors que, comme nous l'avons vu, ces cellules jouent un rôle indispensable dans l'induction et l'implémentation de l'immunité adaptative. On comprend que le défi posé par le virus, pour ce qui concerne l'induction de réponse protectrice par immunothérapie passive ou par vaccination, n'ait pu à ce jour être relevé !

D'autres infections peuvent être mortelles mais pas de façon universelle. Il existe une forme d'inégalité individuelle face au risque d'une maladie infectieuse. Ce risque dépend de nombreux facteurs : l'âge, d'éventuelles co-infections, l'histoire passée de la personne, l'état de santé, ou encore la quantité de particules microbiennes infectantes reçues, le mode d'infection et, enfin, une éventuelle susceptibilité génétique. Les nourrissons sont vulnérables à certains agents infectieux parce que leur système immunitaire est « naïf » et, pour certains constituants, pas encore complètement développés. Cela explique pourquoi la coqueluche peut être mortelle pour un nourrisson – d'où l'intérêt de vacciner les parents pour réduire le risque de transmission. Cela explique aussi la sévérité des bronchiolites provoquées chaque hiver par des virus qui infectent l'arbre respiratoire (virus respiratoire syncytial). À l'autre extrémité de la vie, les personnes âgées risquent des infections sévères provoquées par plusieurs pathogènes : le virus de la varicelle (zona), les virus de la grippe, le SARS-CoV-2 et certaines bactéries comme le pneumocoque. Le vieillissement du système immunitaire, l'immunosénescence, se caractérise en particulier par une involution de la production de nouveaux lymphocytes et par des modifications de l'immunité innée des macrophages qui deviennent plus enclins à des réponses inflammatoires inappropriées. Enfin, la capacité de réparation tissulaire, associée à l'arrêt d'une réponse immunitaire, est altérée du fait du vieillissement, ce qui contribue à aggraver les conséquences d'une infection.

Beaucoup de pathologies chroniques, notamment l'obésité, l'athérome des vaisseaux, le diabète, etc., aggravent les risques d'infection sévère du fait d'une modification des réponses inflammatoires, comme on l'observe avec le Covid.

L'histoire infectieuse d'un individu influence les réponses et l'efficacité du système immunitaire. On sait ainsi que les antécédents d'infection par le cytomégalovirus, infection habituellement silencieuse (c'est-à-dire sans maladie), renforcent la capacité de réponse immunitaire à la vaccination antigrippale, mais on ne connaît pas le mécanisme responsable. On conçoit alors la complexité de l'agencement (et de l'efficacité) de la réponse immunitaire et donc l'extraordinaire variabilité interindividuelle ainsi produite. Une théorie actuelle, encore largement discutée, suggère que les cellules de l'immunité innée – essentiellement les macrophages – voient leurs caractéristiques fonctionnelles modifiées de façon durable par une infection antérieure (ou peut-être une vaccination) qui les a mobilisées. Par un mécanisme épigénétique, ces cellules (ainsi que leurs cellules progénitrices) répondent plus rapidement et plus efficacement à une nouvelle infection : une forme de mémoire (non spécifique) de l'immunité innée. Les preuves chez l'homme d'un tel phénomène restent cependant fragiles.

La tuberculose est un fléau infectieux persistant, malgré les progrès de l'hygiène et des traitements, provoquant 2 millions de décès chaque année. Elle est provoquée par une mycobactérie (bacille de Koch) qui prospère au sein des macrophages. Sa gravité est accentuée quand elle survient chez des patients infectés par le VIH et qui sont immunodéficients. Face à la tuberculose, il existe une inégalité individuelle marquée connue depuis longtemps : pour dix personnes infectées, une seule développe la maladie, et une sur deux en mourait avant l'ère des traitements antituberculeux. À côté des facteurs environnementaux évoqués plus haut, cette susceptibilité individuelle a aussi une origine intrinsèque héréditaire. Des variations subtiles de nature quantitative ou qualitative des éléments de la réponse immunitaire peuvent rendre un individu sensible ou résistant à un agent infectieux. On a ainsi montré récemment, en comparant la séquence de gènes dont les produits sont impliqués dans les réponses immunitaires, que de telles variations ont joué un rôle dans la résistance à la peste lors de la grande épidémie du XIVe siècle qui a tué au moins un tiers des Européens. On observe chez des personnes ayant survécu à la peste (exposées, mais décédées ultérieurement) un enrichissement, c'est-à-dire une plus grande fréquence d'expression de variants génétiques, associé à un meilleur contrôle de *Yersinia pestis*, la bactérie responsable de cette infection, par comparaison à des personnes décédées de la peste. C'est une très belle démonstration d'une sélection génétique d'individus résistants à *Yersinia pestis*. Il est vraisemblable que l'histoire de l'humanité a comporté beaucoup d'événements génétiques de sélection, conséquences des grandes épidémies mortelles. Ainsi, nous savons que, du fait du croisement entre l'homme de Neandertal et *Homo sapiens*, il y a 40 000 à 50 000 ans, notre génome possède quelques caractéristiques (variants génétiques) issus de Neandertal. Certains concernent des gènes dont les produits sont impliqués dans le fonctionnement de l'immunité innée (gènes TLR notamment). Probablement, la persistance de ces variants au cours de l'évolution de l'homme après la disparition de Neandertal est la conséquence d'un avantage sélectif (survie !) conféré à l'égard de telle ou telle infection mortelle. Il est très plausible qu'un facteur majeur de l'évolution – telle que théorisée par Darwin – soit lié à la résistance aux agents infectieux, parfois sur des périodes courtes, comme le montre l'exemple de la peste. Les cas relativement rares de susceptibilité à tel ou tel agent microbien du fait de maladies génétiques représentent la limite extrême du spectre de vulnérabilité.

Trop d'immunité est-il dangereux ? Un raisonnement simple (simpliste ?), fondé sur la nécessité pour l'organisme de résister aux agents infectieux potentiellement mortels, serait de penser qu'en matière d'immunité « plus » est forcément « mieux ». Ce n'est pas le cas. Une expérience simple réalisée chez la souris consiste, par modification génétique, à multiplier par deux le nombre de cellules du système immunitaire (globules blancs). Cette modification pourtant modérée rend les souris malades : elles développent un état d'inflammation chronique et de maladies auto-immunes non compatibles avec la vie. Le système immunitaire est en fait très finement régulé, il est l'objet d'un compromis évolutif entre résistance aux agents microbiens et conséquences possibles d'une réponse excessive : inflammation, mais aussi auto-immunité et allergie. L'évolution de l'homme illustre ce point : les variants de résistance à la peste évoqués plus haut constituent des facteurs de risque de maladie inflammatoire digestive et de polyarthrite rhumatoïde. Bien d'autres variants, sans doute sélectionnés de façon similaire au cours des dizaines de milliers d'années passées pour mieux combattre une infection, s'avèrent favoriser le risque de maladies auto-immunes, inflammatoires ou allergiques. D'une certaine manière, nous payons le prix de notre résistance acquise aux infections par une plus grande sensibilité à des réponses immunitaires inappropriées, dans un contexte où le risque infectieux – les agents de sélection du passé – a disparu. La discordance de temps, inhérente à la modification de l'environnement infectieux, joue en notre défaveur (figure 26). Ce facteur rend compte au moins partiellement de l'observation, dans les temps modernes, d'une augmentation de la prévalence des maladies auto-immunes, inflammatoires et allergiques qui contraste avec la réduction (mais non la disparition !) des grandes infections. Il est également possible que les progrès de l'hygiène, en réduisant les stimulations du système immunitaire, notamment en début de vie, augmentent ce risque par des mécanismes encore mal compris.

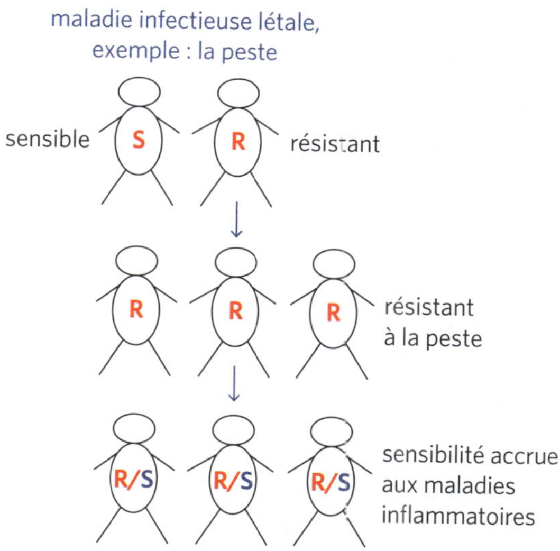

Figure 26. La sélection de caractéristiques de résistance à une infection comme la peste (*rouge*).
Le gène de résistance à la maladie infectieuse (R) rend vulnérable aux maladies inflammatoires ou auto-immunes (« hyperimmunité ») (S).

▪ *Les maladies auto-immunes*

De façon schématique, les maladies auto-immunes correspondent à des réponses immunitaires adaptatives pathologiques dirigées contre nos propres constituants. On dénombre environ quatre-vingts maladies de ce type. Certaines sont spécifiques d'un type de cellules ou d'organes : anémies hémolytiques auto-immunes (AHAI) (globule rouge), thyroïdite (glande thyroïde), hépatite (foie), diabète (production d'insuline au sein du pancréas). Certaines concernent simultanément plusieurs cellules ou tissus comme le lupus ou la dermatomyosite. D'autres résultent essentiellement de la présence d'autoanticorps dirigés contre des globules rouges (AHAI), les acides nucléiques (lupus), d'autres encore sont le fait de lymphocytes T, comme le diabète de type 1 au cours duquel sont détruits les îlots de Langerhans du pancréas, producteurs d'insuline. D'autres, enfin, impliquent les anticorps et les fonctions effectrices des lymphocytes T : attaque de la myéline au cours de la sclérose en plaques.

Les maladies auto-immunes représentent avec les maladies inflammatoires la troisième cause de maladies chroniques et de mortalité après les maladies cardio-vasculaires et le cancer. 5 à 8 % de la population en sont affectés. Mais comment se fait-il que des lymphocytes T et B réactifs contre les antigènes du soi échappent à la vigilance ? Une hypothèse consiste en la réactivité croisée entre antigènes microbiens pathogènes ou commensaux (du microbiote) et antigènes du soi. C'est le cas du rhumatisme articulaire aigu où les atteintes articulaire, cardiaque et neurologique proviennent d'une réactivité croisée avec des antigènes de la bactérie streptocoque hémolytique. C'est peut-être le cas de la sclérose en plaques où une réactivité contre le virus d'Epstein-Barr (responsable de la mononucléose infectieuse) pourrait être en cause. Encore faut-il un terrain prédisposé, toutes les infections à streptocoque bêta-hémolytique ne provoquant pas un rhumatisme articulaire aigu. La modification de protéine du soi par réaction chimique, suite notamment à l'action de certaines substances toxiques comme la nicotine, peut créer des « néoantigènes » à l'égard desquels l'organisme n'est pas tolérant. Des anticorps reconnaissent des protéines ainsi modifiées (par exemple par « citrullination »), ils sont associés à une forme fréquente de polyarthrite rhumatoïde. Ils en sont au moins un marqueur et peut-être un agent causal.

Dans nombre de cas, une telle réactivité croisée ne rend probablement pas compte de l'auto-immunité. Alors qu'en est-il ? Des travaux récents (notamment de l'équipe de Michel Nussenzweig pour les lymphocytes B et de Mark Davis pour les lymphocytes T) montrent que l'hypothèse formulée dans les années 1980, d'une élimination des clones lymphocytaires T et B réactifs contre le soi au cours de la différenciation de ces cellules, respectivement dans le thymus et la moelle osseuse (figure 19), est en partie inexacte. Il est possible de mettre en évidence, chez tout sujet immunocompétent et indemne de maladies auto-immunes, des lymphocytes T et B réactifs contre les antigènes du soi. Comment se fait-il alors que ces lymphocytes réactifs contre des antigènes du soi ne provoquent pas à tout moment une maladie auto-immune ? Quel est l'« intérêt » de disposer de telles cellules ? Nous essaierons de répondre à ces questions dans le chapitre concernant les maladies génétiques responsables de maladies auto-immunes, car leur étude a largement contribué à répondre à ces questions.

▪ *Les maladies inflammatoires*

De façon tout aussi schématique que pour les maladies auto-immunes, les maladies inflammatoires correspondent à des réponses immunitaires innées inappropriées. Certaines formes de maladies héréditaires responsables de fièvres récurrentes, de maladies du système nerveux ou de maladies inflammatoires de l'intestin en sont les prototypes. Nous y reviendrons. Les maladies inflammatoires courantes comme certains rhumatismes inflammatoires ou les maladies inflammatoires de l'intestin (maladie de Crohn et rectocolite hémorragique) en représentent les formes les plus fréquentes. Elles sont considérées comme inflammatoires plutôt qu'auto-immunes car on ne parvient pas à mettre en évidence de réponse immunitaire adaptative dirigée contre les constituants du soi. Néanmoins, on sait que cette dernière est également impliquée dans la pathogenèse. Il est possible, au moins dans le cas des maladies inflammatoires de l'intestin, qu'une réponse inflammatoire inappropriée induite par la flore digestive colique soit en cause. Au cours de ces maladies, le microbiote intestinal est profondément modifié et est plus facilement inducteur de réponses immunologiques inflammatoires du fait de molécules bactériennes possédant de telles caractéristiques. On parle de « dysbiose ». Il n'est pas pour l'instant clair de savoir si la dysbiose est la cause ou la conséquence de l'inflammation. Nous reviendrons sur la physiopathologie de l'inflammation en évoquant certaines maladies génétiques.

■ *Les maladies allergiques*

Les maladies allergiques correspondent en grande majorité à une réponse immunitaire adaptative inadaptée dirigée contre des antigènes non forcément microbiens et présents dans l'environnement. La réponse immunitaire allergique est caractérisée par une réponse analogue à celle déclenchée contre les parasites (helminthes), appelée TH2. La prévalence de ces maladies est très élevée, atteignant jusqu'à 20 % de la population, et est en forte croissance. Les formes les plus courantes en sont l'eczéma, l'asthme ou certaines intolérances digestives alimentaires. Tout se passe comme si un profil de réponse immunitaire – la mise en jeu de lymphocytes T CD4 instruits pour la production de certaines cytokines comme l'IL-4 ou l'IL-5 et l'activation des éosinophiles – était déclenché par des « allergènes », c'est-à-dire des antigènes environnementaux : micro-organismes non pathogènes environnementaux, aliments, etc. Dès 1902, Richet avait mis en évidence des réponses immunitaires sériques associées à des états de choc cardio-vasculaires : la réaction anaphylactique observée après injection de sérum hétérologue (issu d'espèce différente). Bien plus tard, en 1966, le chercheur japonais Kimishige Ishizaka isolait une classe d'immunoglobulines, les IgE, présentes en petite quantité chez tous les individus et qui sont physiologiquement produites dans un contexte d'infection parasitaire (réponse TH2). Les IgE constituent les anticorps responsables de la plupart des réactions allergiques. Ils se fixent sous forme de complexe avec les allergènes à la surface de cellules appelées mastocytes qui, avec les éosinophiles, libèrent alors une série de molécules responsables des manifestations cliniques comme le prurit (eczéma), la bronchoconstriction (asthme) ou une vasodilatation massive (choc anaphylactique). La découverte des IgE fut importante pour le diagnostic des allergies et a de plus aujourd'hui une implication thérapeutique (*cf.* chapitre III). Nous verrons que l'étude des maladies génétiques du système immunitaire contribue à mieux comprendre cette manifestation immunopathologique.

▪ *Les cancers : des maladies du système immunitaire ?*

Les cancers sont-ils une maladie du système immunitaire ? Question étrange à première vue, puisque les cancers affectent tous les systèmes cellulaires et sont la conséquence d'altérations génétiques somatiques qui confèrent un avantage de croissance, de survie et de migration (métastases) aux cellules cancéreuses. L'hypothèse d'une surveillance immunitaire des cellules cancéreuses est ancienne et séduisante, mais jusqu'à récemment elle n'avait guère reçu de support expérimental ni épidémiologique solide, en dehors de quelques observations et données expérimentales de greffe de tumeur chez des souris immunodéficientes. Les choses ont changé avec la mise en évidence des néoantigènes cancéreux. De quoi s'agit-il ? Certaines mutations du génome des cellules cancéreuses, parfois très nombreuses, modifient la séquence de protéines et confèrent de ce fait un potentiel de reconnaissance antigénique de ces protéines modifiées qui échappent ainsi à la tolérance du soi. De telles réponses immunitaires spécifiques de néoantigènes tumoraux ou d'antigènes (molécules) exprimés physiologiquement pendant la vie embryonnaire et réexprimés par des tumeurs ont été mises en évidence dès les années 1980 par Thierry Boon, un chercheur belge, dans le contexte d'un cancer redoutable : le mélanome. De multiples autres descriptions ont été depuis rapportées pour nombre de tumeurs. Ces néoantigènes font l'objet d'une recherche intense dans un objectif d'immunothérapie ou de vaccination contre ces antigènes. Pourtant, malgré ces réponses immunitaires anticancéreuses, les cancers sont fréquents et parfois résistants aux thérapeutiques et à la réponse immunitaire. Alors qu'en est-il ? Il est probable qu'une surveillance immunitaire élimine nombre de cellules (pré) tumorales ou du moins évite leur prolifération et leur dissémination. Les tumeurs maladies, les cancers, résultent sans doute d'un échec de la surveillance immunitaire. De nombreux travaux de recherche récents montrent que ce sont les situations où, *in situ* (au sein de la tumeur), on constate soit une pauvreté en cellules du système immunitaire, soit la présence de cellules du système immunitaire « paralysées », c'est-à-dire incapables d'exercer des fonctions effectrices antitumorales. L'environnement cellulaire et stromal (tissu conjonctif), gouverné par les caractéristiques tumorales, participe à cette forme de résistance à la réponse immunitaire. C'est un enjeu important : on conçoit aisément que toute action qui permettrait de contrecarrer les mécanismes tolérogènes de la tumeur constituerait une thérapeutique potentiellement efficace.

Enfin, environ 15 % des tumeurs sont induites par des microbes : *Helicobacter pylori* et cancer de l'estomac ; virus d'Epstein-Barr (EBV) et lymphome ; virus des hépatites et cancer du foie ; papillomavirus (HPV) et cancer du col de l'utérus ; virus du sarcome de Kaposi. Ces virus sont dits « oncogéniques », car ils transforment les cellules infectées qui échappent ainsi aux mécanismes d'homéostasie tissulaire. La réponse immunitaire dirigée contre les antigènes microbiens devrait en théorie éviter ces cancers. Ceux-ci cependant résistent (en partie) aux réponses immunitaires en limitant l'expression d'antigènes viraux (cas de l'EBV) et/ou en infectant des cellules moins accessibles à la réponse immunitaire (épithélium pour HPV). Nous verrons plus loin que certaines formes rares de déficiences immunitaires héréditaires augmentent le risque de survenue de cancer – un très fort argument en faveur de l'existence d'une surveillance immunitaire des cellules tumorales –, en particulier de cancers viro-induits. Nous analyserons en détail la situation de la susceptibilité génétique aux infections par l'EBV et le risque de cancer.

IMMUNITÉ ET MÉDECINE

L'immunologie représente une source d'outils précieux pour le dosage de marqueurs biologiques multiples (hormones par exemple) grâce à l'utilisation d'anticorps spécifiques. De très nombreux tests diagnostiques ont ainsi été élaborés. Ils sont utilisés en routine dans les laboratoires de biologie médicale. Une avancée remarquable fut l'invention par Georges Köhler et César Milstein des anticorps monoclonaux, à Cambridge en 1975. Ces chercheurs ont eu l'idée astucieuse de créer par fusion de deux lymphocytes B un type cellulaire combinant deux propriétés (chacune apportée par une des deux cellules mères) : d'une part l'immortalité, en utilisant une lignée de cellule cancéreuse des lymphocytes B, un myélome, et d'autre part la synthèse d'une espèce d'anticorps définie par le lymphocyte B qui a fusionné avec la cellule myélomateuse. Le produit cellulaire de la fusion, appelé « hybridome », peut ainsi produire de façon infinie un anticorps de spécificité précise dirigée contre un antigène donné. Cette technique a permis de générer à façon des anticorps monoclonaux, c'est-à-dire issus d'un seul clone de lymphocytes B, contre un très grand nombre de protéines. Ces anticorps sont abondamment utilisés en recherche pour repérer une molécule, la doser ou isoler des cellules qui l'expriment par exemple ; ils servent pour les dosages à intérêt diagnostique (*cf. supra*) et en thérapeutique (*cf. infra*).

La nécessité de freiner les réponses immunitaires délétères évoquées plus haut à propos des maladies auto-immunes et inflammatoires a suscité un gigantesque effort de recherche après la Seconde Guerre mondiale. De nouvelles classes de médicaments ont été découvertes ou inventées sous la désignation globale d'agents immunosuppresseurs. Les corticoïdes possèdent des propriétés anti-inflammatoires (inhibition en premier lieu des réponses innées), des médicaments inhibent la division des lymphocytes comme l'azathioprine (le premier agent immunosuppresseur développé dans les années 1950), d'autres agissent sur l'activation lymphocytaire (la cyclosporine, les inhibiteurs de la voie mTOR impliquée dans la prolifération cellulaire), d'autres encore, plus récemment développés, inhibent l'action de nombreuses cytokines (inhibiteur de JAKinases). Ces médicaments sont efficaces, mais ils présentent tous, à des degrés divers, l'inconvénient d'agir de façon non spécifique, c'est-à-dire d'inhiber à la fois la réponse immunitaire pathologique mais aussi les réponses immunitaires anti-infectieuses utiles. De plus, ils exercent un effet suspensif et non curatif. Le développement d'anticorps monoclonaux médicaments ciblant de façon précise une cellule ou une molécule effectrice de réponses immunitaires a rencontré un grand succès au cours de ces vingt dernières années comme traitements, par exemple, de la polyarthrite rhumatoïde ou des maladies inflammatoires de l'intestin, parmi bien d'autres. Plus de cinquante cibles d'anticorps monoclonaux ont été à ce jour ainsi définies : une véritable *success story* médicale et commerciale. Leur toxicité est en moyenne moindre que celle des médicaments chimiques mais, à nouveau, l'effet obtenu est seulement suspensif. Faute d'action sur la cause, la capacité d'inhiber de façon permanente la pathologie inflammatoire ou auto-immune après l'arrêt du traitement reste un défi. Certains anticorps servent à contrôler des formes sévères d'allergie en cherchant à neutraliser les IgE ou des médiateurs de l'allergie comme les cytokines IL-4, IL-5 et IL-13. À noter enfin que des anticorps monoclonaux sont aussi utilisés contre des cancers soit comme immunothérapie, en levant les freins inhérents à l'expression de molécules régulatrices de la fonction des lymphocytes T (PD-1, CTLA-4), soit pour détruire directement les cellules cancéreuses. D'importants progrès ont été acquis dans ce domaine, mais il reste beaucoup à faire. Nous avons déjà évoqué l'immunothérapie fondée sur la modification génétique de lymphocytes T du patient pour les rendre capables d'éliminer certains types de cellules tumorales – leucémies et lymphomes des lymphocytes B : il s'agit de la technologie des CAR-T (*chimeric antigen receptor T*), une forme de thérapie génique.

Les transplantations d'organe et de moelle osseuse se sont développées depuis plus de cinquante ans, permettant de sauver de nombreux patients atteints de défaillance viscérale définitive (foie, reins, cœur, poumons, notamment) ou pour traiter des maladies héréditaires ou malignes de la moelle osseuse. Ces transplantations doivent beaucoup aux avancées de l'immunologie : raffinement du typage des groupes HLA définissant le degré de compatibilité entre donneur et receveur, meilleure utilisation des médicaments immunosuppresseurs dans la prévention et le traitement du rejet de greffe d'organes et de la réaction du greffon contre l'hôte après allogreffe de cellules souches hématopoïétiques.

Sans aucun doute, l'avancée principale des applications de l'immunologie en médecine reste la vaccination. Nous l'avons vu, ses succès ont précédé la naissance de l'immunologie d'une centaine d'années. En fait, de Jenner à Pasteur, ces succès ont constitué la base sur laquelle la recherche en immunologie s'est construite. Néanmoins, en ce qui concerne la vaccination, il faut reconnaître que, jusqu'à récemment, l'empirisme a prévalu, que ce soit dans le choix du matériel vaccinal, de l'adjuvant ou des protocoles de vaccination (nombre d'injections et rythme). La vaccinologie est restée longtemps un parent pauvre des congrès d'immunologie !

Rappelons que le principe de la vaccination est d'induire contre un agent infectieux une réponse immunitaire protectrice aussi durable que possible. De nombreuses stratégies vaccinales se sont développées depuis Jenner. L'une consiste en l'utilisation d'un microbe apparenté peu pathogène : c'est l'exemple de la vaccine dont le virus est proche de celui de la variole et induit une immunité croisée suffisante. On utilise aussi couramment des microbes vivants atténués au laboratoire, comme le BCG obtenu à partir du bacille de Koch responsable de la tuberculose, le virus de la rougeole atténuée ou le virus de la poliomyélite (dans la forme orale de vaccination contre la poliomyélite). Une troisième stratégie consiste en l'utilisation du microbe inactivé. Ce fut le cas des premiers vaccins contre la coqueluche. De tels vaccins sont utilisés également contre la grippe, la poliomyélite et le Covid. Une technologie aujourd'hui très répandue consiste à utiliser une protéine purifiée du microbe associée à un adjuvant qui soit induit une immunité contre un constituant toxique du microbe responsable de la maladie (anatoxine diphtérique et tétanique), soit prévient l'infection (hépatite B, coqueluche, virus des papillomes, etc.). Il est aujourd'hui aisé de produire en quantité ces protéines par ingénierie génétique de cellules modifiées (bactériennes, d'insectes ou de mammifères). Pour d'autres microbes, en l'occurrence certaines bactéries, l'immunité est fortement dépendante de la production d'anticorps contre des sucres (polysaccharides) de la paroi des bactéries *Haemophilus influenzae*, *Streptococcus pneumoniae* ou *Meningococcus*, responsables de pneumonies et de méningites. Ici, ce sont les sucres bactériens, couplés ou non à des supports protidiques, qui servent de vaccin. Plus récemment, on a utilisé des virus incapables de se répliquer en introduisant dans leur génome viral le gène codant pour la protéine d'intérêt vaccinal. C'est ainsi que des vaccins efficaces ont été développés contre le virus Ebola puis contre le SARS-CoV-2. Dans ces cas, les virus vecteurs sont des adénovirus dont les formes non modifiées provoquent des infections respiratoires bénignes chez l'homme. Enfin, depuis fin 2020 et l'exemple du SARS-CoV-2, c'est l'ARN codant pour une protéine virale, encapsidé dans des nanoparticules lipidiques, qui constitue le vaccin : on a pu en apprécier l'efficacité à une échelle jamais entrevue auparavant.

La vaccination implique la reconnaissance des antigènes par des lymphocytes T et B, et la génération de cellules mémoire, source de la durée de l'effet protecteur. Pour ce faire, il faut que l'immunité innée soit aussi mise en jeu pour permettre une présentation efficace des antigènes vaccinaux aux lymphocytes T. Ou bien la préparation vaccinale contient des substances issues du microbe qui ont cette propriété, c'est le cas par exemple des vaccins vivants atténués (rougeole, etc.), ou bien il faut ajouter une substance adjuvante activatrice de l'immunité innée, comme des sels d'aluminium ou certains lipides. Il n'y a pas de vaccination sans effet adjuvant !

En un peu plus de deux cents ans, des vaccins contre quarante maladies infectieuses chez l'homme ont été mis au point (figure 27).

L'efficacité de ces vaccins varie en fonction des maladies. Plusieurs aspects doivent être pris en compte : protection contre l'infection, protection contre les formes graves d'infection et persistance de l'efficacité. L'inoculation de la vaccine a permis d'éradiquer la variole dans les années 1980, le succès le plus spectaculaire à ce jour de la vaccination. Le vaccin contre la poliomyélite, sans abolir complètement le portage viral, a permis de réduire le nombre de cas, il n'y a pas eu de contamination en France depuis plus de trente ans. Il en est de même pour le tétanos et la diphtérie. Plusieurs vaccinations confèrent une excellente immunité, persistante pendant des dizaines d'années, c'est le cas des vaccins dirigés par exemple contre la rougeole, l'hépatite B et sans doute les virus HPV. Les vaccins contre les infections respiratoires virales (grippe, Covid) ont une efficacité moins durable pour deux raisons : l'immunisation se faisant par voie intramusculaire (et non pas respiratoire), le vaccin n'induit pas d'immunité locale (arbre respiratoire).

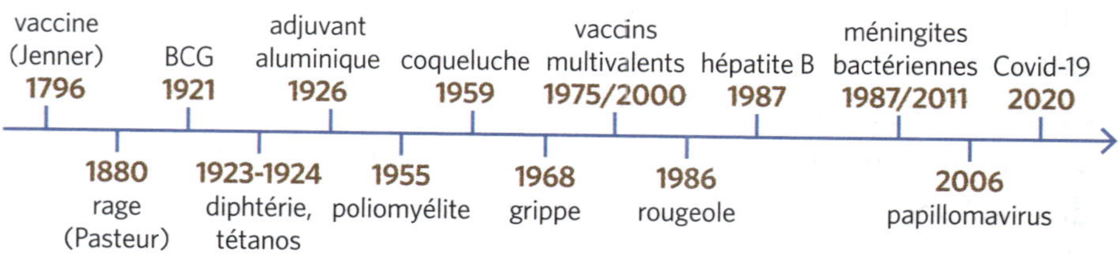

Figure 27. Chronologie de l'invention des vaccins.

De ce fait, au point d'entrée du virus, la diffusion par voie sanguine des anticorps neutralisants nécessaire à prévenir l'infection n'est suffisante que pour un temps limité. Cependant, l'efficacité contre les formes graves de ces maladies est excellente, du fait de la génération d'une forte réponse T et B mémoire. Quelques jours après une infection, la réactivation de ces cellules évite la propagation du virus. La seconde limite est liée à la variation rapide de ces virus qui réduit la capacité de la réponse immunitaire à neutraliser un nouveau variant viral. Cela explique que les personnes à risque doivent recevoir un rappel régulier. D'importants efforts sont entrepris pour mettre au point des vaccins « universels » capables par exemple d'induire une immunité protectrice contre toutes les souches de virus grippal. La difficulté est d'identifier la combinaison d'antigènes viraux présents dans toutes les souches qui puisse induire des anticorps neutralisants.

D'autres vaccins sont moins efficaces, c'est le cas du BCG qui ne protège que contre des formes graves de tuberculose de l'enfant. Certains agents infectieux résistent aux efforts de mise au point de vaccins, tels le VIH évoqué plus haut ou le *Plasmodium*, agent du paludisme, malgré des progrès récents dans ce dernier cas. Il est possible que les nouvelles technologies vaccinales permettent d'étendre le spectre de protection contre les maladies infectieuses. À l'heure actuelle, les vaccins disponibles font l'objet de campagnes destinées à protéger au mieux les populations – d'autant plus que, dans la majorité des cas, la vaccination ne protège pas seulement l'individu, mais permet aussi de réduire la transmission de l'agent infectieux. Ainsi, à une mesure de protection individuelle s'ajoute une protection collective utile pour éviter l'infection des plus fragiles (personnes âgées ou immunodéficientes). Le gain de santé est majeur. L'Organisation mondiale de la santé (OMS) estimait, avant la pandémie de Covid, que chaque année les vaccinations sauvaient la vie d'au moins 2,5 millions de personnes. Ces deux dernières années, la vaccination contre le Covid a très probablement épargné beaucoup de vies, comme le suggère la corrélation observée entre couverture vaccinale et rattrapage en 2021 de l'espérance de vie perdue en

2020. Le succès de la vaccination dépend de son acceptation par la population. Nous aurons l'occasion d'y revenir.

La génétique

UNE PETITE HISTOIRE DE LA GÉNÉTIQUE : DES LOIS DE L'HÉRÉDITÉ AU SUPPORT DE L'HÉRÉDITÉ

Il est indispensable de faire un détour vers la génétique pour pouvoir parler des déficiences immunitaires héréditaires. Gregor Mendel, moine tchèque inconnu en son temps, a établi les lois de transmission des caractères héréditaires des plantes, en travaillant notamment sur des souches pures de petits pois. En effectuant des croisements entre espèces à caractéristiques morphologiques distinctes (petits pois ridés ou lisses, couleur de la cosse, etc.) et en créant ainsi des hybrides, dans des conditions expérimentales rigoureuses (dans des serres à l'abri des insectes pour pouvoir contrôler la pollinisation des plantes), il a montré que ces caractères étaient transmis selon des lois très précises (figure 28 et *cf.* p. 137, la section sur les maladies génétiques). Il a pu étudier les caractéristiques de transmission de sept traits simultanément, démontrant ainsi leur indépendance. Bien sûr, Mendel n'avait aucun moyen d'identifier les bases matérielles de ces observations. Il donna le nom de « facteur » à l'élément déterminant chaque caractère étudié.

Ces découvertes fondamentales furent ignorées pendant trente-cinq ans puis redécouvertes et généralisées au monde du vivant. Les chromosomes, bientôt identifiés comme support de l'hérédité mendélienne, furent découverts par Walther Flemming en 1879, donnant naissance à la théorie chromosomique de l'hérédité de Thomas Morgan en 1915. La séparation des paires de chromosomes lors de la méiose et leurs copies (réplication) avant la mitose (division cellulaire) avaient été entre-temps décrites. Wilhelm

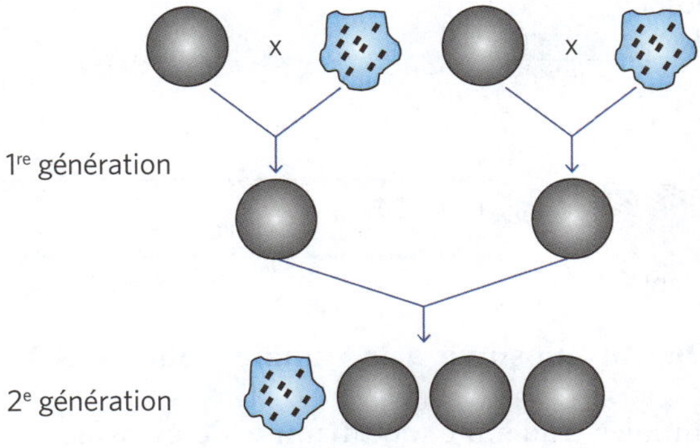

Figure 28. Loi de l'hérédité.
Analyse par Gregor Mendel des caractères des petits pois (lisses ou ridés).

Johannsen dénomma « gènes » les « facteurs » de Mendel et introduisit le concept de génétique en 1909.

L'étape critique suivante fut l'identification de l'ADN (acide désoxyribonucléique) en tant que support de l'hérédité. Friedrich Miescher identifie la « nucléine » dans le noyau des cellules, un mélange d'acides nucléiques et de protéines. La présence au sein des acides nucléiques de bases azotées (cytosine C, guanine G, thymine T et adénine A) est reconnue en 1896 ainsi que plus tard en 1928 le sucre composant de l'ADN : le désoxyribose. Frederick Griffith montre en 1935 que l'ADN est un polymère de sucre, de phosphates et de bases azotées. On doit à Oswald Avery et ses collègues l'expérience fondamentale qui démontre que l'ADN est le support de l'hérédité : la modification (transformation) de caractéristiques bactériennes par transfert d'ADN purifié rapportée en 1944. En se fondant sur les travaux de Rosalind Franklin, qui obtient les premières images de l'ADN par diffraction des rayons X, Maurice Wilkins, James Watson et Francis Crick établissent en 1953 la structure chimique en double hélice complémentaire du polymère d'ADN (figure 29). Cette structure repose sur les appariements « A-T » et « C-G » entre hélices. Cette structure permit de modéliser les mécanismes de réplication de l'ADN qui seront ensuite décrits par Meselson en 1957.

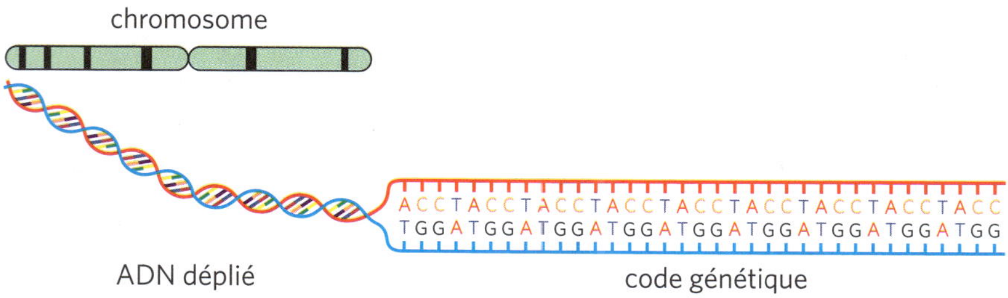

Figure 29. Du chromosome à la double hélice d'ADN et au code génétique.
A, T, C, G : initiales d'adénine, de thymine, de cytosine et de guanine.

Tout était en place pour comprendre comment, à partir d'un gène constitué d'ADN, une protéine pouvait être produite. Les années 1960 voient se multiplier les avancées d'un nouveau champ de la biologie : la biologie moléculaire. Lwoff, Monod et Jacob découvrent le principe de la régulation « on/off » des gènes par l'environnement faisant qu'une protéine est produite ou non. L'ARN messager, copie de l'ADN, constitue le support moléculaire de l'information génétique de l'ADN transféré du noyau vers les ribosomes dans le cytoplasme de la cellule où sont synthétisées les protéines (figure 30).

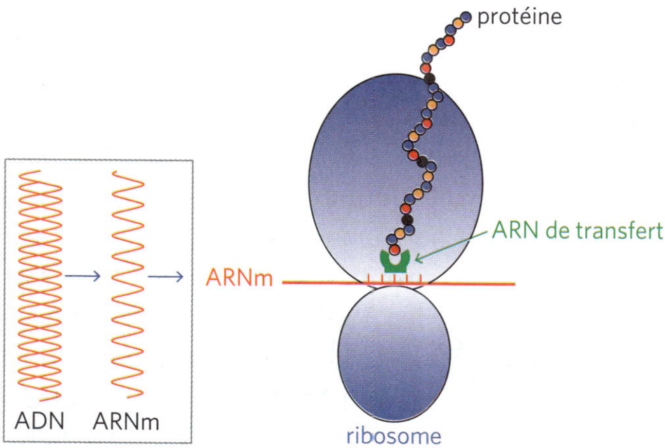

Figure 30. Du gène à la protéine.
● : acide aminé.

Nirenberg « casse » le code génétique : il identifie le fait qu'une suite de trois bases azotées (parmi A, C, T, G) appelée triplet ou codon au sein de la séquence d'un gène (et de sa copie en ARN messager) détermine l'addition d'un acide aminé donné dans la séquence d'une protéine. Il existe vingt acides aminés – briques élémentaires des protéines – et soixante-quatre combinaisons possibles de triplets. Certains d'entre eux codent donc pour le même acide aminé, l'un d'entre eux définit le début de la synthèse d'une protéine et un autre, la fin. Surtout émerge un principe fondamental : ce système de code génétique est universel, des virus, bactéries et plantes jusqu'aux vertébrés, il est unique mais capable de déterminer l'extraordinaire diversité du monde vivant. Bien sûr, des informations complémentaires viennent en préciser le fonctionnement : les gènes, dans la plupart des espèces eucaryotes (disposant d'un noyau cellulaire), ne sont pas continus, leurs parties codantes (exon) sont interrompues par des régions non codantes (intron). Les ARNm issus de la transcription de l'ADN contiennent la copie des introns qui sont ensuite excisés par épissage des ARNm avant que ceux-ci ne quittent le noyau pour être lus au niveau des ribosomes dans le cadre de la traduction de la séquence de l'ARNm en protéines. Les ARN de transfert qui portent un codon complémentaire et qui sont spécifiques de chaque acide aminé apportent aux ribosomes l'acide aminé à incorporer dans la protéine en cours de synthèse (figure 30).

La transcription d'un gène implique qu'une enzyme, l'ARN polymérase, en se fixant en amont de la séquence codante du gène, sur la région dite promotrice, entre en action. La régulation de l'expression des gènes (transcription) dépend de nombreux facteurs protéiques capables d'activer à proximité l'expression d'un gène en se fixant sur la séquence promotrice et à distance l'expression d'un ou de plusieurs gènes en se fixant sur des régions non codantes de l'ADN dites « *enhancers* ». Cette régulation fait en sorte qu'un gène soit exprimé de façon sélective dans telle ou telle cellule (par exemple l'hémoglobine dans les globules rouges ou les immunoglobulines dans les lymphocytes B), et ce pour de nombreux gènes en fonction de l'environnement : le gène de l'insuline est transcrit dans certaines cellules du pancréas lorsque la concentration en glucose (sucre) augmente dans le sang. Le fait que la transcription de gènes soit actionnée ou non dépend de l'état chimique de l'ADN et des protéines dénommées histones autour desquelles il s'enroule. Interviennent la méthylation de la cytosine de l'ADN, la méthylation, la phosphorylation et l'acétylation des histones, modifications dont il résulte que l'ADN est plus ou moins accessible aux protéines capables d'induire la transcription d'un ou de plusieurs gènes. Dans certains cas, l'expression d'un gène (ou d'un ensemble de gènes) est par exemple inhibée de façon stable : on parle de régulation épigénétique, terme et concept introduits par Conrad Waddington dans les années 1940. C'est ce qui fait par exemple que seuls les lymphocytes B produisent des immunoglobulines. Cette régulation peut concerner un chromosome entier, comme c'est le cas d'un des deux chromosomes X présents chez les femmes.

LE SÉQUENÇAGE DU GÉNOME HUMAIN

La « séquence » de l'ADN devint possible en 1977 grâce à la méthode mise au point par Walter Gilbert et Frederick Sanger. Ce séquençage dit « de première génération » ne permettait de lire que de courtes séquences et prenait beaucoup de temps. Dix ans plus tard, le procédé fut automatisé, ce qui apporta un gain de vitesse significatif. De nouveaux progrès décisifs survinrent dix ans plus tard avec la mise au point de méthodes miniaturisées et la possible lecture simultanée d'un grand nombre de fragments d'ADN. Plus récemment encore, de nouvelles méthodes physiques permettent de séquencer en un temps de plus en plus bref de longs fragments d'ADN (de plusieurs milliers de bases). Ces progrès techniques ont rendu possible dans les années 1990 le séquençage du génome entier de diverses espèces dont l'espèce humaine. Initialement, ces approches se sont appuyées sur un long travail de reconstitution de séquences à partir de petits fragments disponibles et des cartes génétiques et physiques du génome qui avaient été dessinées. Ces dernières projetaient une série de balises utiles tout au long du génome. Les progrès accomplis sont phénoménaux. Il a fallu treize années à une équipe internationale pour séquencer 90 % d'un premier génome humain (2000), trois ans pour compléter ce séquençage. Le temps fut réduit à deux mois en 2007. Grâce à l'utilisation des séquençages dits à haut débit, il n'est plus que de quelques heures. En parallèle, le coût a été divisé par 1 million (coût initial : 2,7 milliards de dollars), si bien qu'aujourd'hui séquencer le génome d'une personne ou de la tumeur d'un patient est entré dans la pratique médicale. Le facteur limitant n'est plus l'étape du séquençage mais celle de l'interprétation des données qui a nécessité le développement d'outils informatiques adaptés et qui recourt désormais à l'intelligence artificielle. Même ainsi, il subsiste de nombreuses difficultés, comme nous allons le voir.

Une autre avancée déterminante des progrès de la biologie moléculaire fut le clonage des gènes, dans les années 1970. Avec Paul Berg en chef de file, il a permis les avancées technologiques de l'ADN recombinant, par l'introduction d'un gène dans une cellule pour en étudier la fonction ou obtenir la production en masse de la protéine correspondante, technologie aux très nombreuses applications thérapeutiques, nous l'avons vu.

L'ADN humain réparti en vingt-trois paires de chromosomes contient 3,3 milliards de paires de bases. Il se compose de vingt-trois mille gènes : beaucoup moins qu'on ne pensait avant de connaître la séquence du génome humain. Les régions codantes (« exomes ») ne représentent que 30 millions de paires de bases (1 % de l'ensemble !) ; les régions non codantes des gènes (séquences régulatrices et introns), 18 %. 5 % d'autres séquences régulatrices sont connues. Le reste (les trois quarts) n'a pas de fonction connue ! Déplié et mis bout à bout, l'ADN d'une de nos cellules mesure 2 mètres. Replié autour des histones, l'ADN est compacté d'un facteur 10 000 au sein du noyau. Une question intrigante concerne l'ampleur de la diversité du génome humain. En moyenne, deux individus diffèrent par 0,15 % de leurs génomes. Cette différence représente environ 4,5 millions de paires de bases : c'est à la fois peu et suffisant pour modifier certaines de nos caractéristiques biologiques. Beaucoup de ces variations (appelées « polymorphisme ») sont neutres, c'est-à-dire qu'elles n'ont aucun impact biologique. D'autres définissent des caractéristiques morphologiques comme la couleur des yeux, des cheveux, la pigmentation de la peau mais aussi les groupes tissulaires d'histocompatibilité HLA évoqués plus haut. On a montré que certains de ces caractères ont été sélectionnés au cours de l'évolution de l'homme pour s'adapter au froid, à l'altitude ou résister à tel ou tel microbe pathogène, comme la peste par exemple. Enfin, certains variants peuvent entraîner des conséquences pathologiques par insuffisance ou plus rarement par excès d'expression ou de fonction de gènes. On parle alors de mutations. L'ensemble de ces variations de séquence de l'ADN propres à un individu constituent une forme de « carte d'identité génétique ». Certaines d'entre elles sont par exemple utilisées dans le cadre de l'identification de l'ADN détecté sur une scène de crime. Leur étude à l'échelle de populations et, depuis peu, d'ADN ancien (de l'homme de Neandertal par exemple) apporte des informations de grand intérêt pour tracer l'histoire de l'humanité (origine des populations, migrations, phénomènes de sélection liés à des épidémies, etc.). La paléoanthropologie est ainsi devenue également génomique.

LES MALADIES GÉNÉTIQUES

Archibald Garrod le premier, en 1908, décrit une hérédité mendélienne de quatre maladies rares du métabolisme. Il s'aperçoit que la transmission intrafamiliale de la maladie suit les règles formulées par Mendel sur la base de son étude de la transmission des caractéristiques des petits pois. Tout se passe comme si un « facteur » de Mendel, donc un gène, déterminait la survenue de la maladie. Depuis lors, le caractère héréditaire obéissant aux mêmes règles de transmission a été décrit pour des milliers de maladies : environ huit mille ! Ces maladies sont provoquées par des mutations d'un gène, le plus souvent de la séquence codante, parfois des régions de l'ADN dites régulatrices de l'expression d'un gène donné. Il existe plusieurs types de mutations responsables de ces maladies héréditaires monogéniques : notamment des mutations « faux-sens » qui modifient la séquence de la protéine codée par ce gène et altèrent ainsi sa fonction, des mutations « non-sens » qui entraînent l'interruption de la séquence protidique du fait de la présence anormale d'un codon stop au sein de la séquence codante. Dans ces deux cas, la modification d'une seule base nucléotidique (A, T, C, G) suffit à changer l'« orthographe » au sein d'un triplet et constitue la mutation.

Par exemple, un changement de « **A**CA » en « **T**CA » modifie une protéine par substitution de l'acide aminé proline à la place d'une sérine. Le changement par mutation de « T**C**A en T**A**A » remplace une sérine par un codon stop, donc un arrêt de synthèse de la protéine à cet endroit. D'autres mutations (« fautes d'orthographe ») sont plus complexes : par exemple, la délétion d'un fragment de taille variable d'un gène ou bien l'insertion d'une séquence plus ou moins longue au sein d'un gène entraînant la production d'une protéine tronquée ou dont la séquence est aberrante. Enfin, certaines mutations concernent l'épissage de l'ARN messager. Elles induisent également la synthèse de protéines dont une fraction (codée par un ou plusieurs exons) manque.

Ces mutations sont le plus souvent constitutionnelles, c'est-à-dire qu'elles sont transmises à partir du génome d'un parent. Dans ce cas, toutes les cellules porteront cette mutation. Il peut aussi s'agir d'une mutation *de novo* apparue dans la lignée germinale – les gamètes ovocytes ou spermatozoïdes parentaux. Enfin, il peut s'agir d'une mutation qui survient précocement chez l'embryon, concerne la plupart des cellules de l'organisme, pas nécessairement la lignée germinale (cela dépend du stade de l'embryon auquel la mutation survient). Nous verrons plus loin que des mutations surviennent tout au long de la vie dans tel ou tel tissu et peuvent être associées à des maladies, notamment des cancers. On parle dans ces cas de mutations somatiques car elles n'affectent pas la lignée germinale (gamètes).

La transmission des maladies héréditaires monogéniques peut se faire selon trois modalités (figure 31). Lorsque le gène muté est situé sur un des chromosomes autres que les chromosomes X ou Y, on parle d'autosomes. Si la maladie génétique implique que les deux allèles (hérités donc des deux parents) soient mutés, on parle de transmission autosomique récessive. Dans ce cas, chaque parent non malade porte un allèle muté et un allèle non muté du gène associé à la maladie, on parle de caractère hétérozygote. Le risque pour un enfant d'être malade est d'un quart. La probabilité pour un enfant d'être sain est de trois quarts, hétérozygote pour l'allèle muté est d'un demi. On conçoit que, si les deux parents sont apparentés, c'est-à-dire partagent un ascendant, le risque d'observer une telle situation s'élève. Cette situation de consanguinité, fréquente dans certaines populations du fait de coutumes ancestrales, augmente d'autant le risque de survenue de maladies héréditaires à transmission autosomique récessive. D'autres maladies héréditaires sont la conséquence de la mutation d'un seul allèle (figure 31), on parle de transmission autosomique dominante. Comment se fait-il, dans cette situation, que l'allèle « sain » ne protège pas contre le risque de maladie ? Trois explications sont possibles. Premièrement, il se peut que disposer de 50 % de la quantité de protéine normale ne suffise pas à ce que la fonction biologique soit préservée. C'est le cas, par exemple, du syndrome de Di George, une anomalie du développement de plusieurs organes dont le cœur, les glandes parathyroïdes et le thymus, qui entraîne le risque d'un déficit immunitaire.

Deuxième possibilité : le produit de l'allèle muté peut inhiber la fonction de la protéine normale. Il s'agit souvent de situations où cette protéine forme des dimères qui, trois fois sur quatre, sont anormaux : on parle d'effet transdominant négatif. Un exemple en est le déficit immunitaire lié à la mutation perte de fonction hétérozygote d'un allèle du gène *STAT3* qui code pour une protéine impliquée dans la régulation de la transcription

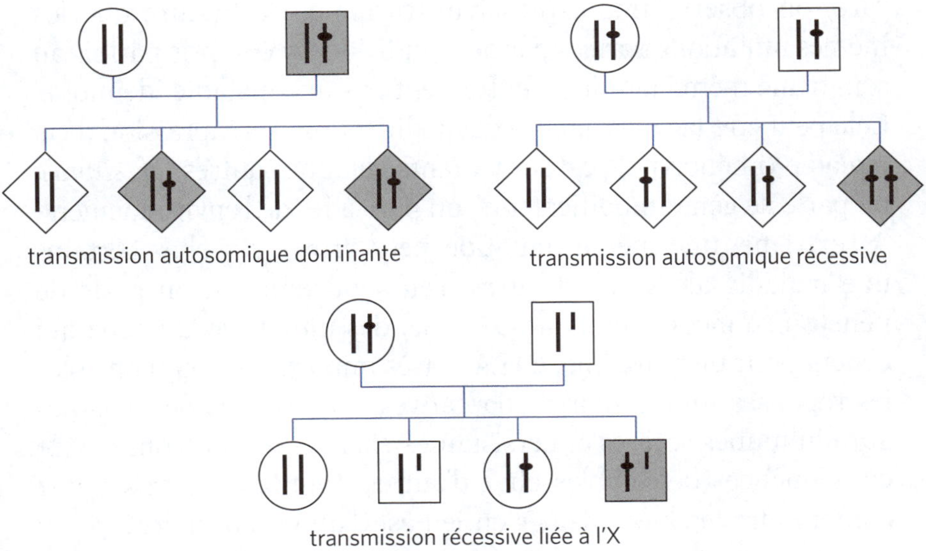

Figure 31. Transmission des maladies héréditaires.
Trois cas de figure, chaque | représente un chromosome, ı chromosome X. ◇ garçon ou fille, □ garçon, ○ fille, • mutation. Les personnes malades sont indiquées en gris.

d'autres gènes. Enfin, la mutation peut entraîner un gain de fonction de la protéine mutée, avec des conséquences pathologiques. À noter qu'un même gène peut être l'objet de mutation perte de fonction et gain de fonction avec des conséquences distinctes, donc deux maladies. C'est le cas de *STAT3* mentionné ci-dessus. La perte de fonction provoque un risque d'infections bactériennes et fongiques, le gain de fonction, une maladie auto-immune, nous y reviendrons.

Le troisième type de transmission concerne les maladies dont le gène est situé sur le chromosome X. Les mères qui ont deux X sont saines, les filles aussi, même si elles reçoivent un X porteur de la mutation, les garçons ont un risque sur deux d'être atteints (figure 31). C'est le cas du déficit immunitaire combiné sévère lié à l'X déjà évoqué. De façon stricte, l'hérédité mendélienne implique que le génotype, c'est-à-dire la présence de la ou des mutations responsables, induit la maladie dans tous les cas. De façon non rare, on observe une expressivité variable, c'est-à-dire que les mêmes mutations portées par deux individus, y compris parfois au sein d'une même famille, n'entraînent pas une maladie identique. Cela peut être la conséquence de modification de l'expression de la maladie (phénotype) par des variants géniques autres (*cf. supra*), on parle de gènes modificateurs, ou par l'effet de l'environnement. À l'extrême, une même mutation peut provoquer chez certains une maladie alors que d'autres n'en souffrent pas, on parle de pénétrance incomplète. Par exemple, des mutations du gène qui codent pour une protéine, CTLA-4, très importante pour contrôler les réponses immunitaires adaptatives, sont source de maladies auto-immunes sévères et persistantes chez les uns et n'ont pas de conséquences détectables chez d'autres. Inutile de préciser que comprendre les mécanismes en jeu est d'un grand intérêt.

À ce jour, des mutations de gènes responsables de maladies héréditaires monogéniques ont été identifiées pour plus de cinq mille d'entre elles. Parmi elles, environ 10 % concernent le système immunitaire, on parle de déficits immunitaires ou d'erreurs innées de l'immunité. Nous les évoquerons dans les chapitres suivants. Ces maladies génétiques sont rares. Par convention, la rareté est définie par une incidence inférieure à une occurrence sur deux mille naissances. En France, les maladies génétiques les moins rares sont la drépanocytose (anomalie de l'hémoglobine responsable d'une anémie) et la mucoviscidose, qui affecte en premier lieu la fonction respiratoire. Mais bien d'autres maladies rares affectent le système nerveux, les muscles, le cœur, les poumons, les reins, les glandes endocrines, la peau, etc., ou encore sont responsables d'un vieillissement prématuré ou d'un risque élevé de cancer. Du fait de leur rareté, elles posent des problèmes médicaux, du diagnostic à la prise en charge, qui sont souvent fort complexes. Globalement, on estime qu'entre 2 et 3 % de la population sont atteints d'une maladie héréditaire monogénique.

Les progrès technologiques dans le séquençage du génome combinés aux approches à l'échelle de la cellule unique permettent aujourd'hui d'analyser les modifications somatiques du génome tout au long de la vie. Il s'avère que nos cellules accumulent progressivement de telles mutations inhérentes aux erreurs de copie du génome lors de la division cellulaire et lors de la transcription des gènes ou sous l'effet de l'environnement : exposition à des substances mutagènes, au soleil (rayons ultraviolets), au tabac, etc. L'accumulation de ces mutations somatiques est globalement corrélée avec l'espérance de vie. Il semble qu'au-delà d'un certain nombre – en moyenne 150 par cellule – et du fait des conséquences qu'elles engendrent la vie devienne impossible. C'est très certainement un processus majeur et inéluctable du vieillissement. Ce nombre de 150 est atteint en trois ans par une souris, âge qui correspond à son espérance de vie, alors qu'il est atteint en quatre-vingt-dix ans chez l'homme. Les mutations somatiques sont causes de cancer parce qu'elles confèrent à ces cellules un avantage sélectif de croissance, de survie et d'échappement relatif aux réponses immunitaires. Leur identification joue un rôle majeur dans le choix des thérapeutiques anticancer aujourd'hui mieux adaptées à chaque cas. Il n'est pas exclu que des mutations somatiques soient impliquées dans la survenue de maladies auto-immunes, nous le verrons.

À côté des maladies génétiques déterminées par la mutation d'un seul gène (« monogéniques »), il est nécessaire de rappeler que de multiples variations génétiques représentent des facteurs de risque – souvent modestes, mais significatifs – de nombreuses maladies. Il ne s'agit pas à proprement parler de maladies génétiques mais de maladies pour lesquelles il existe un certain degré d'héritabilité. C'est le cas par exemple des maladies auto-immunes et inflammatoires, de la maladie d'Alzheimer, du diabète de type II. À l'échelle individuelle, quoi qu'en disent certaines sociétés privées qui proposent de déterminer ce type de facteur de risque par l'étude de votre génome, l'intérêt en termes de prédiction de survenue de maladie est modeste parce que chaque variation ne contribue que de façon minime au risque (par exemple risque de survenue d'une maladie inflammatoire de l'intestin augmenté 1,5 fois). Il est néanmoins envisageable de concevoir qu'une étude combinant de nombreuses variations génomiques finisse par aboutir à la détermination d'un risque génétique de maladies qui acquière une valeur d'intérêt (par exemple multiplié par 10 par rapport à la population générale). Ce genre d'analyse deviendrait pertinente lorsqu'elle permettrait d'actionner une action de prévention comme un régime alimentaire particulier, par exemple. Cependant, ce type d'étude qui se fait en recherchant l'association d'un phénotype (maladie) avec des variants génétiques a l'intérêt d'identifier des gènes dont les produits ont des caractéristiques qui contribuent au phénotype. Ainsi, ces travaux permettent d'approcher des mécanismes complexes responsables de maladies. À titre d'exemple, un déficit partiel de fonction d'un récepteur de l'immunité innée comme NOD2 (*cf. infra*) représente un facteur de risque d'une maladie inflammatoire de l'intestin : la maladie de Crohn. Ce résultat suggère qu'une détection suboptimale de la flore microbienne digestive pourrait favoriser un processus inflammatoire local. Ces analyses sont grandement facilitées par la mise à disposition de la communauté scientifique de bases de données combinant séquence du génome et caractéristiques phénotypiques. La UK Biobank qui rassemble de telles données sur cinq cent mille sujets britanniques en est un bel exemple.

LES TESTS GÉNÉTIQUES

Les progrès des études génomiques décrits ci-dessus ont abouti à la mise au point de tests diagnostiques fiables et relativement rapides des maladies génétiques ; du séquençage d'un gène donné devant une forte suspicion diagnostique, à l'étude de tous les gènes impliqués dans les pathologies génétiques connues du système immunitaire (ou des os, ou du rein, etc.), au séquençage de l'ensemble des séquences codantes (exome) ou du génome entier, les possibilités actuelles de diagnostic sont devenues très puissantes. C'est une étape essentielle de la prise en charge de ces maladies en permettant un diagnostic précis. C'est aussi une aide à la thérapeutique : choix de la stratégie en fonction du gène muté et du type de mutation. Par ailleurs, la connaissance du génome contribue à préciser les modalités thérapeutiques de cancer en fonction du type de mutations identifiées dans la tumeur. De plus en plus de thérapeutiques ciblent telle ou telle anomalie génétique d'un cancer. Le premier exemple en fut la mise au point d'un inhibiteur enzymatique qui bloque une enzyme anormalement active dans un type de leucémie appelée myéloïde chronique. Le polymorphisme de certains gènes affecte l'efficacité et la toxicité de certains médicaments comme des agents immunosuppresseurs ou anticoagulants. Les connaître contribue donc à personnaliser l'utilisation de ces médicaments. On parle de pharmacogénomique.

L'identification de la mutation d'un gène responsable d'une maladie génétique constitue une information précieuse pour dépister d'éventuelles personnes à risque dans la famille et pour proposer un conseil génétique aux couples parfois durement éprouvés par leur histoire personnelle. Il peut être proposé aux couples à risque qui le souhaitent un diagnostic prénatal à partir d'un prélèvement placentaire effectué vers dix à onze semaines de grossesse. À l'avenir, il est possible que l'analyse de l'ADN fœtal circulant chez la mère permette un tel diagnostic, comme c'est déjà le cas pour les anomalies chromosomiques. Pour les familles particulièrement touchées peut être envisagé un diagnostic pré-implantatoire avec sélection d'embryons sains. Cette technique nécessite cependant une fécondation *in vitro*. Pour les maladies héréditaires graves les plus fréquentes, il est possible d'apprécier, en l'absence d'antécédents familiaux, le risque de transmission en recherchant des mutations chez les parents, à une étape pré-conceptionnelle. Cette pratique est de mise dans quelques pays, mais malheureusement pas en France où son introduction a été refusée lors de la dernière révision des lois de bioéthique.

À partir de l'étude systématique de multiples variants génétiques dans un contexte pathologique donné (par exemple maladies cardio-vasculaires), il est possible de définir un score polygénique de risque. La tentation est grande de l'utiliser en médecine préventive et éventuellement prédictive. Il faut cependant considérer avec circonspection cette possibilité pour une série de raisons :

chaque variant exerce isolément un effet faible alors qu'il existe sans doute des milliers de variants susceptibles d'impacter ce risque. Le niveau de risque diffère en fonction de la population étudiée, alors que l'influence des facteurs environnementaux (pollution, microbes, etc.) et comportementaux (nutrition, activité physique, tabac, etc.) modifie considérablement ces facteurs de risque. La détermination génétique du risque de survenue d'une maladie complexe à risque multifactoriel, comme c'est le cas des maladies cardio-vasculaires ou du cancer, doit, en dehors de cas particuliers, faire l'objet d'une analyse critique. Tout autre est l'intérêt du dépistage néonatal de maladies génétiques graves à condition qu'une action thérapeutique préventive puisse être rapidement proposée. C'est le cas de la phénylcétonurie, première maladie qui fut l'objet d'un tel dépistage. Cette maladie métabolique responsable de lésions cérébrales précoces peut être complètement prévenue par un régime strict sans phénylalanine, un acide aminé toxique chez ces patients. Quelques dizaines de maladies sont aujourd'hui ainsi détectables. La France avance très, trop, prudemment dans ce domaine en n'autorisant à ce jour le dépistage que de sept maladies ou handicaps (comme la surdité). Par exemple, la maladie des « enfants-bulles », les déficits immunitaires combinés sévères, peut être ainsi détectée, conduisant à un traitement précoce avec les meilleures chances de guérison. Ce dépistage est en place aux États-Unis depuis plus de dix ans, ainsi que dans la plupart des pays européens, mais pas encore en France. Notre administration reste bien timide en matière de prévention !

LES THÉRAPEUTIQUES DES MALADIES GÉNÉTIQUES

L'identification des mutations causales de ces maladies constitue une étape clé vers la mise au point de traitements. À ce jour cependant, on ne dispose de traitement capable d'agir sur le mécanisme en cause que pour moins de 5 % des maladies génétiques. Parmi les freins, il faut mentionner en premier lieu la compréhension de la physiopathologie de la maladie, c'est-à-dire du mécanisme biologique qui relie mutation et anomalie observée. Néanmoins, de nombreuses avancées ouvrent des perspectives thérapeutiques de nature diverse. Citons par exemple le traitement médicamenteux de la mucoviscidose qui permet de stabiliser la protéine anormale dans cette pathologie, « CFTR », de telle manière qu'elle exerce sa fonction : le transport d'ions comme le chlore entre la cellule et le milieu extérieur. Un autre exemple concerne des maladies inflammatoires caractérisées par la production excessive d'une cytokine, l'interleukine 1 (IL-1). L'utilisation d'anticorps monoclonaux neutralisant l'IL-1 ou de protéines en inhibant l'action soulage considérablement ces patients qui voient leurs symptômes (fièvre, douleur, fatigue) s'estomper. Il s'agit de thérapeutiques dites ciblées car elles agissent spécifiquement sur le mécanisme ou les conséquences de la maladie. Plusieurs voies thérapeutiques sont possibles : des molécules chimiques (mucoviscidose) aux biothérapies (maladies auto-inflammatoires), aux protéines recombinantes remplaçant le produit manquant (déficit en immunoglobulines, hémophilies, certaines maladies de surcharge comme la maladie de Gaucher) ou plus récemment l'utilisation d'ARN. Dans ce dernier cas, l'ARN messager peut être délivré pour permettre la synthèse d'une protéine déficiente. À l'inverse, l'injection d'ARN complémentaires, d'ARN messagers anormaux ou impliqués dans une maladie en réduit l'expression et est bénéfique. C'est le cas par exemple d'une forme d'amylose liée au dépôt d'une substance pathologique dans les organes : la transthyrétine. Il s'agit là d'une piste prometteuse d'applications à un plus grand nombre de maladies génétiques. Il faut néanmoins remarquer que ces approches thérapeutiques, si prometteuses soient-elles, ne permettent pas de guérir le patient qui devra en principe recevoir ce traitement régulièrement tout au long de sa vie. À ce jour, les seules thérapeutiques potentiellement curatrices consistent, lorsque c'est possible, en une greffe d'organes (reins, foie, cœur, poumons) pour remplacer un organe défaillant du fait d'une maladie génétique, en une greffe de cellules souches hématopoïétiques (moelle osseuse) pour les maladies du sang. Ces approches sont efficaces mais non sans risque du fait du conflit immunologique entre donneur et receveur. La thérapie génique, c'est-à-dire la modification génétique des propres cellules du patient, est susceptible de pallier cet inconvénient. Nous en avons parlé plus haut.

Les travaux de recherche à Necker-Enfants malades sur les DIH

ERREURS INNÉES DE L'IMMUNITÉ

Il est temps, après avoir exposé dans les précédents chapitres les bases des connaissances du système immunitaire et de la génétique, de s'intéresser plus directement aux erreurs innées, c'est-à-dire héréditaires, du système immunitaire. À ce jour, plus de cinq cents d'entre elles ont été décrites en l'espace de quarante ans grâce au progrès de la génétique et de la biologie moléculaire décrits ci-dessus. Relier une anomalie génétique à un défaut des réponses immunitaires apporte par essence des informations sur des éléments critiques, indispensables au bon fonctionnement du système immunitaire. Sont ainsi progressivement caractérisées les « briques » élémentaires de l'immunité, charge ensuite de rassembler toutes les pièces dans le bon ordre ! Ces briques concernent tous les aspects des réponses immunitaires, de l'immunité innée à l'immunité adaptative, du développement des cellules phagocytaires aussi bien que lymphocytaires, mais aussi la façon dont ces cellules s'activent, répondent lors d'une stimulation infectieuse (antigénique), comment elles interagissent entre elles lors des phases effectrices des réponses immunitaires, ainsi que les mécanismes de régulation et de terminaison d'une réponse immunitaire, bref, toute l'immunologie. Ces très nombreuses maladies illustrent la diversité des mécanismes mis en jeu, fruit tout au long de l'évolution d'une sélection darwinienne impitoyable par les agents infectieux potentiellement mortels.

Fondés principalement sur l'exemple de nos travaux, les chapitres suivants vont illustrer la richesse de cette recherche dont il faut noter qu'elle suit un chemin relativement atypique. En effet, le point de départ en est l'observation et l'étude d'une maladie qui conduisent à se poser des questions de nature plus fondamentale sur le rôle physiologique de telle ou telle protéine au cours des réponses immunitaires. Bien sûr, ces recherches ont un objectif médical : mieux connaître une déficience immunitaire en facilite le diagnostic et est susceptible de conduire au développement de nouvelles thérapeutiques. Nous y reviendrons de façon détaillée. En tous les cas, cette démarche n'est pas spécifique de l'étude des erreurs innées de l'immunité, elle s'applique à bien d'autres domaines de la biologie en fonction de la nature de la maladie génétique concernée. Ce point illustre, s'il en était besoin, l'intrication des recherches fondamentale et appliquée. Nous allons évoquer successivement dans les développements suivants cinq domaines de recherche conduite sur les erreurs innées de l'immunité :

- Les mécanismes de diversification de la reconnaissance de l'antigène par les lymphocytes T et B.
- Les mécanismes d'activation des lymphocytes T.
- Les mécanismes par lesquels les lymphocytes tuent.
- Les mécanismes de défense contre le virus d'Epstein-Barr, responsable de la mononucléose infectieuse.
- Les mécanismes par lesquels le système immunitaire se contrôle pour éviter la survenue de maladies auto-immunes.

LES LYMPHOCYTES T ET B DOIVENT SAVOIR SE DIVERSIFIER

Un bricolage génétique « astucieux » partagé entre lymphocytes T et lymphocytes B confère à ces cellules la capacité de reconnaître une myriade d'antigènes, et ainsi, après activation, de s'engager dans une réponse immunitaire adaptative (voir figure 15). Susumu Tonegawa en décrivit le mécanisme. Les composants moléculaires à l'œuvre furent découverts ensuite par Frederick Alt et David Schatz... avant que l'étude des déficiences immunitaires y contribue aussi. Schatz identifia deux molécules qu'il dénomma RAG-1 et RAG-2, dont l'expression par les précurseurs des lymphocytes T et B initie ce processus de bricolage appelé recombinaison génétique des gènes codant pour les récepteurs pour l'antigène des lymphocytes T et B. Ces molécules se fixent sur des régions très précises de l'ADN situées immédiatement de part et d'autre des briques d'éléments génétiques codant les parties dites variables des récepteurs (éléments V, D et J de la figure 32).

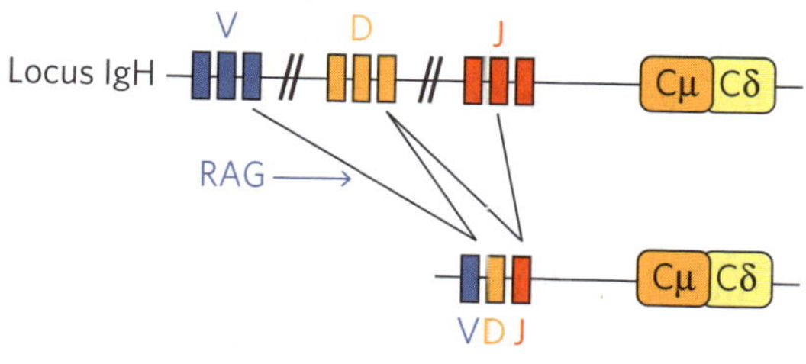

Figure 32. La recombinaison V(D)J.
Le gène de la chaîne lourde des immunoglobulines au locus IgH est composé d'éléments distincts V, D, J, suivis de la partie constante (*Cμ*, *Cδ*...). Les protéines RAG clivent l'ADN à proximité d'un élément D et d'un élément J, et ensuite de l'élément V et de l'élément J. Les séquences d'ADN intermédiaires sont excisées, et les segments D-J et V-D, reliés constituant le gène définitif de la chaîne lourde de l'immunoglobuline. Ces réarrangements s'effectuent de façon aléatoire, parmi un grand nombre de combinaisons possibles.

Elles vont ensuite recruter à ces sites une machinerie moléculaire opératrice de la recombinaison génétique. C'est ici qu'intervient l'étude des déficiences immunitaires. Les pathologies en question sont dénommées « déficits immunitaires combinés sévères » (DICS en français, SCID en anglais). Les DICS sont caractérisés par un défaut complet de développement des lymphocytes T lié à une anomalie génétique intrinsèque à leurs précurseurs cellulaires (figure 33). De façon variable en fonction des types de DICS peuvent s'ajouter au déficit des lymphocytes T des déficits d'autres lymphocytes : B et/ou NK (*natural killer* ou tueur naturel). Ces pathologies sont rares, environ un cas pour cinquante mille naissances, mais très graves puisqu'elles provoquent immanquablement le décès des enfants atteints par infections multiples au cours de la première année de vie. Ce sont les « enfants-bulles » dont nous avons parlé.

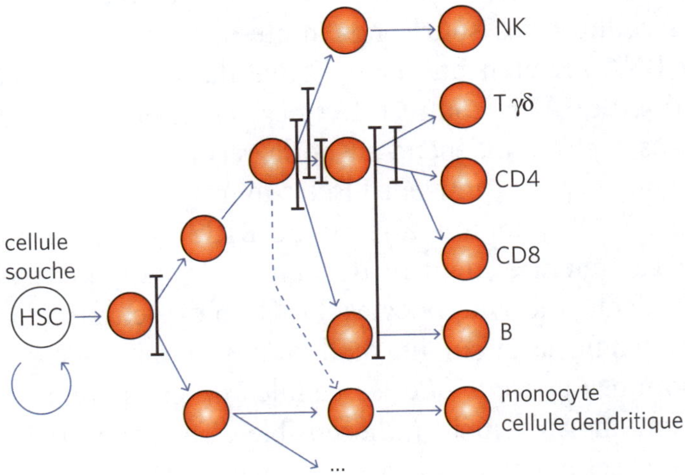

Figure 33. Les déficits immunitaires combinés sévères (DICS).
Une vue schématique de la différenciation des différentes cellules du système immunitaire permet d'indiquer l'étape à laquelle l'anomalie génétique provoque un arrêt de différenciation lymphocytaire dans les différentes formes de DICS (I).

Le hasard des recherches a fait découvrir à une équipe américaine une souris déficiente en lymphocytes T et B, caractéristique qui se transmettait aux générations suivantes sous un mode autosomique récessif. Par analogie avec la situation humaine, ces souris porteuses d'une mutation ont reçu la dénomination de souris « SCID ». L'identification du gène dont la mutation était responsable de ce phénotype vint du laboratoire de Frederick Alt et de celui de Penny Jeggo en Grande-Bretagne. Il s'agit d'un gène codant une enzyme (la DNA-dépendante protéine kinase, DNA-PK) capable d'ajouter des radicaux phosphates à d'autres protéines une fois fixée sur l'ADN. En son absence, il n'y a dans l'organisme ni lymphocytes T ni lymphocytes B du fait d'une incapacité des cellules précurseurs de recombiner l'ADN des gènes des récepteurs T et B pour l'antigène. Ainsi, une première pièce de ce processus était identifiée. Mais cette souris présentait une autre anomalie, apparemment sans rapport : ses cellules (quel qu'en soit le type), lorsque soumises au laboratoire à des radiations ionisantes, mouraient à des doses bien plus faibles que les cellules des souris non mutées. Ce résultat suggérait que la DNA-PK était aussi impliquée dans un mécanisme de protection de l'ADN contre l'effet des radiations ionisantes, un processus *a priori* indépendant de la recombinaison des gènes des récepteurs pour l'antigène ! Entre-temps, nous avions observé que certains des enfants atteints de DICS que nous prenions en charge étaient également dépourvus de lymphocytes B (en plus du défaut de lymphocytes T). De plus, leurs maladies se transmettaient aussi sur un mode autosomique récessif. Nous nous sommes aperçus que les cellules de ces patients étaient également anormalement radiosensibles. Tout convergeait pour penser que ces enfants souffraient du même défaut génétique que les souris « SCID ». Mais, lorsque Jean Pierre de Villartay, qui s'intéressait au laboratoire à cette maladie, a séquencé le gène DNA-PK de ces patients, aucune mutation n'était décelable. Il fallait se rendre à l'évidence, des anomalies de gène différentes induisaient les mêmes conséquences phénotypiques, ce qui laissait présager que leurs produits étaient impliqués dans une même voie fonctionnelle. Alors, Jean-Pierre de Villartay et son étudiante Despina Moshous se sont engagés dans la chasse à ce(s) gène(s). Cela se passait dans la fin des années 1990, les connaissances du génome humain avançaient rapidement ; ils ont pu ainsi localiser précisément sur quel chromosome était placé un de ces gènes, puis identifier des mutations de différents types (erreurs ponctuelles, délétions) dans une séquence codante située dans cette région. Ce travail de fourmi les conduisit à établir la séquence complète de ce gène, puis à étudier dans quels types de cellules le produit (la protéine) était présent : toutes les cellules. Ils montrèrent enfin que l'introduction au laboratoire d'une copie normale de ce gène dans les cellules de ces patients corrigeait l'excès de radiosensibilité, ainsi que la capacité de recombinaison d'un substrat artificiel analogue (en plus simple) aux gènes codant pour les récepteurs pour l'antigène des lymphocytes. Toutes les preuves furent réunies qui démontraient que cette forme de DICS était bien la conséquence de mutations de ce gène et que le produit de celui-ci était impliqué dans le processus de recombinaison génétique des gènes des récepteurs pour l'antigène ainsi que dans la protection cellulaire contre les radiations ionisantes. Despina Moshous, d'origine grecque, proposa de dénommer ce gène « *ARTEMIS* », non pas en référence aux attributions de cette déesse concernant la chasse, mais parce qu'elle était, pour les Grecs anciens, la déesse protectrice des jeunes enfants. Mais quelle était la fonction précise de la protéine ARTEMIS ?

L'analyse de la séquence du gène *ARTEMIS* a montré que l'on pouvait reconnaître trois parties. Une d'entre elles était analogue à celle trouvée dans des gènes bactériens de résistance à la pénicilline ! Plus précisément, cette dernière comporte une activité enzymatique capable de cliver un domaine essentiel des antibiotiques de la famille de la pénicilline : le domaine bêta-lactame. L'activité est dénommée bêta-lactamase. Cette analogie suggérait bien sûr le fait qu'ARTEMIS exerce une activité enzymatique. Une deuxième partie (domaine) ressemble à la séquence de gènes dont les produits exercent cette fonction enzymatique de type bêta-lactamase mais en ciblant les acides nucléiques. Il fut ensuite montré qu'ARTEMIS était capable de cliver l'ADN, c'était une endonucléase. Pour exercer cette fonction, ARTEMIS doit s'associer à DNA-PK (la protéine déficiente chez la souris SCID et de très rares patients atteints de DICS) et être phosphorylée par DNA-PK. Mais comment lier cette fonction à la recombinaison des gènes codant pour les récepteurs des lymphocytes T et B à l'antigène ? Comme schématisé dans la figure 34, la première étape de ce processus implique l'action des protéines RAG-1 et RAG-2, qui clivent l'ADN en un point précis situé à proximité des éléments codants, des gènes codant les récepteurs pour l'antigène (V, D et J). Les extrémités codantes se referment en formant une épingle à cheveux par liaison entre les deux brins d'ADN. Ensuite, associée à DNA-PK (et d'autres protéines), ARTEMIS clive ces épingles à cheveux. Enfin, au cours d'une troisième étape, les deux extrémités d'ADN codant, par exemple un élément D et un élément J, sont reliées par un autre complexe moléculaire qui de fait répare la cassure d'ADN située entre eux. La répétition de ce processus pour joindre un élément D à un élément J, puis un élément V à l'élément désormais assemblé D-J permet de constituer le gène définitif codant pour une chaîne lourde d'immunoglobulines (lymphocyte B) ou pour les gènes codant les chaînes alpha et bêta des récepteurs de l'antigène des lymphocytes T. À partir d'un grand nombre d'éléments V, D et J, la combinaison entre eux au hasard d'un seul de chacun de ces éléments permet de générer une grande diversité de récepteurs, chacun présent dans un clone lymphocytaire distinct (*cf.* figure 15). L'étude d'autres formes de DICS participa de l'identification du complexe de religation (soudure) de l'ADN, notamment de la protéine Cernunnos, désignée ainsi en référence à une divinité celte (!) par les chercheurs du laboratoire, Jean-Pierre de Villartay et Patrick Revy, qui l'ont découverte (figure 34).

Ces travaux ont permis aussi de comprendre que la réparation de l'ADN, secondairement aux cassures survenant du fait de l'effet des radiations ionisantes, cette fois-ci de façon accidentelle et non programmée, utilise le même processus moléculaire appelé réparation par jonction non homologue des brins d'ADN.

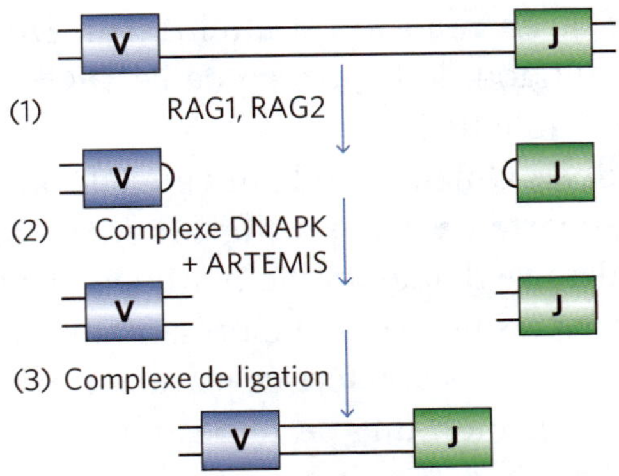

Figure 34. Machinerie de la recombinaison V(D)J, rôle d'ARTEMIS.
Les protéines RAG clivent l'ADN en un endroit précis à proximité des éléments V et J (ou D non représentés) : (1) Les extrémités d'ADN sont fermées en une forme d'épingle à cheveux. ARTEMIS après activation par le complexe DNA-PK clive ces extrémités ; (2) Ces extrémités sont ensuite modifiées puis reliées par le complexe de ligation (3).

Dans un cas, les cassures sont provoquées au hasard dans le génome du fait des radiations ionisantes, dans l'autre, elles sont induites, en des sites très précis de l'ADN, par le complexe des molécules RAG-1 et RAG-2.

Les pathologies (DICS) dont l'étude a contribué à la découverte de certains aspects de ce mécanisme central qui détermine la diversité de reconnaissance des antigènes par les lymphocytes T et B sont extrêmement rares (moins d'un cas pour cent mille naissances). Néanmoins, il peut ne pas en être ainsi dans certaines populations humaines particulières et au sein desquelles les unions consanguines sont fréquentes. C'est le cas d'un groupe d'Indiens d'Amérique du Nord, vivant notamment dans le sud-ouest des États-Unis et qui se définit notamment par le partage d'une même langue : l'athabascan parlé par les Navajos et les Apaches, groupe au sein duquel une mutation d'*ARTEMIS* s'est répandue à partir d'un ancêtre commun, avec pour conséquence le fait qu'environ un enfant sur deux mille (cent fois plus qu'en France) est atteint d'un DICS de ce type. Pour cette population, le dépistage de ce DICS est devenu un enjeu de santé publique !

En 1965, Gilbert Omenn, étudiant en médecine à l'Université de Harvard, rapporte dans le prestigieux *New England Journal of Medicine* l'histoire d'une famille marquée par le décès, dans les premiers mois de vie, d'enfants présentant une maladie très particulière. Celle-ci est caractérisée par une rougeur diffuse sur la peau (érythrodermie), une perte des cheveux associée dans le sang à une lymphocytose (un excès de lymphocytes) et une éosinophilie (un excès d'éosinophiles). Cette maladie apparaît héréditaire avec une transmission autosomique récessive. Bien des années plus tard, Frédéric Rieux-Laucat et Jean-Pierre de Villartay montrent que les lymphocytes en excès dans cette maladie sont tous des lymphocytes T et, surtout, qu'ils ne présentent pas la diversité du récepteur pour l'antigène caractéristique de cette population comme discuté plus haut. En fait, tout se passe comme si un tout petit nombre de clones de lymphocytes T, au maximum quelques milliers au lieu de centaines de millions, était présent, mais que ces clones cellulaires avaient abondamment proliféré. Cette situation était paradoxale : d'un déficit de diversification des lymphocytes T résultait *in fine* en un excès de lymphocytes T de plus activés et « agressifs » (infiltrant la peau et d'autres tissus). La question était, bien sûr, de trouver quel en est le mécanisme causal. La génétique, à nouveau, apporta la solution. Jean-Pierre de Villartay montra que ces patients (plusieurs d'entre eux avaient été pris en charge à l'unité d'immunologie pédiatrique de l'hôpital Necker-Enfants malades à Paris) portaient des mutations des gènes *RAG-1* (ou plus rarement *RAG-2*). Nous avons vu plus haut que les protéines RAG-1 et RAG-2, codées par ces gènes, sont responsables de l'initiation du processus de recombinaison des gènes des récepteurs pour l'antigène (figure 32). Les mutations portées par ces enfants avaient pour conséquence de réduire considérablement, mais sans l'abolir complètement, l'expression et la fonction des protéines RAG-1 et RAG-2. On parle dans ces cas de mutations hypomorphes. L'activité résiduelle permet le succès de quelques événements de recombinaison et ainsi la génération d'un petit nombre de clones de lymphocytes (figure 35). On parle d'« hétérogénéité restreinte » de cette population ou encore d'« oligoclonalité », en opposition à une « polyclonalité » physiologique.

Ces lymphocytes T s'expandent ensuite massivement du fait de défauts de contrôle de leur homéostasie, notamment au niveau du thymus. La (petite) histoire retiendra que Jean-Pierre de Villartay ne publia jamais ces résultats, dépité du fait qu'une équipe italienne qui avait obtenu les mêmes résultats à peu près simultanément ne respecta pas l'accord conclu de soumettre ensemble, pour publication, les manuscrits les décrivant ! Reste que l'étude de cette pathologie communément dénommée syndrome d'Omenn (du nom de celui qui entre-temps était devenu une star de la santé publique toujours à Harvard) contribua à appréhender l'extraordinaire capacité propre aux lymphocytes T à se diviser un très grand nombre de fois.

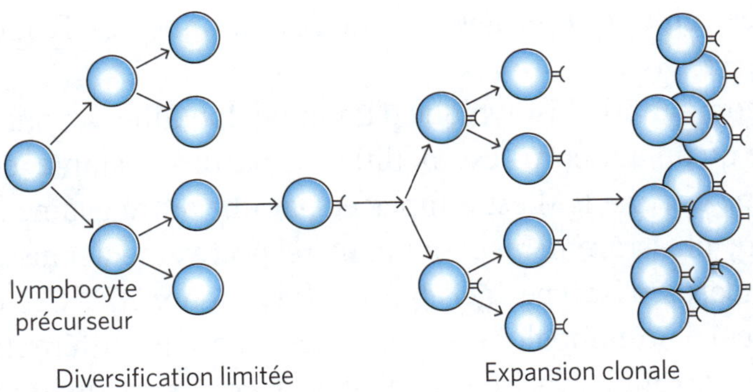

Figure 35. Différenciation oligoclonale des lymphocytes T au cours du syndrome d'Omenn.
La capacité limitée de recombinaison VDJ du fait de mutations hypomorphes de RAG1 a pour conséquence une expansion considérable d'un petit nombre de clones lymphocytaires T.

Nous l'avons vu, les lymphocytes B suivent un programme de diversification de leurs récepteurs pour l'antigène qui est identique à celui des lymphocytes T, d'où l'absence conjointe des deux populations en cas de DICS, comme discuté plus haut. Ces événements de diversification sont programmés relativement tôt au cours de la différenciation lymphocytaire, bien avant que ces lymphocytes soient amenés à reconnaître des antigènes. Cependant, les lymphocytes B suivent une seconde étape de diversification de la réponse anticorps au cours de la stimulation antigénique. Cette étape comporte deux parties : la commutation isotypique de la chaîne lourde d'immunoglobulines (*cf. infra*) et la survenue de mutations de la région des gènes codant pour l'anticorps (chaînes lourde et légère) : la partie variable qui se fixe à l'antigène. Ces événements de recombinaison génétique ciblant donc les gènes des immunoglobulines surviennent au sein des organes lymphoïdes secondaires dans la région anatomiquement définie des centres germinatifs. Au sein de ces derniers, les lymphocytes B activés par la reconnaissance d'un antigène sont au contact de lymphocytes T et de cellules présentatrices d'antigènes. Il en résulte la prolifération des lymphocytes B et leur différenciation en cellules productrices d'anticorps : les plasmocytes, ainsi que la génération de lymphocytes B mémoire (figure 36).

La commutation isotypique d'immunoglobulines a pour conséquence qu'un anticorps est modifié : sa partie constante, en règle la chaîne μ d'une IgM est remplacée par une autre chaîne lourde, γ, α, ou, plus rarement ε, donnant respectivement naissance à un anticorps d'isotype IgG, IgA ou IgE (figure 37). Ces classes (isotypes) d'immunoglobulines ont des fonctions différentes. Par exemple, les IgG favorisent la phagocytose des agents infectieux par les polynucléaires neutrophiles et les macrophages. Ce processus de diversification de la réponse anticorps qui dépend de son environnement (les IgA sont essentiellement produites dans les organes lymphoïdes secondaires associés aux muqueuses digestive et respiratoire) concerne donc la fonction des anticorps

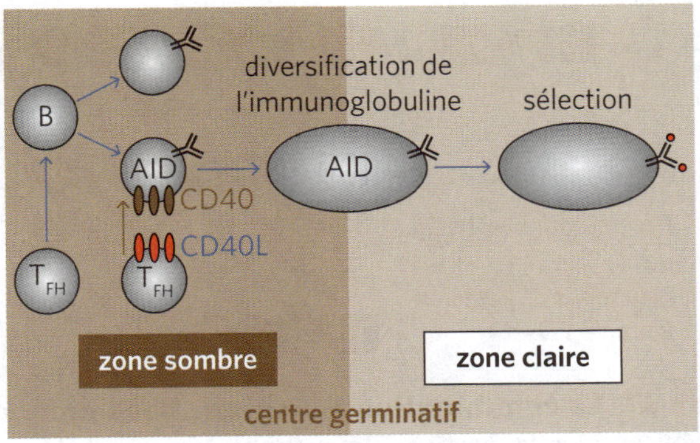

Figure 36. Le centre germinatif.
Au sein du centre germinatif des organes lymphoïdes secondaires, lors de la reconnaissance d'antigènes, l'interaction T_{FH} (*follicular helper*) avec le lymphocyte B induit : 1° la division cellulaire ; puis 2° l'expression de AID sous l'effet de l'interaction CD40L-CD40. AID diversifie l'immunoglobuline, les clones les plus affins pour l'antigène sont sélectionnés dans la zone dite « claire » du centre germinatif.

et non leur capacité de reconnaissance de l'antigène. À l'inverse, la génération de mutations ciblant la partie variable de l'immunoglobuline peut modifier l'affinité de l'anticorps pour l'antigène (figure 37). Si l'affinité est réduite, les cellules correspondantes seront éliminées. En revanche, les lymphocytes B, dont l'affinité pour l'antigène s'en trouve accrue, sont sélectionnés, c'est-à-dire qu'ils vont se diviser abondamment, se différencier en plasmocytes producteurs d'anticorps à haute affinité pour l'antigène et en lymphocytes B mémoire.

Ce processus favorise donc à double titre une réponse anticorps mieux adaptée et plus efficace. Si la description de cette adaptation, de la réponse anticorps au cours d'une réponse immunitaire était connue depuis les années 1970, le(s) mécanisme(s) moléculaire(s) sous-jacent(s) ne l'étai(en)t pas. Il avait été postulé, en analogie avec le rôle des protéines RAG-1 et RAG-2 dans la recombinaison (V-D-J), qu'une ou plusieurs molécules devaient initier ces deux processus de recombinaison.

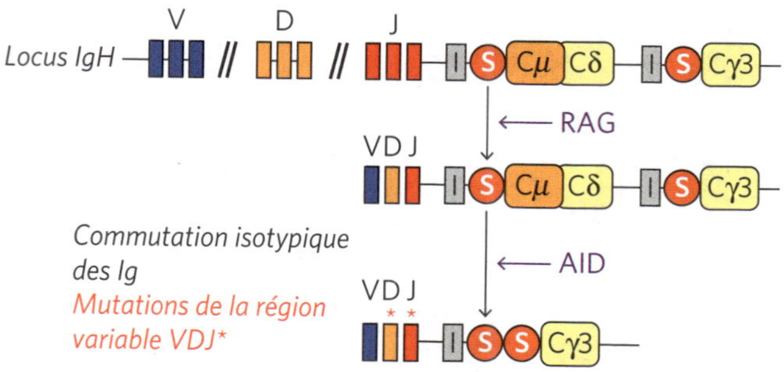

Figure 37. La commutation isotypique des immunoglobulines et la génération de mutations par AID.
Sur ce schéma, la recombinaison se fait à titre d'exemple entre μ et γ3.
Les séquences I et S sont impliquées dans l'induction de la recombinaison génétique avec appariement de séquences S.
* indique la survenue de mutation.

Tasuku Honjo, un célèbre immunologiste japonais, connu par ailleurs pour ces travaux sur la molécule PD-1, une des deux molécules cibles de l'immunothérapie des cancers, s'intéressait dans les années 1980-1990 à comprendre ces mécanismes de recombinaison génétique propres aux lymphocytes B. Pour ce faire, il a cherché à caractériser les ARN messagers présents dans les lymphocytes B des centres germinatifs et absents de lymphocytes B au repos, en se fondant sur l'hypothèse d'une expression sélective de molécules nécessaires aux événements de recombinaison génétique.

C'est à ce stade que les déficiences génétiques humaines entrent en scène. Dès les années 1960, Robert Good, un médecin américain qui exerça un rôle pionnier dans la description des déficiences immunitaires héréditaires, rapporta le cas de patients souffrant d'infections répétées et dont le sérum était dépourvu d'IgG et d'IgA, alors que la concentration sérique d'IgM était augmentée. Il appela cette pathologie « syndrome d'hyper-IgM ». Ce syndrome est héréditaire de transmission soit récessive liée à l'X, soit autosomique récessive. Dans le premier cas, les efforts de James Di Santo et de Geneviève de Saint-Basile dans notre laboratoire, ainsi que ceux de quatre autres laboratoires de par le monde (!), permirent d'identifier simultanément en 1993 des mutations chez ces patients garçons d'un gène codant pour une molécule dénommée « CD40 ligand ». La protéine correspondante, CD40L, est présente à la surface de lymphocytes T CD4 une fois qu'ils ont été activés par un antigène. Cette molécule se lie à une autre protéine membranaire, CD40, présente, entre autres, à la surface des lymphocytes B. Il fut alors facile de démontrer que cette interaction moléculaire était indispensable à la commutation isotypique des immunoglobulines. Elle était aussi requise pour la génération des mutations des parties variables d'immunoglobulines dans la mesure où les IgM des patients déficitaires en ligand de CD40 ne portent que peu de telles mutations. Ainsi, une étape était franchie : elle concernait l'initiation du processus de recombinaison qui nécessite, au préalable, au sein des centres germinatifs, une interaction entre lymphocytes T CD4 *helper*, exprimant CD40L, et lymphocytes B (figure 35). Mais que se passe-t-il en aval au sein des lymphocytes B ? Depuis longtemps, Anne Durandy et Patrick Revy au laboratoire cherchaient à identifier la cause du syndrome d'hyper-IgM sans anomalie de CD40L ni de CD40. Ils montrèrent tout d'abord que les lymphocytes B de ces patients pouvaient s'activer *in vitro via* CD40, donc que cette voie était fonctionnelle, même si elle n'aboutissait pas à la production d'immunoglobulines autres que les IgM. Ils entreprirent une approche génétique « classique » de cartographie du locus de la maladie en s'appuyant sur les études familiales, qui aboutit à en déterminer la place sur le chromosome 12 en 1998. Peu après, lors d'un meeting franco-japonais rassemblant une vingtaine de scientifiques à Kobe, j'entends T. Honjo exposer l'avancée de ces travaux sur les « gènes candidats » exprimés au sein des centres germinatifs et qui pourraient être impliqués dans la commutation isotypique des immunoglobulines. Son équipe a mené son travail chez la souris. Je lui demande si elle a regardé ce qu'il en était chez l'homme. Existe-t-il des gènes équivalents ? Réponse : oui ! Je l'interroge alors pour savoir si un de ces gènes est localisé sur le chromosome 12, là ou Anne Durandy et Patrick Revy avaient trouvé le locus du « syndrome d'hyper-IgM ». Réponse positive à nouveau, génératrice d'une grande excitation. La collaboration s'est avérée très rapidement fructueuse : le gène en question était bien muté chez ces patients !

T. Honjo vint à Paris. Nous discutâmes des résultats. À sa grande surprise, nous lui montrâmes que les patients souffraient non seulement d'un défaut de commutation isotypique des immunoglobulines, mais aussi d'un défaut de génération de mutations des parties variables d'immunoglobulines. Ainsi, le produit de ce gène, selon toute vraisemblance, commandait les deux fonctions de recombinaison génétique des gènes d'immunoglobulines, malgré leur nature distincte. L'équipe de T. Honjo confirma ensuite ces résultats dans un modèle de souris dont le gène lié au syndrome d'hyper-IgM avait été inactivé (souris dite « KO » pour le gène en question) et dont le phénotype reproduisait la maladie humaine. En mai 2000, ces résultats furent publiés dans la revue *Cell*. Le gène responsable code pour une protéine dénommée « *activation-induced-cytidine deaminase* » (AID). AID ressemble à des enzymes connues pour modifier l'ARN en transformant une base nucléotidique en une autre. La question se posa de savoir si AID ciblait l'ARN ou l'ADN. Il fut montré par plusieurs groupes qu'AID modifie l'ADN en transformant le nucléotide désoxycytidine en uracile (une base qui n'est pas tolérée dans l'ADN) (figure 38). Se posait bien sûr la question de la spécificité d'action de AID. AID, pour la commutation isotypique des immunoglobulines, cible des séquences particulières dites S (pour *switch*, commutation en anglais) situées juste avant les régions codantes des chaînes lourdes d'immunoglobulines. L'uracile, produit de la réaction, est excisé par une enzyme : l'uracil N-glycosylase (UNG). Anne Durandy découvrit peu après que certains patients atteints de syndrome d'hyper-IgM portaient des mutations délétères du gène *UNG*. Tout se tenait ! Une autre enzyme intervient ensuite dont la conséquence est l'induction d'une cassure du brin d'ADN en cette position, suivie de celle du second brin. Les mécanismes de réparation des cassures d'ADN déjà évoquées réparent la lésion en excisant un fragment du gène codant pour les chaînes lourdes d'immunoglobulines de telle manière qu'au lieu d'utiliser la partie constante μ c'est par exemple la partie constante d'une IgG (γ) qui sera utilisée dans le gène « définitif » (figure 38). La génération des mutations dans les parties variables repose sur un mécanisme proche. La réparation des cassures se fait par des enzymes qui placent un nucléotide dans la lésion mais en commettant une « erreur de copie », donc en générant une mutation. Ce processus peut se répéter, modifiant de façon significative l'affinité pour l'antigène.

Ce travail illustre comment l'étude d'une maladie rare peut contribuer au progrès des connaissances fondamentales. Il fut aussi important sur le plan médical. En effet, les patients porteurs d'un déficit en AID ont de ce fait un défaut de production d'anticorps IgG et IgA qui, comme les autres déficits de production d'anticorps (agammaglobulinémie…), est très bien compensé par l'injection régulière d'IgG issu du plasma de donneurs de sang. À l'inverse, les patients déficitaires en CD40L non seulement ont un déficit de production d'anticorps, mais aussi une susceptibilité à des infections par des champignons et des parasites du fait du rôle de l'interaction entre CD40L exprimé par les

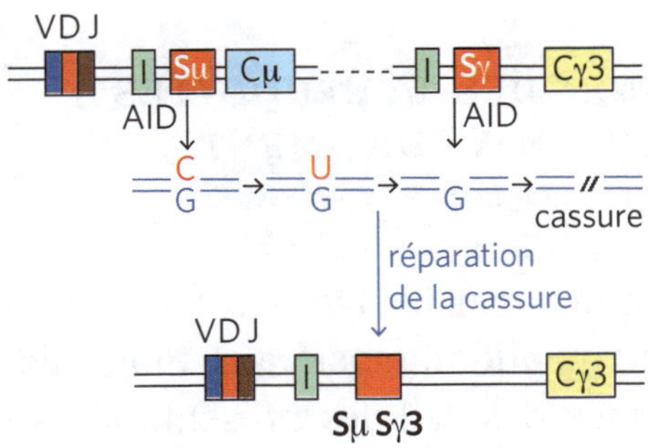

Figure 38. Mécanisme d'action d'AID.
AID induit une modification de nucléotide : la cytidine (C) devient uracile (U) par désamination. Il en résulte un mésappariement (U-G) qui conduit à une cassure de l'ADN au niveau des séquences S. les cassures sont réparées par la machinerie de la recombinaison non homologue. Il en résulte le gène IgH où la chaîne constante μ est dans cet exemple remplacée par γ3.

lymphocytes T et les macrophages, voire d'autres cellules. Dans ce cas, la pathologie est beaucoup plus sévère et nécessite un traitement par allogreffe de moelle osseuse. La dissection génétique du syndrome d'hyper-IgM permet donc pour chaque patient de définir le traitement approprié.

Induire de façon programmée des cassures de l'ADN dans les lymphocytes par les molécules RAG-1, – 2 et AID, indispensables, nous venons de le voir, aux réponses immunitaires adaptatives, n'est pas sans risque. Des événements de recombinaison erronée du génome, induits par ces molécules, sont la cause de cancers en provoquant l'activation aberrante de gènes. Ceux-ci sont appelés oncogènes parce que leur expression dérégulée est provoquée par un positionnement anormal dans le génome. Des leucémies aiguës lymphoblastiques sont provoquées par un événement de recombinaison « illégitime » par les protéines RAG-1 et RAG-2 dans les précurseurs lymphocytaires. AID peut de même induire de tels événements pathologiques dans les lymphocytes B des centres germinatifs, source de lymphomes. C'est en quelque sorte le prix à payer du gain évolutif considérable apporté par l'acquisition de ces gènes il y a environ 500 millions d'années !

DE L'ACTIVATION DES LYMPHOCYTES T À LA GENÈSE D'UN MÉDICAMENT IMMUNOSUPPRESSEUR

La reconnaissance par les lymphocytes T d'un antigène sous forme d'un court peptide associé aux molécules d'histocompatibilité à la surface des cellules présentatrices d'antigènes (les cellules dendritiques) induit une série de signaux qui vont modifier considérablement le métabolisme de ces cellules. Cette activation implique bien sûr le récepteur spécifique des antigènes, mais aussi d'autres molécules de surface des lymphocytes T qui agissent comme corécepteurs en se liant à des ligands présents à la surface des cellules dendritiques ou à des cytokines produites par ces dernières (figure 39). Ces signaux aboutissent à

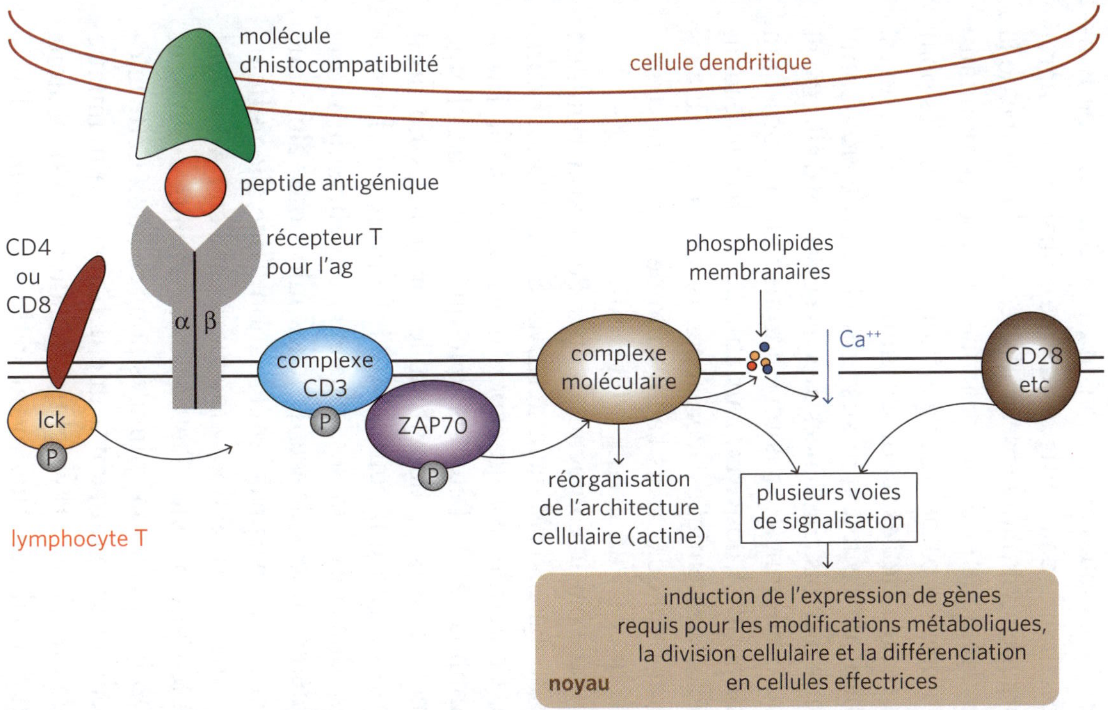

Figure 39. Activation des lymphocytes T. Rôle du récepteur T pour l'antigène et de corécepteur CD4/CD8 et CD28.
La reconnaissance du peptide antigène associé à une molécule d'histocompatibilité induit l'activation d'enzymes lck et ZAP70 qui phosphorylent de nombreux substrats. Par une cascade d'événements, il en résulte une série de modifications cellulaires indiquées sur la figure.

l'expression de nombreuses molécules dont l'objet est de modifier le métabolisme énergétique du lymphocyte T, lui permettant d'augmenter de volume (aspect de lymphoblaste), de se diviser rapidement et de se différencier en cellules effectrices. La résultante après quelques jours est la constitution d'un pool de lymphocytes T spécifiques d'un antigène donné, capables de migrer à partir des organes lymphoïdes secondaires vers la source de la stimulation antigénique et d'effectuer une réponse immunitaire *ad hoc*. De nombreuses pathologies génétiques sont connues pour perturber cette étape clé des réponses immunitaires adaptatives. Elles provoquent de ce fait une susceptibilité à de nombreux agents infectieux, parfois combinées avec la survenue d'allergie et de maladies auto-immunes, nous reviendrons dans un prochain chapitre sur ce point. À nouveau, leur étude a contribué à identifier des molécules essentielles : corécepteurs, enzymes, facteurs de transcription impliqués dans l'activation des lymphocytes T. Je voudrais évoquer ici un exemple illustratif.

Tout commence par le contact établi par Peter Arkwright, un pédiatre immunologiste de Manchester, avec Sylvain Latour dans le laboratoire. Ce dernier est un expert dans l'analyse de l'activation des lymphocytes T. Peter indique qu'il prend en charge plusieurs jeunes enfants de deux familles originaires du nord de la Grande-Bretagne qui souffrent d'infections notamment virales sévères. Dans ces familles, plusieurs enfants sont morts dans les premières années de vie de telles infections, alors que d'autres ont pu être sauvés par la réalisation d'une allogreffe de moelle osseuse. Les investigations effectuées par Peter Arkwright indiquent que les lymphocytes T et B de ces enfants se divisent très peu *in vitro* lorsqu'ils sont stimulés pour ce faire. Cette anomalie ne ressemble pas vraiment à une déficience immunitaire connue, si bien que Peter Arkwright demande à Sylvain Latour s'il serait prêt à analyser plus avant cette situation. À l'aide d'échantillons sanguins de ces enfants et de leurs parents, Sylvain Latour et Emmanuel Martin ne tardèrent pas, en séquençant l'exome, l'ensemble des exons des gènes, à identifier le gène muté sur les deux allèles chez les enfants atteints, alors que chaque parent sain portait un allèle muté et l'autre, non muté, situation caractéristique d'une transmission autosomique récessive. Ce gène code la cytidine triphosphate synthase (CTPS) 1, une enzyme nécessaire à la synthèse d'une base azotée pyrimidique : la cytidine triphosphate (CTP) (figure 40). CTP est un constituant essentiel avec les autres nucléotides de la synthèse d'ARN et *via* la transformation en désoxy-CTP d'ADN. CTP est le nucléotide dont la concentration est limitante, c'est-à-dire qu'elle est inférieure au sein des cellules à celle des trois autres nucléotides, si bien que la capacité de synthèse d'ADN et donc de division cellulaire dépend de sa concentration.

De plus, CTP est nécessaire à la synthèse des phospholipides constituants de la membrane cellulaire. C'est dire l'importance biologique de CTP. La mutation présente dans ces familles britanniques a pour conséquence un déficit profond de cette activité enzymatique. Il apparaît pourtant surprenant qu'un tel déficit enzymatique n'affecte pas l'ensemble des systèmes cellulaires,

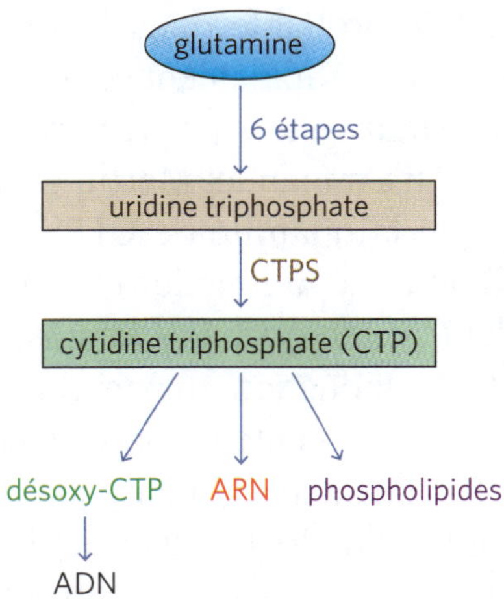

Figure 40. Synthèse de cytidine triphosphate.
La synthèse *de novo* des pyrimidines a pour substrat initial l'acide aminé glutamine. Six étapes enzymatiques conduisent à la synthèse d'uridine triphosphate. L'enzyme CTPS le transforme en cytidine triphosphate, ingrédient essentiel de la synthèse d'ADN, d'ARN et de phospholipides.

au moins ceux qui se divisent fréquemment comme les cellules hématopoïétiques, précurseurs des cellules sanguines, les cellules de l'épithélium intestinal et de la peau ou encore les cellules de tous les tissus au cours de l'embryogenèse, dans la mesure où CTPS est présent dans toutes les cellules. De fait, ces enfants ne présentent ni malformation ni anomalies de la formule sanguine de la peau ou de l'intestin. On verra un peu plus loin l'implication de ce constat. Deux notions rendent compte de cette observation : d'une part, il existe une seconde enzyme, CTPS2, qui catalyse la même réaction, qui est également présente dans tous les tissus et offre donc une alternative à la synthèse de CTP, et, d'autre part, la mutation « britannique » de *CTPS1* est hypomorphe. Cela signifie qu'il persiste une activité résiduelle liée à la présence en quantité réduite (environ 10 % de la normale) de CTPS1. Si ces données rendent compte de la préservation de la plupart des tissus dans le contexte du déficit observé en CTPS-1, comment se fait-il qu'il existe en revanche une déficience sévère des réponses lymphocytaires secondaires à un défaut de prolifération ? CTPS1 n'exercerait-elle pas une autre fonction propre aux lymphocytes ? Cette hypothèse est improbable dans la mesure où, *in vitro*, l'apport de cytidine, qui est rapidement convertie dans les cellules en CTP (figure 40), restaure une capacité normale de prolifération des lymphocytes. Ce qu'Emmanuel Martin et Sylvain Latour ont montré est le fait que la quantité de CTPS1 présente dans les lymphocytes T et B (et donc sa fonction) augmente considérablement et très rapidement (en quelques heures) après stimulation des lymphocytes. Cette induction enzymatique sous l'effet de la liaison de l'antigène à son récepteur à la surface des lymphocytes permet la synthèse rapide de très grandes quantités de CTP, indispensable à l'activation cellulaire (transformation blastique, transcription de nombreux gènes et division cellulaire). En son absence, ou du moins sa réduction, point de réponse immunitaire adaptative ! CTPS-1 apparaît ainsi comme une enzyme clé de la transition entre lymphocyte quiescent et lymphocyte activé.

De ce fait, CTPS1 présente toutes les caractéristiques de cible thérapeutique dont l'objectif serait d'inhiber la prolifération lymphocytaire, dans le contexte d'une réponse immunitaire pathologique : rejet de greffe, réaction du greffon contre l'hôte (c'est-à-dire la réaction de lymphocytes T du donneur contre le receveur, comme observé après allogreffe de moelle osseuse) ou maladie auto-immune ; ou bien pour inhiber la prolifération de cellules cancéreuses notamment d'origine lymphocytaire. L'avantage d'une telle action ciblée devrait consister dans le fait de n'affecter ni d'autres tissus ni les populations lymphocytaires au repos. C'est sur ces prémices qu'a été créée une start-up : Step Pharma. Celle-ci, avec l'aide de la société Sygnature Discovery, a élaboré de petites molécules chimiques capables d'inhiber puissamment et spécifiquement l'activité enzymatique de CTPS1. L'une d'entre elles est entrée il y a peu en études cliniques chez des patients atteints de lymphomes réfractaires aux thérapeutiques conventionnelles, pendant que se poursuivent des études dites précliniques dans des modèles de souris porteuses de maladies auto-immunes. L'avenir dira si le concept peut effectivement s'appliquer en médecine. Cette recherche illustre l'opportunité donnée par l'étude de maladies rares, voire ultrarares (il y a moins de vingt cas connus de déficit en CTPS1 dans le monde !), d'identifier des éléments clés de voies biologiques susceptibles d'application médicale.

QUAND LES LYMPHOCYTES TUEURS DEVIENNENT APPAREMMENT INOFFENSIFS

Depuis les années 1960 et les travaux d'un chercheur suisse, Jean-Charles Cerottini, on sait que certains lymphocytes T sont des tueurs, c'est-à-dire qu'ils sont capables de tuer d'autres cellules, on parle de cytotoxicité. Ce sont même des *serial killers* car ils peuvent tuer successivement à quelques minutes d'intervalle plusieurs cellules cibles. Quelle est l'arme du crime ? Ces lymphocytes tueurs possèdent dans leur cytoplasme des petits compartiments vésiculaires (granules) qui contiennent les poisons : ces granules fusionnent avec la membrane de la cellule tueuse au contact intime de la cellule cible, un des poisons appelé perforine, comme son nom l'indique, forme des petits canaux au sein de la membrane de la cellule cible. Par ces canaux pénètrent des enzymes, notamment des granzymes, qui vont cliver (digérer) plusieurs protéines intracellulaires et induire ainsi la mort de la cellule cible par apoptose (figure 41).

Ce processus est très efficace et rapide, il ne prend pas plus de dix à vingt minutes une fois que le lymphocyte tueur a été activé. Le lymphocyte tueur ne déverse pas en une fois l'ensemble de ses munitions, les granules cytotoxiques, mais seulement une partie d'entre elles, d'où sa capacité de tuer plusieurs cibles l'une après l'autre. Bien sûr, les lymphocytes ne deviennent tueurs qu'après avoir été activés par la reconnaissance d'un antigène comme les autres lymphocytes T. Il s'agit en règle de lymphocytes T CD8. Dans ce cas, ils se divisent et activent le programme génétique qui induit la synthèse des granules cytotoxiques – ce qui prend plusieurs jours. Ensuite, les lymphocytes tueurs peuvent tuer toutes cibles portant à leur surface le peptide antigénique associé à une molécule HLA de classe I (A, B, C). À noter qu'à

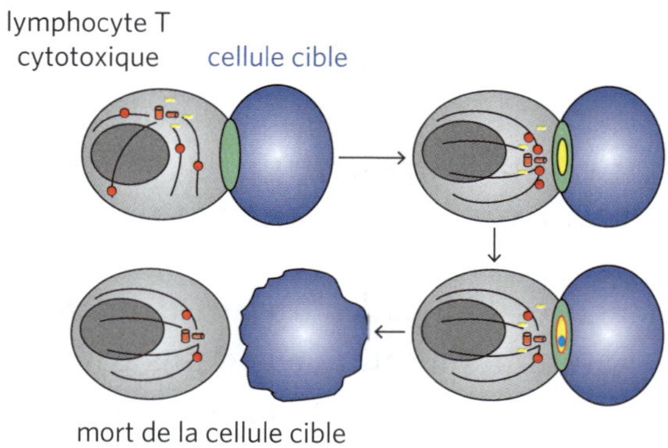

Figure 41. Les lymphocytes tueurs.
Une fois activés, les lymphocytes T cytotoxiques (tueurs) disposent de compartiments intracellulaires (*cercle rouge*), qui migrent le long du réseau de microtubules vers la zone de contact avec les cellules cibles. Le relargage de leur contenu et leur pénétration dans la cellule cible provoquent la mort de la cellule cible
(Figure adaptée de la figure 1 de Saint-Basile et al., 2010.)

côté des lymphocytes tueurs les lymphocytes « tueurs naturels » (NK) sont dotés de cette même capacité. Ils diffèrent des lymphocytes T par plusieurs caractéristiques importantes : ils ne reconnaissent pas d'antigènes peptidiques. Ils reconnaissent des molécules membranaires induites par le stress cellulaire ou bien la perte d'expression par les cellules cibles des molécules HLA qui exercent un effet inhibiteur. Leur capacité de tuer ne nécessite pas de phase de préactivation, contrairement aux lymphocytes T, mais, par contre, leur capacité d'expansion (prolifération) est plus limitée. En pratique, il a été montré dans des modèles expérimentaux chez la souris que les lymphocytes tueurs sont une arme efficace de contrôle d'infections virales en tuant les cellules infectées par les virus, par exemple les hépatocytes au cours d'une hépatite virale, et aussi des cellules cancéreuses. Ils sont également impliqués dans les mécanismes cellulaires de rejet de greffe et dans la réaction du greffon contre l'hôte. Néanmoins, leur importance chez l'homme, si vraisemblable soit-elle, n'était pas strictement démontrée. À noter également que le mécanisme par lequel ces cellules transfèrent leurs munitions (granules cytotoxiques) de l'intérieur de la cellule à la membrane n'était pas bien connu.

Délaissons (apparemment) un instant les lymphocytes tueurs pour évoquer une maladie aussi étrange que grave. En 1952, un médecin anglais, James Farquhar rapporte le cas de nourrissons, parfois plusieurs dans une même famille, décédés d'une maladie associant fièvre, augmentation de volume du foie et de la rate, thrombopénie (manque de plaquettes dans le sang) et d'autres anomalies biologiques. À l'autopsie, il observe une infiltration des organes par des histiocytes (macrophages). Il nomme cette maladie « réticulose familiale hémophagocytaire ». L'adjectif hémophagocytaire dénote une caractéristique propre à cette pathologie : la présence de macrophages ayant phagocyté des éléments figurés du sang, notamment des globules rouges. Cette maladie bien mystérieuse ne paraît pas d'origine infectieuse, bien qu'observée parfois dans un contexte d'infection virale. Son caractère héréditaire est reconnu dans les années 1960. Une meilleure description histologique précise la présence dans les tissus, à côté des histiocytes, de lymphocytes. De ce fait, la maladie est renommée lymphohistiocytose hémophagocytaire (HLH en anglais). Plusieurs hypothèses explicatives voient le jour, la plus populaire étant celle d'une forme de cancer, hypothèse qui conduit à une première avancée thérapeutique au début des années 1980, l'utilisation d'un médicament anticancéreux, le VP-16, qui, pour la première fois, permet d'obtenir une rémission du HLH ! Cependant, invariablement, la maladie rechute ensuite et atteint souvent le système nerveux également siège d'une infiltration par les lymphocytes et les macrophages. Nous montrâmes ensuite que cette maladie pouvait guérir par allogreffe de moelle osseuse, indiquant ainsi l'existence d'une cause intrinsèque aux cellules sanguines au HLH. Les caractéristiques de cette maladie furent ensuite précisées : les lymphocytes présents dans les tissus sont des lymphocytes T CD8 activés, la maladie s'accompagne de la production importante de cytokines comme l'interféron gamma, le TNF ou l'IL-6, ce qui témoigne d'une réponse immunitaire intense… et pathologique. Les lymphocytes T CD8 étaient divers (comme montré par l'analyse des récepteurs pour l'antigène), ce qui excluait l'hypothèse d'un cancer – au moins des lymphocytes T CD8.

Au tournant des années 1980, un déficit partiel de la fonction cytotoxique des lymphocytes NK est décrit chez des patients atteints d'une maladie qui ressemble au syndrome HLH, mais aussi caractérisé par une forme d'albinisme : la maladie de Chediak-Higashi. Cette observation passe alors inaperçue parce que le lien avec la maladie (ou plutôt le syndrome) HLH n'est pas établi. Ce n'est qu'au courant des années 1990 que la pathologie s'éclaire avec la mise en évidence d'un défaut de cytotoxicité des lymphocytes T et NK des patients avec syndrome HLH. Cela devient même un test diagnostic. Restaient trois questions majeures : 1° Quel(s) mécanisme(s) moléculaire(s) cause(nt) le défaut de cytotoxicité ? 2° Comment relier défaut de cytotoxicité et HLH ? 3° Quelles sont les conséquences thérapeutiques éventuelles ?

Il apparut rapidement qu'il existait plusieurs formes de HLH : début plus ou moins précoce, transmission héréditaire autosomique récessive ou parfois récessive liée à l'X et association dans certains cas à un albinisme. Claude Griscelli avait aussi décrit dans les années 1970 une maladie qui porte son nom, caractérisée par des poussées de HLH associées à un albinisme différent de celui de la maladie de Chediak et bien identifiable par l'examen au microscope des cheveux. Geneviève de Saint-Basile, au laboratoire, entreprit dans la fin des années 1990 de démembrer la génétique de ces syndromes HLH. Cette quête, initiée selon la technologie disponible à cette époque par la localisation des gènes de ces maladies dans le génome, s'avéra fructueuse. Quatre anomalies génétiques furent ainsi identifiées. En parallèle, d'autres équipes identifièrent deux autres anomalies. Leur analyse s'avéra fort intéressante. La première faillit échapper à la vigilance de Geneviève de Saint-Basile. Le locus correspondant aux formes les plus sévères de HLH (début néonatal, par exemple) se situe sur le bras long du chromosome 10, dans une région proche de la place du gène codant la perforine, molécule clé de la fonction cytotoxique (figure 42). Ce rapprochement qui faisait du gène de la perforine un « très bon candidat » avait échappé dans un premier temps et fut révélé lors d'une collaboration avec l'équipe de V. Kumar. La découverte d'un déficit d'expression de la perforine associé au syndrome HLH dans certains cas (environ 30 %) était intéressante, elle confirmait le lien entre défaut de cytotoxicité et HLH mais ne contribuait pas à une meilleure compréhension de la physiologie de la cytotoxicité. Les avancées suivantes furent sur ce plan bien plus contributives. Geneviève de Saint-Basile et Gaël Ménasché décrivirent dans les années 2000 des mutations de trois gènes (dont un préalablement inconnu) associées à des syndromes HLH dont la maladie de Griscelli. Il s'agit de *MUNC13-4, MUNC18-2* et *RAB27A*. Le point intéressant fut que, dans ces cas, ainsi qu'un autre rapporté par une autre équipe (*SYNTAXINE 11*), le produit de ces gènes appartienne à des familles de protéines connues pour gouverner le mouvement et l'exocytose de granules cytoplasmiques. Une série de travaux permit d'aboutir au schéma de la figure 42.

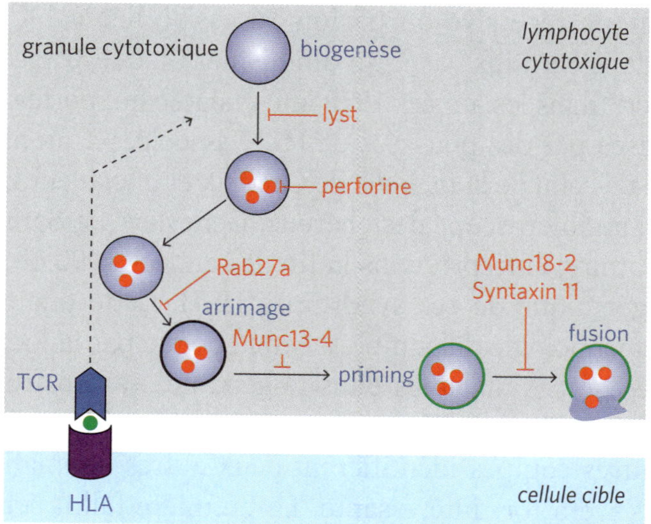

Figure 42. Les lymphocytes « tueurs » et leurs anomalies génétiques.
Le nom des protéines indiquées en rouge correspond aux déficiences de la cytotoxicité décrites dans diverses maladies génétiques. Leurs défauts bloquent le processus d'exocytose des granules cytotoxiques à l'étape indiquée TCR : récepteur pour l'antigène.

Ces molécules permettaient le transport des granules cytotoxiques (« les munitions ») du cytoplasme à la membrane, puis la fusion avec celle-ci et donc l'exocytose (le relargage) du contenu de granules. Plusieurs étapes pouvaient être identifiées : la polarisation vers la zone de contact avec la cellule cible le long des microtubules (sorte de rails), suivie de l'arrimage grâce à RAB27A, la préparation à la fusion avec la membrane (« priming », MUNC13-4) et l'étape de fusion (MUNC18-2/SYNTAXINE 11). Geneviève de Saint Basile montra les interactions entre ces molécules selon un ordonnancement précis et leur activation *in fine* de molécules appelées « SNARE » situées sur chaque membrane (celle des granules d'une part et celle de la cellule d'autre part). Ces dernières fonctionnent exactement comme une fermeture à glissière pour relier les deux membranes en une seule et ouvrir le sac à munitions (les granules) ! Ces résultats éclairent aussi le mécanisme de l'albinisme observé dans deux de ces maladies : ce même système de transport et d'exocytose des granules cytotoxiques est utilisé par les mélanocytes de la peau pour transférer les grains de mélanine (le pigment) vers les autres cellules de la peau et le bulbe pileux.

Le contact entre lymphocyte cytotoxique et cellule cible constitue de façon temporaire une sorte de synapse comme il en existe de façon beaucoup plus stable entre neurones. L'analogie n'est pas gratuite. En effet, au niveau de la synapse neurologique sont libérés des médiateurs chimiques qui trouvent leurs récepteurs à la surface du second neurone. Il se trouve que les granules au sein du neurone qui contiennent ces médiateurs sont de même nature que les granules cytotoxiques : ce sont des lysosomes sécrétoires, c'est-à-dire un type d'organelles cytoplasmiques capables de sécrétion et d'excrétion de leur contenu à l'extérieur de la cellule. Encore plus remarquable, les granules dans les deux types cellulaires utilisent les mêmes familles de molécules pour aboutir à l'exocytose de leur contenu. Mêmes familles de molécules mais molécules distinctes, si bien que les syndromes HLH ne s'accompagnent pas de pathologie intrinsèque du système nerveux, à une exception près : la molécule LYST, déficiente dans le syndrome de Chediak-Higashi (et dont la fonction exacte dans le processus d'exocytose n'est pas bien connue), exerce son activité aussi bien dans les lymphocytes que dans les neurones (et les mélanocytes), si bien que ces patients souffrent d'une triple pathologie : HLH, pathologie progressive du système nerveux et albinisme. Globalement, cette analogie illustre un bel exemple d'utilisation d'un mécanisme similaire pour « résoudre un problème » : excréter le contenu de granules dans des systèmes cellulaires très différents (y compris sur le plan de l'origine embryonnaire, respectivement ecto- et endoderme). Néanmoins, transmission d'informations entre neurones et cytotoxicité correspondent à des fonctions biologiques bien différentes liées au contenu des granules. De plus, ces deux types de granules ont des contraintes physiques et de temps distinctes : les granules des neurones sont beaucoup plus petits que les granules cytotoxiques et surtout délivrent leur contenu en quelques millisecondes contre quelques minutes à ces derniers. L'explication provient du fait que les granules des neurones sont déjà arrimés à la membrane cellulaire au niveau de la synapse. Leurs membranes n'ont plus qu'à fusionner sous l'effet de l'influx nerveux et la libération de calcium.

Comment comprendre que ce défaut de cytotoxicité des lymphocytes provoque ce syndrome HLH ? Le modèle schématisé dans la figure 43 est le suivant : physiologiquement, lorsque les lymphocytes sont activés, typiquement dans un contexte d'infec-

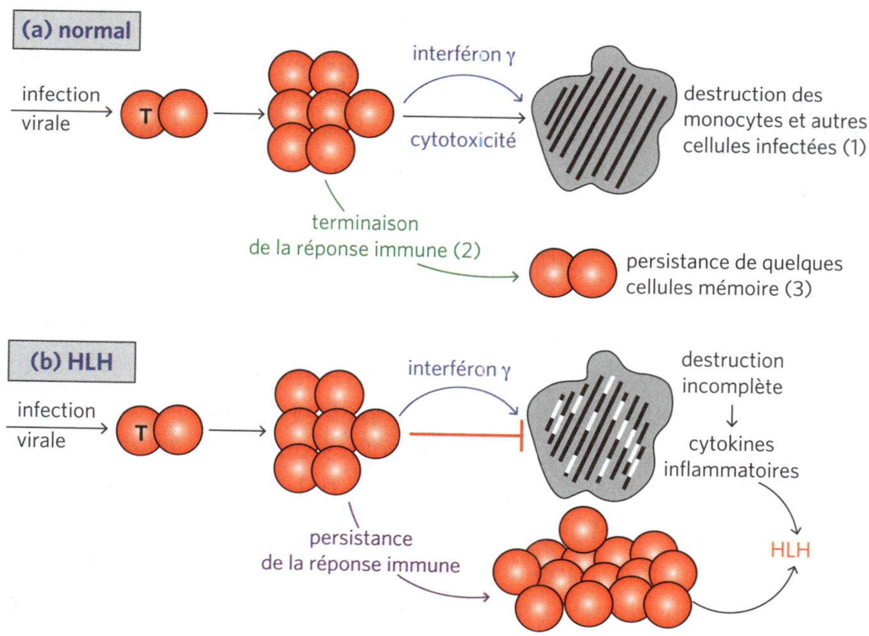

Figure 43. Le mécanisme du syndrome « HLH ».
En situation physiologique, une infection virale (ou autre) induit l'activation des lymphocytes cytotoxiques qui détruisent les cellules infectées (1). Il en résulte une terminaison de la réponse immune (2) et la disparition des lymphocytes T cytotoxiques (3).
Lorsque la cytotoxicité est défectueuse, la persistance de cellules infectées prolonge l'activation des lymphocytes T et des macrophages, notamment *via* l'interféron g qui provoque une réponse inflammatoire non contrôlée.

tion virale, ils finissent par tuer toutes les cellules infectées par le virus ; ensuite, en l'absence de la poursuite de signal d'activation par l'antigène des lymphocytes T CD8, ceux-ci vont mourir rapidement, ce qui entraîne un retour à l'état d'équilibre antérieur. Le défaut de cytotoxicité provoque la persistance des cellules infectées et, de ce fait, du processus d'activation des lymphocytes T. Ceux-ci sont déficients pour leur fonction cytotoxique, mais ils sont en revanche capables de produire des cytokines au premier rang desquels l'interféron gamma. Cette cytokine est un puissant activateur des macrophages qui vont être ainsi recrutés au sein des tissus infiltrés et activés. À leur tour, ils produisent une série de molécules pro-inflammatoires qui rendent compte des manifestations cliniques et biologiques du syndrome HLH. Il s'établit ainsi un cercle vicieux responsable d'une réponse immunitaire pathologique et potentiellement létale. Autrement dit, ne pas savoir terminer une réponse immunitaire est source de danger vital !

Cette compréhension de la physiopathologie du syndrome HLH contribue-t-elle à mieux le traiter ? La réponse à cette question est positive. La chimiothérapie mentionnée plus haut (l'agent cytotoxique VP-16 ou étoposide) est efficace car elle détruit les lymphocytes T et les macrophages causes du HLH, mais elle est toxique car non sélective, donc tuant aussi les autres globules blancs nécessaires au contrôle des infections. Lorsqu'il fut compris que le *primum movens* du syndrome HLH était le fait des lymphocytes T, il a été proposé avec un certain succès d'utiliser des anticorps d'abord polyclonaux puis monoclonaux pour tuer plus sélectivement les lymphocytes T. Cette approche, comme l'a montré dans un essai clinique Despina Moshous, est particulièrement efficace. Cependant, elle comporte encore une certaine toxicité sous forme de risque infectieux, parce que tous les lymphocytes T, et pas uniquement les cellules activées, sont tués. Il est apparu clair, en se fondant sur des modèles expérimentaux de HLH chez des souris génétiquement modifiées pour les gènes correspondants aux maladies humaines, que l'interféron gamma exerçait un rôle prépondérant dans l'induction du syndrome HLH. Geneviève de Saint-Basile et d'autres ont montré que la neutralisation *in vivo* de l'interféron gamma à l'aide d'un anticorps dirigé contre cette molécule ou, mieux encore, avec une molécule inhibitrice des enzymes (appelées JAKinases) qui agissent en aval de l'interaction entre l'interféron gamma et son récepteur permettait de contrôler le syndrome HLH chez la souris. Ces résultats sont-ils transposables à l'homme ? Il n'y a pas encore de réponse définitive mais des résultats plutôt encourageants, notamment avec l'utilisation des inhibiteurs d'enzymes (JAKinases) dont l'action un peu moins spécifique que celle de l'anticorps anti-interféron gamma inhibe aussi l'effet d'autres cytokines pro-inflammatoires. Il faut cependant attendre le résultat d'études cliniques en cours pour conclure.

EN FINIR AVEC LE VIRUS D'EPSTEIN-BARR ET LA *KISSING DISEASE* ?

Mal de gorge, fièvre, ganglions dans le cou, grosse fatigue qui peut durer plusieurs semaines, voilà les symptômes de la mononucléose infectieuse, une maladie qui survient souvent à l'adolescence et se propage par la salive, d'où son surnom de « maladie du baiser » : *kissing disease*. Elle est due à un virus, le virus d'Epstein-Barr (EBV), baptisé ainsi du nom de ses découvreurs. Ce virus appartient à la famille des virus herpès, comme herpès simplex, le virus de la varicelle ou le cytomégalovirus. C'est un virus à ADN. Il n'a pas de réservoir animal ; il se propage entre hommes par contact avec la salive. Il est très répandu, on estime qu'environ 90 % de la population à l'âge adulte a été infectée par l'EBV. Ce virus occupe une place importante en médecine parce qu'il est associé à la survenue de cancers, surtout de lymphomes. On estime à environ deux cent mille le nombre de personnes dans le monde qui développent chaque année un cancer associé à l'EBV. C'est un des rares virus oncogéniques (avec HTLV-1, les virus des hépatites, les papillomavirus et le virus du sarcome de Kaposi). Il a également été montré récemment que l'infection par l'EBV constitue un facteur de risque de survenue de sclérose en plaques, cette maladie auto-immune du système nerveux.

Ce virus pose un défi particulier à notre système immunitaire, comme nous allons le discuter.

Sa cible cellulaire préférentielle est constituée par les lymphocytes B. En effet, ceux-ci portent à leur surface une molécule appelée CD21 à laquelle s'attache la glycoprotéine d'enveloppe de l'EBV et qui déclenche la pénétration intracellulaire de l'EBV. Occasionnellement, l'EBV peut infecter des lymphocytes T et NK, ainsi que des cellules épithéliales et des cellules musculaires lisses. Dans ces cas, le mécanisme d'entrée n'est pas entièrement élucidé. Au sein des cellules infectées, en règle générale les lymphocytes B des amygdales et des autres structures lymphoïdes voisines, le virus peut se « comporter » de deux façons : soit il active un programme complet d'expression de gènes (une centaine), il se réplique abondamment et provoque la mort de la cellule infectée. Les virus nouvellement produits infectent alors les cellules avoisinantes. Soit, et c'est une propriété particulière de l'EBV, seulement huit gènes sont exprimés, programme qui ne permet pas de produire de nouvelles particules virales ; en revanche, celui-ci induit des modifications profondes de la cellule infectée et la transforme en cellule blastique proliférante. En l'absence de réponse immunitaire (*cf. infra*), cette expansion cellulaire est potentiellement indéfinie. Cette propriété est d'ailleurs exploitée au laboratoire pour établir des lignées immortalisées de lymphocytes B, par exemple dans un but de conserver du matériel génétique d'une personne donnée. Le mécanisme moléculaire de transformation cellulaire par l'EBV et les gènes du virus en cause sont aujourd'hui bien connus. On appelle cycle lytique la première situation et cycle latent la seconde dans la mesure où le génome viral persiste mais n'induit pas de nouvelle production de particules virales. En règle, les deux cycles coexistent au cours de l'infection. Le virus est bien sûr détecté par le système immunitaire. On peut mettre en évidence chez les patients infectés de nombreux éléments d'une telle réponse : élévation rapide du nombre de lymphocytes NK dans le sang et surtout augmentation après quelques jours du nombre de lymphocytes T CD8 qui sont d'allure blastique. Ces cellules constituent le syndrome mononucléosique si typique de la maladie. Ces cellules sont en fait en grande majorité des lymphocytes T tueurs activés et spécifiques des antigènes de l'EBV, nous y reviendrons. En parallèle, l'activation des lymphocytes B induit la production d'anticorps contre diverses protéines de l'EBV, selon une chronologie bien connue. Chez les sujets immunocompétents, cette réponse immunitaire permet de contrôler l'infection grâce à la neutralisation par les anticorps de virus libérés par les cellules infectées et grâce à la destruction des lymphocytes B infectés par les lymphocytes tueurs. En fait, l'essentiel des symptômes de la maladie résulte de la réponse immunitaire, notamment des lymphocytes T tueurs, plutôt que de l'infection elle-même. À noter que, chez les enfants jeunes, l'infection par l'EBV ne provoque que peu ou pas de symptômes, peut-être du fait d'une réponse immunitaire des lymphocytes T tueurs moins intense (bien que tout aussi efficace !). Une fois l'infection contrôlée, il n'y a plus de virus détectable, ni dans le sang ni dans la salive, mais, en revanche, il persiste un petit nombre de lymphocytes B au sein desquels le génome viral est présent dans le noyau sous forme d'épisome, c'est-à-dire non intégré dans le génome de la cellule. Dans ce cas, en l'absence de protéine du virus synthétisée, le virus n'est pas détectable par le système immunitaire. De ce fait, le génome viral peut persister indéfiniment. De façon occasionnelle, la transcription du génome viral peut reprendre sous forme complète (lytique) ou partielle (transformante). La restimulation du système immunitaire et, plus spécifiquement des lymphocytes T et B mémoire permet d'éviter la reprise du processus infectieux. Cependant, il arrive qu'un cycle latent défectueux (où seulement quelques-unes des huit protéines associées au cycle latent s'expriment) se perpétue. Associé à des mutations acquises (somatiques) du génome cellulaire, il peut provoquer la survenue d'un lymphome, parfois un très grand nombre d'années après la primo-infection par le virus.

La présence, au cours de la mononucléose infectieuse d'un très grand nombre de lymphocytes T sanguins spécifiques d'antigènes de l'EBV qui peuvent représenter jusqu'à 50 % des lymphocytes est un phénomène assez unique. Il suggère que, pour contrer l'infection de lymphocytes eux-mêmes en expansion du fait du virus, il faille déployer une réponse immunitaire T particulièrement massive, ce qui implique un rythme rapide de division cellulaire (estimé à six heures). L'étude de ces mécanismes est tout autant d'intérêt fondamental que médical : comment renforcer les défenses contre les cancers associés à l'EBV ?

Certaines déficiences immunitaires, ce n'est pas étonnant dans ce contexte, prédisposent à des infections par l'EBV dramatiques, potentiellement mortelles et caractérisées en premier lieu par une prolifération anarchique des lymphocytes B infectés. On appelle cette situation un « syndrome lymphoprolifératif B ». Il est observé en particulier chez les sujets transplantés d'organes ou de moelle osseuse dont les défenses immunitaires ont été amoindries par les traitements immunosuppresseurs. Comme nous allons le voir, ce syndrome peut s'observer aussi chez des patients porteurs d'un certain nombre d'anomalies génétiques du système immunitaire. Leur étude est intéressante puisqu'elle permet d'identifier, par défaut, des molécules clés de la réponse immunitaire anti-EBV. Plus rarement, la persistance de l'infection peut se manifester sous forme de proliférations de lymphocytes T ou NK infectés par l'EBV, situation appelée infection EBV chronique et active, « CA-EBV » en anglais, ou encore sous forme de tumeur de cellules musculaires lisses également infectées par le virus. Enfin, la persistance du virus dans un contexte de déficience de la fonction cytotoxique des lymphocytes T CD8 provoque le syndrome HLH dont nous avons parlé au chapitre précédent. Quels sont donc les types de déficiences immunitaires qui prédisposent à ces formes sévères d'infections par EBV ? Leur point commun est de toutes affecter les lymphocytes T. Il est intéressant d'observer que les anomalies de l'immunité innée, y compris celles affectant la production des interférons, une voie majeure de l'immunité contre d'autres infections virales n'apparaît pas comme indispensable, puisque ces déficiences ne provoquent pas de susceptibilité particulière à l'égard de l'EBV. Cela ne signifie pas que l'immunité innée n'est pas impliquée dans la réponse immunitaire anti-EBV, mais que son action n'est pas absolument indispensable en ce qui concerne le contrôle des lymphocytes B transformés. Il en est de même pour la production des anticorps, les lymphocytes NK et, de façon plus surprenante, les lymphocytes T CD4. Il apparaît, *a contrario,* que les lymphocytes T CD8 exercent un rôle critique dans le contrôle de l'infection par l'EBV. De nombreuses anomalies génétiques qui affectent le développement ou bien la capacité de prolifération des lymphocytes T (CD8) provoquent un risque élevé d'infections graves par l'EBV. Des avancées significatives sont venues de travaux menés dans le laboratoire par Sylvain Latour. Ce dernier s'est intéressé à un groupe de maladies génétiques rares caractérisées par une susceptibilité sélective à l'égard de l'EBV. Autrement dit, les patients atteints souffrent d'infections graves provoquées par l'EBV, alors que leurs défenses contre d'autres micro-organismes, dont les virus, y compris les virus relativement proches de la famille des virus Herpes, sont quasi normales ! Comprendre ces pathologies doit déboucher sur l'identification d'éléments moléculaires essentiels à la réponse immunitaire anti-EBV et apparemment moins importants ou redondants dans d'autres circonstances. Quelles sont ces molécules et quelles sont leurs fonctions ?

Il s'agit de molécules présentes à la surface des lymphocytes T qui agissent en tant que récepteurs pour les molécules ligands présentes notamment à la surface des lymphocytes B infectés par l'EBV (figure 44). Ces molécules ne sont pas présentes dans les lymphocytes B au repos. Les interactions entre lymphocytes T et lymphocytes B ne peuvent survenir que lors de l'infection par l'EBV des lymphocytes B. Ces interactions moléculaires servent de signaux de coactivation des lymphocytes T en complément du signal spécifique de l'antigène (peptides du virus) conféré par leur reconnaissance par le récepteur pour l'antigène. Deux de ces voies moléculaires, interactions CD27/CD70 et CD137/CD137L (figure 44), contribuent fortement à induire la

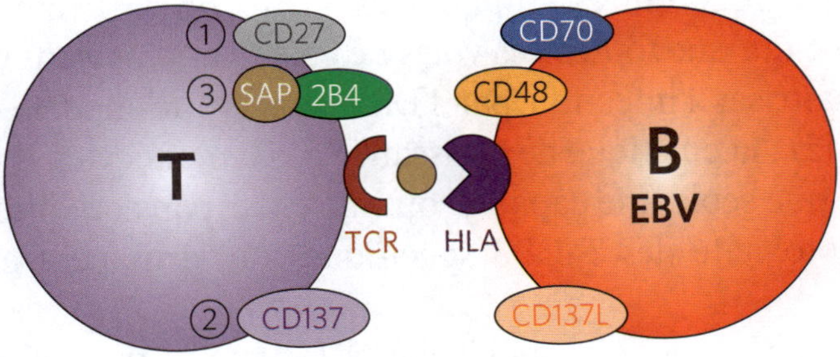

Figure 44. Les effecteurs essentiels de l'immunité contre le virus d'Epstein-Barr (EBV) révélés par les maladies génétiques.
L'interaction entre des molécules membranaires présentes à la surface de lymphocytes B infectés par l'EBV et des corécepteurs des lymphocytes T favorise l'expansion et la différenciation des lymphocytes T (1, 2), et la cytotoxicité (3). La déficience d'une seule suffit à rendre déficiente la réponse immune contre EBV.

prolifération des lymphocytes T, notamment CD8, et à leur différenciation en lymphocytes tueurs. Il est remarquable d'observer que la déficience d'une seule des deux suffit à rendre au moins partiellement inopérante l'immunité contre EBV. On peut envisager qu'il existe une synergie d'action entre elles, ce qui reste cependant à montrer. Il en est de même des mécanismes précis par lesquels elles contribuent à permettre la mise en place d'une immunité efficace.

La troisième voie concerne, elle, l'étape effectrice de cytotoxicité des cellules infectées par l'EBV des lymphocytes T tueurs. Il existe au moins une interaction moléculaire entre lymphocytes T CD8 cytotoxiques et cellules cibles B infectées par l'EBV. Y participent les molécules de la famille « SLAM » présentes à la surface des T tueurs, et dénommées « 2B4 », et des lymphocytes B infectés par l'EBV (« CD48 ») (figure 44, molécules qui interagissent entre elles). Une petite molécule appelée SAP (pour *SLAM associated-protein*) sert de pont entre le récepteur SLAM des T et une machinerie d'activation dans le lymphocyte T, qui favorise la cytotoxicité en particulier en renforçant la « synapse » immunologique entre lymphocytes T tueurs et B infectés par l'EBV. Le fait que toutes ces voies de coactivation soient requises pour maîtriser l'infection par l'EBV suggère le modèle suivant (figure 45) : la cinétique de croissance des lymphocytes B infectés est telle que seule une capacité optimale d'expansion/différenciation/cytotoxicité des T CD8 spécifiques du virus peut en venir à bout.

De nombreuses voies moléculaires (au moins trois et très probablement un plus grand nombre) sont donc mobilisées pour ce faire. La défaillance d'une seule ne permet plus de faire face à l'EBV, alors qu'à l'égard d'autres virus la réponse serait encore suffisante. Ce constat illustre comment le système immunitaire

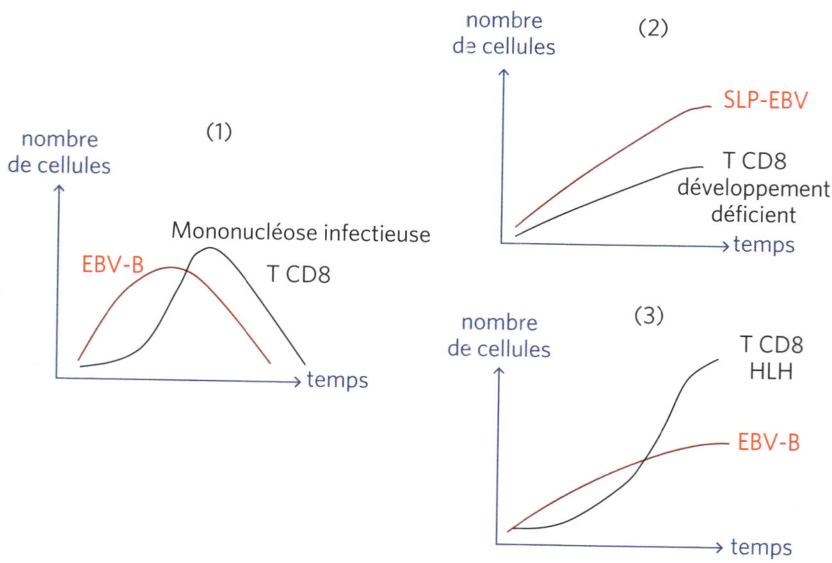

Figure 45. La cinétique de la réponse immune T contre l'infection par le virus d'Epstein-Barr (EBV) et ses anomalies.
Chez le sujet immunocompétent (1), l'expansion des T CD8 tueurs permet de contrôler l'infection par l'EBV au cours de la mononucléose infectieuse. Chez un sujet dont les lymphocytes T CD8 ne se différencient pas normalement (2), l'infection n'est pas contrôlée. Chez un sujet dont la cytotoxicité des T CD8 est déficiente (3), l'infection virale est incomplètement contrôlée, et les lymphocytes T inefficaces provoquent un syndrome HLH. (SLP : syndrome lymphoprolifératif.)

a pu coévoluer avec les micro-organismes pathogènes, et ainsi s'adapter pour utiliser de façon appropriée les armes à sa disposition. Ces considérations ne sont pas que théoriques car la connaissance de ces voies moléculaires ouvre la perspective d'intervention pour renforcer cette immunité, notamment dans le contexte de l'immunothérapie des lymphomes B. Par exemple, on peut envisager d'utiliser des anticorps agonistes (stimulant) qui ciblent l'une des trois molécules présentes à la surface des lymphocytes T CD8 ou encore de faire exprimer un ligand (comme CD70) par certains lymphocytes B tumoraux en utilisant une forme de thérapie génique. Ces lymphocytes stimuleraient l'expansion des lymphocytes T cytotoxiques spécifiques. Ces derniers devraient pouvoir tuer tous les lymphocytes B tumoraux, même ceux qui n'expriment pas CD70 car, comme l'a montré Sylvain Latour, cette voie moléculaire n'est pas nécessaire à cette étape finale.

QUAND LE SYSTÈME IMMUNITAIRE SE TROMPE DE CIBLE !

Nous l'avons évoqué plus haut, les maladies auto-immunes représentent la troisième cause de maladies chroniques, après le cancer et les maladies cardio-vasculaires. Au moins un adulte sur vingt en est affecté au cours de sa vie. Le système immunitaire est donc faillible pour une série de causes, loin d'être toutes élucidées ! Il est des causes environnementales et génétiques. Environnementales comme la réactivité croisée possible entre constituants du corps et séquences microbiennes ou bien lorsque, sous l'effet d'agents exogènes, tel que le tabac, des modifications chimiques de protéines génèrent des néoantigènes et ainsi une maladie auto-immune. Un tel phénomène est impliqué dans certaines formes de polyarthrite rhumatoïde. Une moindre exposition microbienne du fait du développement de l'hygiène est un autre facteur de risque : il a été observé une corrélation entre fréquence des maladies auto-immunes, inflammatoires et allergiques et réduction de la fréquence des maladies infectieuses comme la tuberculose. Le mécanisme, direct ou indirect n'est cependant pas clairement établi.

Des facteurs génétiques sont aussi en cause. On sait par exemple qu'il existe un certain degré de concordance de survenue de maladies auto-immunes, variable d'une maladie à l'autre entre jumeaux vrais. Il n'est pas rare de retrouver dans les familles de patients atteints d'autres cas, avec une fréquence supérieure à celle observée dans la population générale. On peut ainsi mesurer le degré d'héritabilité (part génétique) de telle ou telle maladie auto-immune ou inflammatoire. Les études récentes d'association entre phénotype (maladies) et polymorphisme du génome (GWAS *genome-wide association study* en anglais) établissant une liaison entre tel ou tel caractère génétique et survenue de maladies auto-immunes ont identifié un très grand nombre de facteurs de risque génétiques, relativement fréquents dans la population. Les conséquences fonctionnelles de certains de ces polymorphismes (variations de séquences) sur le niveau d'expression et/ou de fonction de produits de gènes impliqués dans les réponses immunitaires innées ou adaptatives ont pu être déterminées. Ces informations illustrent la composante génétique du risque de maladies auto-immunes et sont susceptibles de contribuer à mieux en comprendre les mécanismes. Toutefois, le risque individuel de chacun de ces variants polymorphiques est très faible. Ces variants, pris isolément, contribuent au maximum d'un facteur 1,2 à 1,5 au risque de maladies auto-immunes. À titre individuel, cette information est donc sans intérêt pratique. Il faut concevoir qu'une constellation d'un grand nombre de ces variants régisse *in fine* la prédisposition d'un individu donné à la survenue de maladies auto-immunes. On parle de génétique multifactorielle.

Existe-t-il une génétique mendélienne (monogénique) de l'auto-immunité ? La question est d'intérêt médical bien évidemment, mais aussi fondamental, car, à nouveau, comme nous l'avons vu à propos de susceptibilités génétiques à des maladies infectieuses, identifier le gène muté contribue à dévoiler un mécanisme de protection contre l'auto-immunité, autrement dit de maintien d'un état de tolérance à ses propres constituants, « le soi ». On attend de telles mutations qu'elles soient rares mais à conséquences fortes (figure 46). Une façon d'aborder cette question est d'examiner le risque de survenue de maladies auto-immunes chez des patients atteints de maladies génétiques connues du système immunitaire (erreurs innées de l'immunité : EII). Une telle étude fondée sur l'analyse du registre français, qui comporte plus de huit mille cas, indique que près de 30 % des patients souffrent de maladies auto-immunes, souvent associées à des risques infectieux, mais parfois de façon isolée. Chez l'enfant, où, d'une manière générale, le risque de maladies auto-immunes est faible, on peut estimer que le risque relatif de survenue de maladies auto-immunes de patients porteurs d'EII est plus de cent fois supérieur comparativement aux enfants bien portants, il atteint huit cents fois pour les anémies hémolytiques auto-immunes ! On peut en déduire que le déterminisme génétique, y compris

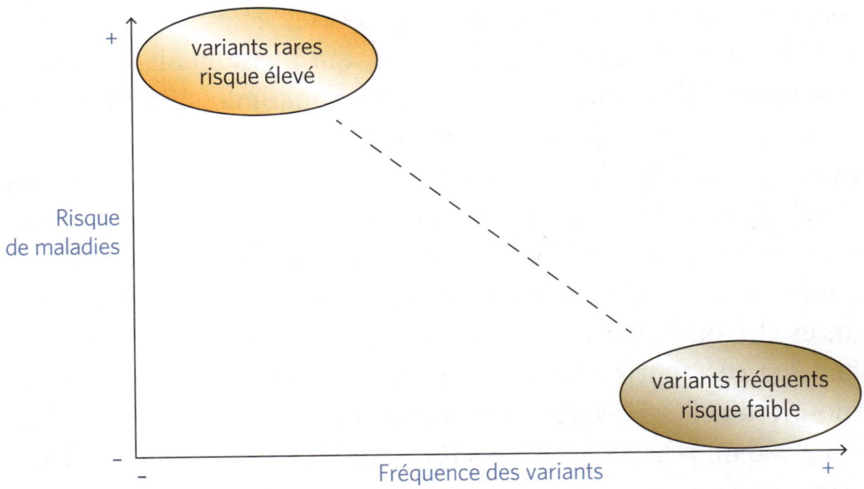

Figure 46. Impact des mutations et des variants génétiques fréquents sur le risque de maladies auto-immunes.
Un certain nombre de variants génétiques rarement observés dans la population sont à haut risque de provoquer des maladies auto-immunes. À l'inverse, des variants génétiques à fréquence élevée (>1 %) comportent un risque faible. Il existe sans doute des situations intermédiaires (---).

monogénique, des maladies auto-immunes des enfants est prédominant. Cette proposition a été confirmée au moins en ce qui concerne les anémies hémolytiques auto-immunes.

En 1996, je reçus un appel d'une collègue britannique de Londres à propos d'un nourrisson originaire du Qatar qui paraissait souffrir d'une maladie similaire à un syndrome HLH, mais qui avait débuté avant la naissance et qui présentait des anomalies biologiques inhabituelles. En particulier, dans le sang de ce nourrisson, on notait la présence en grand nombre de lymphocytes T « atypiques » car n'exprimant ni la molécule CD4 ni la molécule CD8. Cet enfant vint à Paris pour que nous poursuivions les investigations et proposions un traitement. Peu après furent référés, cette fois-ci du nord de la France, un frère et une sœur âgés de 10 et 15 ans, parce qu'ils avaient tous les deux une grosse rate (splénomégalie), de gros ganglions (adénopathies) associés chez le garçon à une anémie très profonde ainsi qu'à une thrombopénie (manque de plaquettes) provoquées par des autoanticorps dirigés contre ces cellules. Chez ces deux enfants étaient également détectés en nombre ces lymphocytes T atypiques, CD4 et CD8 négatifs. Frédéric Rieux-Laucat, qui investiguait ces cas au laboratoire, fit le rapprochement avec la pathologie d'une souris spontanément mutée dont le phénotype avait été rapporté peu avant par le chercheur japonais Shigekazu Nagata. Ces souris développaient dans les premières semaines de la vie une grosse rate et des gros ganglions associés également à la présence de lymphocytes T CD4 et CD8 négatifs. Nagata observa que cette anomalie était héritée sur un mode autosomique récessif ; il nomma ces souris « lpr » (pour lymphoproliferation) et surtout montra qu'elles portaient une mutation à l'état homozygote d'un gène codant pour la protéine « FAS » qu'il avait récemment identifiée. Cette mutation avait pour conséquence la perte d'expression presque complète de la protéine. Frédéric rechercha immédiatement si les enfants « lpr » portaient des mutations du même gène : la réponse fut positive. L'enfant du Qatar portait une mutation homozygote héritée des deux parents consanguins, les enfants du nord de la France, une mutation unique (un allèle n'étant pas muté) héritée d'un parent. À noter que ce parent n'était, lui, pas malade. Dans le premier cas, la mutation des deux allèles avait pour conséquence l'absence complète d'expression de FAS. FAS est une molécule présente entre autres à la surface des lymphocytes sous forme d'un homotrimère (c'est-à-dire trois molécules FAS associées entre elles). Entre-temps, Shigekazu Nagata et Pierre Golstein, un immunologiste de Marseille, avaient caractérisé la molécule ligand, le « FAS-ligand » présent, également sous forme trimérique à la surface de lymphocytes T activés. Quelle est la fonction de cette interaction ? Elle induit la mort cellulaire par un processus appelé apoptose, qui est une forme de mort cellulaire sans rupture membranaire et n'induisant pas d'inflammation. Cette apoptose peut s'observer au laboratoire en utilisant des anticorps anti-FAS agonistes ou une forme soluble de FAS-ligand ajouté à des lymphocytes T ou B préalablement activés. De fait, dans ces conditions, les lymphocytes des trois enfants suscités mouraient peu d'apoptose. Plus tard, bien d'autres patients atteints du même syndrome renommé « ALPS » (*autoimmune lymproliferative syndrome*) ainsi que des patients déficitaires en FAS-Ligand furent rapportés. Que nous apprenaient ces observations ? Il existe un processus physiologique de mort cellulaire qui évite l'engorgement des organes lymphoïdes au décours de réponses immunitaires, d'où, en cas de défaut, l'accumulation de lymphocytes dans la rate, etc. Le processus de mort repose sur l'activation d'enzymes qui clivent les protéines : des caspases *via* une molécule intermédiaire « FADD » dont le déficit provoque également un syndrome ALPS. La destruction de nombreuses protéines induit *in fine* la mort cellulaire. Le fait que le syndrome ALPS se caractérise par la survenue fréquente (deux tiers des cas) de manifestations auto-immunes, notamment dirigées contre les éléments figurés du sang, démontre que cette voie d'apoptose constitue un moyen efficace de maintenir la tolérance en éliminant, après activation, les lymphocytes T et B réactifs contre des antigènes du soi (figure 47). L'accumulation de lymphocytes T CD4 et CD8 négatifs est probablement liée à un défaut de mort de cellules sénescentes ayant perdu l'expression de CD4 ou CD8.

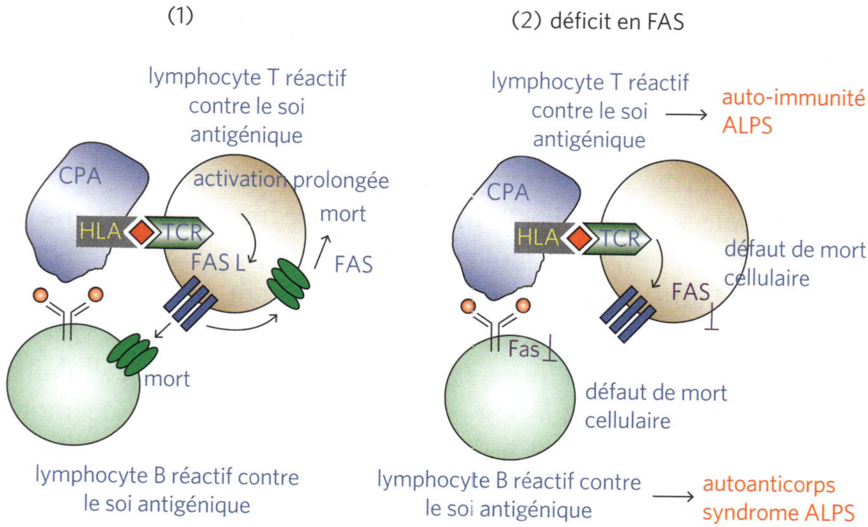

Figure 47. Élimination de lymphocytes réactifs contre des antigènes du soi par l'interaction FAS-L FAS.
L'activation prolongée de lymphocytes T induit l'expression en surface de FAS-L sous forme de trimère. L'interaction FAS-L FAS entraîne la mort cellulaire par apoptose (1). En cas de déficience de FAS (2), ce processus est altéré.
CPA : cellule présentant l'antigène ; TCR : récepteur T pour l'antigène ; ◆ antigène du soi reconnu par les lymphocytes T, ● reconnu par les lymphocytes B, syndrome ALPS : « autoimmune lymphoproliferative syndrome ».

Le syndrome ALPS n'est pas la seule anomalie d'origine génétique qui vienne éclairer les mécanismes de contrôle de l'auto-immunité. Des médecins finlandais, il y a une cinquantaine d'années, ont décrit le cas de patients souffrant, et ce de façon récurrente, de plusieurs maladies auto-immunes affectant notamment les glandes endocrines. Cette pathologie dénommée APECED (polyendocrinopathie auto-immune de type I) est héréditaire de façon autosomique récessive ou dominante. Son étude a conduit à identifier des mutations perte de fonction d'un gène appelé à cette occasion *AIRE* (*auto-immune regulator*). La protéine AIRE est en particulier détectée dans le thymus au sein de cellules dites épithéliales (donc non lymphocytaires). Cette protéine est responsable de l'expression en faible quantité de très nombreuses protéines normalement présentes dans d'autres organes, comme l'insuline par exemple. Ainsi, des fragments de ces protéines, sous forme de peptides associés aux molécules HLA, peuvent être présentés aux lymphocytes T en cours de différenciation dans le thymus. Les lymphocytes T disposant d'un récepteur capable de reconnaître ces peptides issus du soi sont activés. La conséquence de cette activation est de provoquer non pas l'expansion de ces cellules, mais au contraire leur mort. Ce processus dit de sélection négative permet d'éliminer les lymphocytes à forte affinité pour des constituants du soi (figure 48). Lorsque AIRE est déficient, de tels lymphocytes T ne sont pas éliminés, ce qui provoque des pathologies auto-immunes directement ou indirectement *via* l'aide apportée à la production d'autoanticorps. Parmi les antigènes du soi concernés figurent

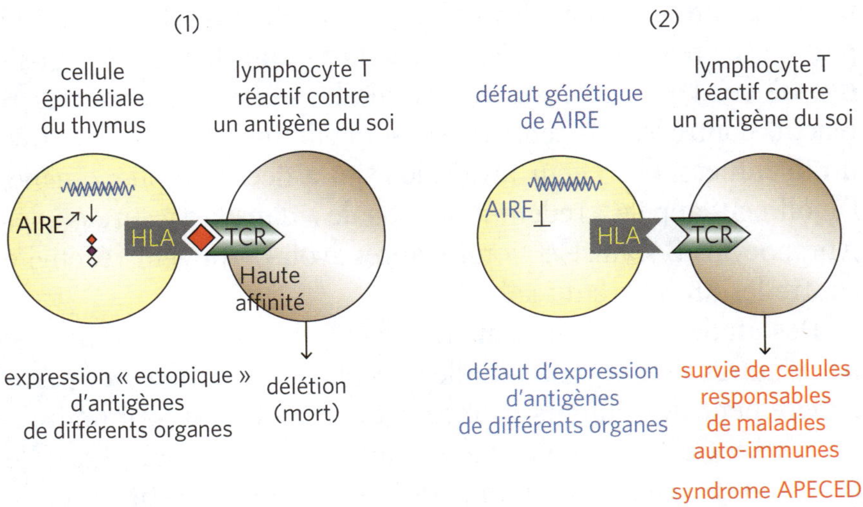

Figure 48. Processus de sélection négative des lymphocytes T thymiques réactifs contre des antigènes du soi avec une forte affinité. La protéine AIRE induit l'expression des protéines du soi dans le thymus et ainsi la présentation de peptides du soi. Les lymphocytes T qui les reconnaissent avec une forte affinité sont éliminés (1). Si AIRE est défectueux (2), ce processus est altéré (image de droite), provoquant une pathologie auto-immune (syndrome APECED).

des molécules du système immunitaire lui-même comme des cytokines : des interférons et les IL-17. Ces patients peuvent développer des autoanticorps neutralisants ces cytokines avec comme conséquence un risque d'infections virales comme le Covid ou des infections par des champignons, comme l'a montré le groupe de Jean-Laurent Casanova !

J'ai évoqué plus haut nos travaux concernant les conséquences du déficit en AID dans la diversification des réponses anticorps. Il se trouve que ces patients (50 % d'entre eux) développent des manifestations auto-immunes liées aux seuls anticorps dont ils disposent : de classe IgM et non mutés dans leur partie variable. Ce résultat *a priori* surprenant indique que le répertoire de reconnaissance d'antigènes des lymphocytes B contient des autoantigènes. Physiologiquement, l'expression d'AID dans les centres germinatifs des organes lymphoïdes secondaires au cours d'une réponse immunitaire, en induisant des mutations des parties variables des gènes d'immunoglobulines, peut modifier l'affinité pour les autoantigènes. En parallèle, l'acquisition d'une affinité plus élevée pour des antigènes exogènes induit la sélection positive de ces lymphocytes B, alors que les autres lymphocytes B réactifs contre les antigènes du soi sont éliminés. Chris Goodnow, un talentueux chercheur australien qui a décrit ce phénomène, l'a joliment appelé « rédemption clonale » dans la mesure où des lymphocytes B sont sélectionnés après avoir perdu leur réactivité contre les antigènes du soi.

Des études génétiques, menées par Frédéric Rieux-Laucat et par d'autres équipes, de familles où plusieurs patients et particulièrement des enfants souffrent de maladies auto-immunes, notamment dirigées contre les cellules du sang, mais aussi de lupus ou de maladies inflammatoires du tube digestif ou de la peau, ont conduit à mieux préciser les « outils » dont dispose le système immunitaire pour éviter ces débordements pathologiques. C'est ainsi qu'a été mis en évidence le rôle de molécules comme points de contrôle des réactions auto-immunes et auto-inflammatoires. Elles agissent comme frein des réponses immunitaires en inhibant l'action de cytokines (molécule SOCS-1), l'activation par le récepteur T pour l'antigène (CTLA-4), la dégradation de récepteurs membranaires (Roquine, Itch1) ou encore une voie de signalisation pro-inflammatoire (A20, Otuline). Ces observations démontrent et illustrent le fait que les réponses immunitaires sont soumises à un contrôle en de multiples étapes, de façon adaptée au signal activateur.

Une autre avancée importante vint de l'identification des lymphocytes T dits régulateurs, une sous-population des lymphocytes T CD4. Le point de départ en fut la caractérisation génétique d'une pathologie inflammatoire et auto-immune particulièrement sévère à début souvent néonatal observée chez la souris puis chez l'homme. Elle fut dénommée chez l'homme « IPEX » pour *immune dysregulation, polyendocrinopathy, enteropathy, X-linked syndrome,* (« scurfy » chez la souris). Le gène situé sur le chromosome X code pour un facteur de transcription (régulateur de l'expression d'autres gènes) appelé FOXP3, dont le rôle est critique pour la différenciation de cette catégorie de lymphocytes T CD4. En son absence, ces cellules sont absentes et inefficaces, si bien que les réponses immunitaires, qu'elles soient dirigées contre des antigènes du soi ou bien contre des antigènes étrangers, comme ceux de la flore microbienne digestive ou des antigènes alimentaires (allergènes), sont exacerbées et pathologiques (figure 49). Il en résulte souvent un diabète auto-immun par destruction dans le pancréas des cellules productrices de l'insuline et une atteinte inflammatoire diffuse du tube digestif parce que ces lymphocytes T régulateurs exercent un rôle particulièrement important au niveau de la muqueuse digestive.

À toutes ces découvertes génétiques concernant les multiples facettes de la susceptibilité aux maladies auto-immunes sont venues s'ajouter les descriptions d'autres pathologies inflammatoires ou auto-immunes, logiquement en conséquence cette fois-ci de gains de fonction de mutations de gènes impliqués dans les réponses immunitaires. Cela concerne l'immunité innée : les syndromes dits « auto-inflammatoires » secondaires à une production excessive d'interleukine 1 par les macrophages ou les « interféronopathies », une série de maladies souvent aux

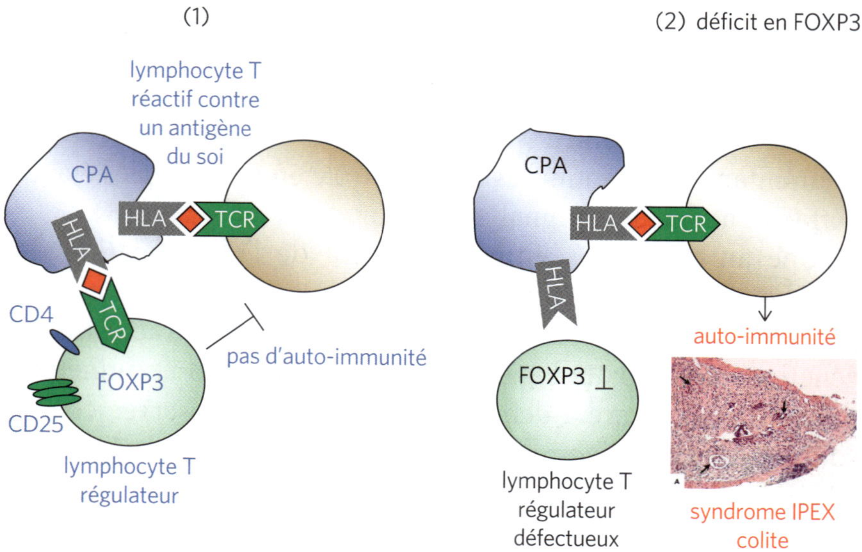

Figure 49. Les lymphocytes T régulateurs.
Les lymphocytes régulateurs expriment la transcription FOXP3 : (1) si celui-ci est défectueux, les lymphocytes T régulateurs sont absents ou dysfonctionnels ; il en résulte (2) le syndrome IPEX avec notamment une colite inflammatoire et des manifestations auto-immunes. TCR : récepteur T pour l'antigène, CPA : cellule présentant l'antigène.

conséquences anténatales dramatiques au niveau du cerveau, liées à la production excessive d'interférons. D'autres affectent l'immunité adaptative ou les deux types d'immunité. Frédéric Rieux-Laucat et Bénédicte Neven ont ainsi montré que des mutations induisant une activation constitutive de la protéine STING induisent à la fois une inflammation des poumons mais aussi une auto-immunité évoquant un lupus (qui se caractérise par la présence d'autoanticorps dirigés contre les acides nucléiques). La molécule STING est une protéine essentielle dans la signalisation induite dans le cytoplasme par la détection d'ADN. Elle joue de ce fait un rôle important dans l'immunité antivirale. Son activation permanente induit entre autres une forte production d'interférons, de l'inflammation et une auto-immunité.

Cette efflorescence récente de connaissances sur les pathologies auto-immunes et inflammatoires a deux implications :

la première est d'illustrer le fait qu'un déséquilibre même modeste de l'homéostasie du système immunitaire, pourvu qu'il soit persistant, perturbe l'ensemble de son fonctionnement. Il montre la subtilité de la balance entre la nécessité de réagir avec vigueur à la présence de micro-organismes invasifs et la préservation de l'intégrité de l'organisme ainsi que sa symbiose avec le microbiote notamment intestinal. La seconde implication est d'ordre médical. Il est plus facile d'inhiber une fonction en excès que de compenser un défaut. Pour beaucoup des maladies suscitées, il existe aujourd'hui des médicaments qui viennent contrebalancer l'effet de ces mutations gain de fonction. C'est le cas par exemple des anticorps neutralisant l'interleukine 1 pour les syndromes auto-inflammatoires ou d'inhibiteurs des enzymes de la famille des JAKinases. Des membres de cette famille sont en effet impliqués dans la signalisation induite (entre autres) par les interférons, leur inhibition réduit les conséquences d'une présence excessive d'interférons. Cette stratégie thérapeutique, dite ciblée, c'est-à-dire fondée sur la connaissance moléculaire précise du mécanisme de la maladie, est en plein essor et est susceptible d'applications dans des pathologies plus complexes et plus fréquentes, comme le sont les maladies auto-immunes non monogéniques.

Nous avons évoqué dans les pages précédentes de multiples mécanismes dont les défaillances conduisent à des pathologies chroniques auto-inflammatoires et/ou auto-immunes. Ce sont donc autant de mécanismes qui fonctionnent de façon non redondante, on en compte plus d'une vingtaine ! Qu'une telle débauche de systèmes de contrôle ait été élaborée et sélectionnée au cours de l'évolution, notamment depuis l'émergence de l'immunité adaptative il y a 500 millions d'années, démontre, *a contrario,* l'importance de cette dernière dans le bon fonctionnement des systèmes de défense contre les pathogènes. Le risque d'auto-immunité est en fait intrinsèque, il fut « assumé » lors de l'évolution en évitant un risque trop fort de pathologies auto-immunes au moins jusqu'à la reproduction grâce aux points de contrôle mis en place, dont l'importance de beaucoup d'entre eux fut et continue d'être révélée par l'étude des maladies génétiques de ces systèmes. Une « solution » eût été d'éliminer tous les lymphocytes réactifs contre les antigènes du soi lors de la différenciation des lymphocytes T et B, par un processus de sélection négative bien plus radical que celui placé sous l'action d'AIRE (figure 48). Mais un tel système serait probablement non viable car il engendrerait la perte d'un trop grand nombre de lymphocytes capables de reconnaître des antigènes étrangers (en plus d'autoantigènes). Le « compromis » sélectionné au cours de l'évolution fut donc de ne pas éliminer cette catégorie de lymphocytes mais de les placer sous de puissants systèmes de contrôle de telle sorte qu'en situation de régime permanent ces lymphocytes soient inactifs (malgré la présence des autoantigènes), « anergiques » (figure 50), un état aujourd'hui moléculairement parlant assez bien défini. En cas d'infection (invasion par des micro-organismes), cet état d'anergie est transitoirement réversible au prix d'un risque de déclenchement d'une pathologie auto-immune comme observé parfois au décours d'infections dont, entre autres, le Covid.

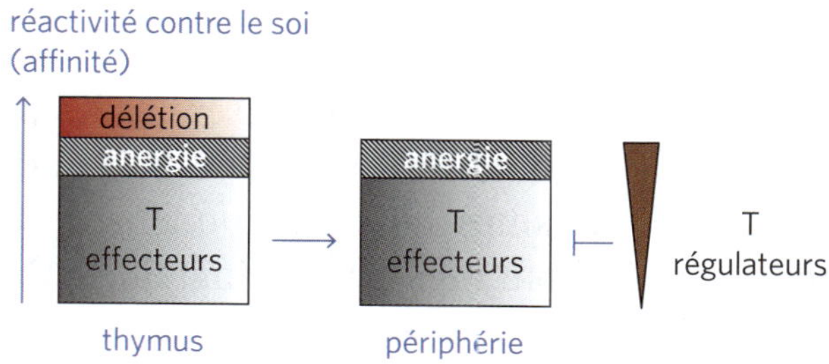

Figure 50. Combinaison des tolérances centrale et périphérique.
En fonction de l'affinité pour les antigènes du soi, les lymphocytes T, dans le thymus, sont éliminés, rendus aréactifs (anergiques) ou potentiellement actifs (effecteurs). En périphérie (organes lymphoïdes secondaires), les lymphocytes anergiques peuvent éventuellement se réactiver. L'ensemble des lymphocytes est sous le contrôle des lymphocytes T régulateurs.

Néanmoins, la génétique mendélienne, malgré ces très nombreux exemples, ne rend pas compte de la fréquence de survenue des maladies auto-immunes et inflammatoires (polyarthrite rhumatoïde par exemple) évoquée plus haut. Nous avons déjà discuté de la place de facteurs environnementaux et de la génétique multifactorielle, mais un concept supplémentaire, *a priori* inattendu, doit être évoqué : la génétique somatique. Il s'agit de mutations survenant au cours de la vie (au sens large, dès l'embryogenèse) affectant les cellules impliquées dans les réponses immunitaires et qui leur procure un avantage sélectif par résistance aux points de contrôle mentionnés ci-dessus. Elles sont alors responsables d'une réaction auto-immune si les cellules concernées sont susceptibles de reconnaître par leurs récepteurs pour l'antigène des antigènes du soi. Ce modèle se rapproche de celui de l'induction de cancers provoquée par des mutations somatiques d'oncogènes. Le principe est le même, les conséquences distinctes (en règle) du fait de la nature des cellules et des gènes concernés. Cette hypothèse est compatible avec ce que l'on sait de la fréquence estimée de tels événements. Les données récentes montrent que l'ensemble des lymphocytes (entre autres cellules) accumulent avec l'âge de telles mutations et donc que la probabilité que quelques-unes d'entre elles puissent conférer un avantage sélectif à des lymphocytes spécifiques d'antigènes du soi n'est pas négligeable. Mais qu'en est-il en réalité ? Il faut revenir au début de ce chapitre, à la description du syndrome ALPS provoqué par un défaut d'apoptose des lymphocytes par déficience de la voie FAS-FAS Ligand. En étudiant des familles de patients atteints d'ALPS, Aude Majerus et Frédéric Rieux-Laucat se sont aperçus que des membres de certaines familles portaient la même mutation du gène de FAS mais n'étaient pas atteints. De plus, au laboratoire, leurs lymphocytes mouraient normalement lorsque l'on activait la voie FAS. Cette situation qualifiée en génétique de pénétrance incomplète peut recevoir plusieurs explications. Une hypothèse classique en génétique est que des variations d'un autre gène dont la fonction est reliée à l'apoptose lymphocytaire modulent ce phénotype. On parle de gènes modificateurs. Dans le cas présent, bien que cette hypothèse reste d'actualité dans certains cas, une seconde a été démontrée : la survenue d'une mutation somatique délétère du second allèle du gène codant FAS dans certains lymphocytes issus d'une même cellule souche où l'événement de mutation s'est produit. Cet événement peut consister parfois en une perte d'un fragment de chromosome (comportant le gène non muté), remplacé par une copie du fragment du chromosome comportant l'allèle muté. On parle dans ce cas d'« uni-disomie parentale ». C'est de fait ce qui a été observé dans ces situations. Il en résulte qu'une mutation récessive engendre par duplication ou mutation du second allèle dans une fraction des cellules une pathologie liée à l'accumulation de ces cellules et, de ce fait, l'induction d'une auto-immunité. Parfois, ce phénomène s'observe de façon isolée : une mutation somatique du gène codant pour FAS survient et suffit par elle-même à provoquer le syndrome ALPS par l'avantage sélectif conféré aux lymphocytes qui la portent. Ces observations apportent une preuve de principe au concept de maladies auto-immunes induites par mutation somatique. Mais est-ce une exception ou l'exemple de situations plus courantes ? Il est encore trop tôt pour répondre à cette question. Des mutations somatiques d'une dizaine de gènes ont été à ce jour rapportées en association avec une maladie inflammatoire ou auto-immune. Chaque fois, le même principe d'un avantage sélectif conféré par la mutation aux cellules concernées apparaît comme l'événement causal (figure 51).

Mais qu'en est-il des maladies auto-immunes communes ? Le chercheur australien Chris Goodnow, déjà cité, a récemment décrit les premières évidences de tels cas chez des patients atteints d'un certain type de syndrome de Sjögren, une maladie auto-immune qui s'attaque aux glandes salivaires et lacrymales. Il a montré que des lymphocytes B produisant les autoanticorps responsables de la maladie (des anticorps anti-immunoglobulines !) portaient plusieurs mutations somatiques, leur conférant un avantage sélectif qui leur permet d'échapper aux systèmes de contrôle des réponses auto-immunes évoquées plus haut. Des études systématiques permettront à l'avenir d'évaluer l'importance de ce mécanisme dans la genèse des maladies auto-immunes.

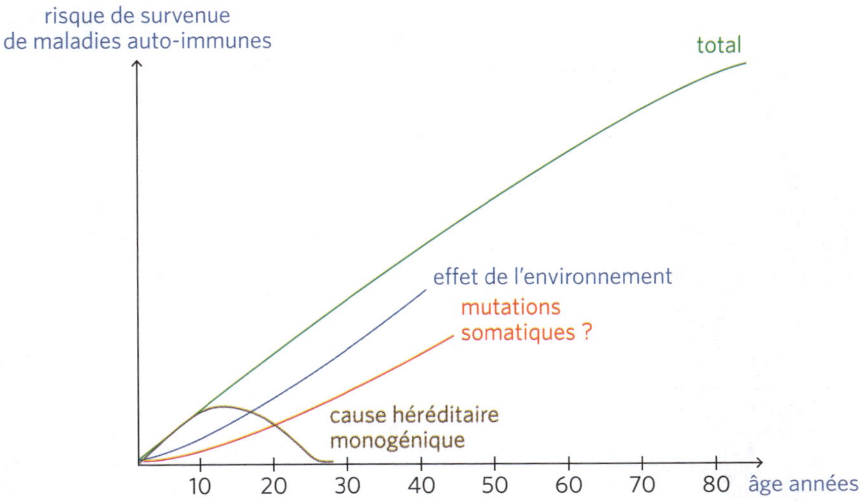

Figure 51. Auto-immunité en fonction de l'âge.
Les causes héréditaires monogéniques rendent comptent de nombreux cas chez l'enfant. Chez l'adulte, il est possible que la survenue de mutations somatiques favorise l'émergence de clones de lymphocytes réactifs contre les antigènes du soi. La modification de protéines du soi par des toxiques comme le tabac est probablement un autre facteur de risque important.

Cette question n'est pas que théorique, car identifier un mécanisme précis est parfois susceptible d'ouvrir la piste d'une thérapeutique ciblée comme évoqué plus haut à propos des mutations gain de fonction.

Ces cinq exemples décrits dans ce chapitre, inspirés de nos travaux et de ceux de nombreuses équipes de par le monde, illustrent comment l'étude de pathologies rares peut contribuer à éclairer la physiologie et initier des pistes pour le traitement de maladies parfois bien plus communes. Il va sans dire que ces travaux se poursuivent à grande échelle. Grâce aux outils modernes de la biologie, je suis convaincu qu'ils continueront en immunologie comme dans d'autres domaines à faire progresser les connaissances scientifiques et la médecine. Ce schéma non classique, où l'observation médicale est à la base de recherche en partie plus fondamentale, est atypique, mais complémentaire de la vision classique de recherche fondamentale débouchant sur des applications.

CHAPITRE III

La défense des vaccins

La vaccination, une affaire de santé publique

Mon activité de médecin et de chercheur fut principalement consacrée aux déficiences immunitaires héréditaires. De fil en aiguille et du fait de sollicitations, j'ai été plus récemment amené à m'intéresser à la question de l'immunité dans un contexte différent, celui de la vaccination des nourrissons puis de l'ensemble de la population contre le SARS-CoV-2. La vaccination présente une dimension éminemment sociale, car la protection des plus vulnérables, dans cette situation, dépend pour partie du choix des autres : se vacciner, c'est aussi protéger les autres et diminuer le risque collectif.

LA VACCINATION : UN CAS D'ÉCOLE LIANT SCIENCE ET POLITIQUE

La vaccination est une action de santé publique dont l'efficacité ne s'est pas démentie tout au long de son histoire (*cf. supra* « Immunité et médecine », p. 124). Plus de quarante vaccins sont disponibles à ce jour contre autant de maladies infectieuses. Malgré son efficacité et son rapport bénéfice/risque favorable, cette pratique fut attaquée dès le début lorsque Jenner immunisa contre la variole avec la vaccine à la fin du XVIIIe siècle. Depuis lors, les attaques n'ont guère cessé, elles n'ont en particulier pas épargné les derniers-nés : les vaccins contre le SARS-CoV-2. Sans doute, le fait que la vaccination s'adresse aux personnes bien portantes – il s'agit d'une mesure de prévention visant à se prémunir contre le *risque* d'une maladie infectieuse – peut rendre compte d'une certaine crainte face à l'introduction dans un corps sain d'une substance étrangère apparentée à un microbe pathogène et dont on ne peut garantir absolument l'innocuité. Ces craintes sont légitimes et il faut y répondre, j'y reviendrai. Néanmoins, les faits sont là et ils démontrent l'efficacité remarquable de beaucoup de ces vaccins : tétanos, diphtérie, polio, méningites, hépatite B, etc. En témoigne la quasi-disparition dans notre pays des trois premières des maladies citées. Un élément important et de fait déterminant dans les politiques de santé publique en matière de vaccination a trait au caractère altruiste de la vaccination. Dans la majorité des cas (les exceptions étant les vaccinations antitétanique, diphtérique et dans une moindre mesure antipolio), la vaccination non seulement protège la personne vaccinée, mais aussi réduit le risque de transmission de l'agent infectieux correspondant. En effet, le vaccin induit la production d'anticorps neutralisants capables d'inactiver immédiatement le microbe en cause (par exemple le bacille de la coqueluche). Ainsi les personnes vaccinées ne risquent-elles pas de contaminer leur entourage. Cette protection peut être complète (rougeole, coqueluche, etc.) ou partielle (grippe, Covid). C'est un concept essentiel en santé publique, car il implique que les personnes vaccinées ne contaminent pas les non-vaccinées en cas d'infection. Plus important encore, cette protection concerne ceux qui ne peuvent bénéficier de la vaccination comme les très jeunes nourrissons. C'est ainsi que la vaccination des parents contre la coqueluche protège leur nourrisson pendant les premiers mois de vie, période pendant laquelle la coqueluche est une maladie infectieuse redoutable. De même, il devrait être prochainement possible de protéger les nourrissons contre le virus respiratoire syncytial, principale cause des bronchiolites, en vaccinant les femmes pendant leurs grossesses. Les anticorps produits par la femme enceinte sont transférés au fœtus pendant le dernier trimestre de la grossesse, ainsi le nouveau-né est-il passivement protégé par les anticorps maternels pendant plusieurs mois Cette stratégie s'est avérée efficace pour protéger les nourrissons contre la survenue de formes graves de SARS-CoV-2. La vaccination des proches et du personnel soignant contre la grippe, le SARS-CoV-2 et les pneumocoques réduit le risque de transmission de ces agents infectieux aux personnes très âgées, dont on sait qu'elles sont moins bien immunisées par la vaccination. C'est aussi de cette façon que sont protégées des personnes profondément immunodéficientes qui répondent mal ou pas du tout à tel ou tel vaccin. Les vaccins dits « vivants atténués », comme le vaccin rougeole-oreillons-rubéole ou le BCG, sont contre-indiqués chez ces patients parce qu'ils peuvent induire une infection grave en l'absence d'immunité satisfaisante. À nouveau, la vaccination de l'entourage prévient l'infection de ces personnes à risque. Mieux, si la couverture vaccinale de la population atteint un certain niveau, qui est variable en fonction de chaque agent infectieux, on peut obtenir une immunité dite stérilisante susceptible de contrôler complètement une épidémie. C'est le fameux coefficient R_0 dont on a beaucoup entendu parler pendant la pandémie de Covid. Pour le virus de la rougeole, qui est très contagieux, il faut atteindre un taux de vaccination de 95 % de la population pour obtenir un tel effet. Ce concept d'immunité collective est fondamental. Les opposants à la vaccination ont vainement essayé d'utiliser l'argument qui se voudrait intangible de la liberté individuelle pour justifier un refus de vaccination. Mais, pour la plupart des vaccins, une telle attitude remet en cause la protection collective. Or cette notion prévaut d'un point de vue éthique : elle s'impose au nom du bien commun et de la solidarité. Elle peut justifier, lorsque nécessaire, une décision de vaccination obligatoire qui s'impose à tous (*cf. infra*). Le Conseil constitutionnel a tranché ce point sur le plan du droit à l'occasion, en 2018, de l'instauration de l'obligation des onze vaccins administrés aux nourrissons.

Les années 2000 ont vu monter en puissance un mouvement d'opposition à certains vaccins qui a beaucoup profité de l'émergence des réseaux sociaux sur Internet (Google en 1998, Facebook en 2004, YouTube en 2005, Twitter en 2006, WhatsApp en 2009, Instagram en 2010, Snapchat en 2011, Telegram en 2013 et TikTok en 2016). Ces mouvements « antivax », de façon intéressante, diffèrent d'un pays à l'autre. En 1998, en Grande-Bretagne, le médecin Wakefield publie dans le *Lancet*, une revue scientifique prestigieuse, un article retentissant qui relie la vaccination ROR (rougeole-oreillons-rubéole) au risque de survenue d'autisme. En France, une alerte concernant une recrudescence de cas de sclérose en plaques chez des adolescentes, dans un contexte où la vaccination antihépatite B a été fortement promue à cet âge, conduit les autorités de santé à recommander de ne plus vacciner, comme proposé jusque-là, les enfants âgés de 10 ans et plus contre l'hépatite B. En France encore, Luc Montagnier, codécouvreur du VIH, met en garde contre un lien entre vaccination anticoqueluche et mort subite du nourrisson. Romain Gherardi, médecin spécialiste des maladies musculaires à l'hôpital Henri-Mondor, identifie des dépôts d'aluminium au point d'injection intramusculaire de vaccins contenant des sels d'aluminium comme adjuvant. Rappelons que les adjuvants sont des substances chimiques (sels d'aluminium ou lipides) ajoutées à certains vaccins pour induire une réponse immunitaire non spécifique de l'immunité innée. Cette dernière favorise une meilleure présentation des antigènes par les cellules dendritiques aux lymphocytes T et indirectement favorise la production d'anticorps. Cet effet adjuvant, longtemps resté incompris, est désormais assez bien expliqué par les concepts de l'immunologie moderne (*cf.* p. 124 et suivantes). Gherardi se convainc alors que cette persistance de sels d'aluminium est responsable d'une intoxication provoquant une myofasciite à macrophages (inflammation du muscle) éventuellement associée à une maladie neurologique et cognitive invalidante… Ces quatre allégations d'effets indésirables de vaccins ont fait l'objet d'une large diffusion dans les réseaux sociaux et, dans un premier temps, d'une faible réaction des autorités sanitaires, voire de son absence. Examinons dans un premier temps ce qu'il en est de leur véracité.

Le premier cas (A. Wakefield) est particulièrement illustratif. Il s'avère après enquête que les données publiées ont été inventées de toutes pièces, avec pour objectif un gain financier de parents d'enfants atteints d'autisme (et de Wakefield lui-même) en dédommagement de la réalisation d'un acte toxique. L'article dans le *Lancet* fut retiré, Wakefield perdit sa licence de médecin en Grande-Bretagne... et continua ensuite à propager une attitude antivax aux États-Unis ! À noter que cette rétractation intervint seulement en 2010. Cette affaire fit grand bruit au Royaume-Uni et eut pour conséquence une diminution de plus de 10 points de couverture vaccinale par le vaccin ROR, ce qui provoqua une recrudescence de cas de rougeole. Le retour à un taux de couverture antérieur prendra plus de dix ans !

L'allégation de survenue de mort subite provoquée par le vaccin anticoqueluche énoncée par Montagnier correspondait à une coïncidence entre nombre de cas de mort subite du nourrisson et taux de vaccination anticoqueluche, coïncidence qui disparut lorsqu'un médecin allemand montra qu'en couchant les nourrissons sur le dos, et non plus sur le ventre, on faisait quasiment disparaître les cas de mort subite, et ce sans diminuer le taux de vaccination. Coïncidence (deux événements indépendants se produisant simultanément) ne vaut pas causalité (un événement qui en détermine le second), un principe que l'on retrouvera dans les allégations sur les effets du vaccin anti-SARS-CoV-2. Cette crainte a pu jouer dans la diminution de la couverture vaccinale des nourrissons en France dans les années 2010 (*cf. infra*).

La troisième situation est de nature un peu différente. La forte promotion de la vaccination contre l'hépatite B chez les jeunes fit qu'en apparence il y avait plus de cas de sclérose en plaques après vaccination. De fait furent vaccinées les personnes à l'âge où le risque de survenue de sclérose en plaques est le plus élevé. Il s'agissait initialement d'une alerte face à une telle observation. Même ainsi, la vaccination conservait un rapport bénéfice/risque favorable. Néanmoins, l'émoi créé par la constitution d'une association de familles de personnes potentiellement victimes de cette vaccination fit que le ministre de la Santé de l'époque décida la suspension de la vaccination des jeunes, ce qui renforça la crainte de la population. Il en résulte que cette classe d'âge ne fut que très peu vaccinée et ne l'est toujours pas, ce qui l'expose aux complications de l'hépatite B : hépatite fulminante ou cirrhose et cancer (environ mille deux cents cas par an en France), alors que le vaccin confère dans plus de 95 % des cas une protection complète et à vie. Une série d'études à très grande échelle montra que ce vaccin n'était pas associé au risque de sclérose en plaques, mais cette suspicion, néanmoins, a depuis en partie subsisté. Il ne s'agit pas ici d'une tromperie mais de l'absence de prise en compte, par certaines personnes, d'études infirmant une alerte initiale fondée sur une concomitance d'événements qui n'étaient pas reliés de manière causale : le vaccin n'était pas la cause de la sclérose en plaques.

Quant à l'effet imputé aux adjuvants aluminiques qui ont été incriminés, il n'a jamais pu être démontré. Des tentatives de reproduction dans des modèles animaux n'ont pas non plus été concluantes. Observons que, curieusement, cet effet indésirable allégué n'a été observé quasi exclusivement qu'en France, alors que, bien sûr, les mêmes vaccins qui contiennent donc ce même adjuvant sont utilisés dans le monde entier et ce depuis plus de quatre-vingt-dix ans ! Autre curiosité, depuis que Romain Gherardi a pris sa retraite, on n'en entend plus parler !

Pourtant, ces affirmations, que l'on peut qualifier de fausses, ont sous-tendu un mouvement d'hésitation et parfois de défiance à l'égard des vaccins, en particulier ceux administrés aux nourrissons, mouvement qui a culminé en France vers 2015-2016. Il en est résulté une tendance à la baisse de la couverture vaccinale dans cette classe d'âge, associée à de petites épidémies de rougeole, responsables de décès de sujets dont les défenses immunitaires étaient compromises. À l'époque, trois vaccins étaient obligatoires : tétanos, diphtérie et polio, huit étaient recommandés : hépatite B, coqueluche, *Haemophilus influenzae*, pneumocoque, rougeole, oreillons, rubéole et méningocoque C. Les vaccins obligatoires étaient administrés à plus de 95 % des enfants, les autres, de 70 à 90 % en fonction des vaccins. Cette situation ne pouvait être considérée comme satisfaisante, ce d'autant que les vaccins recommandés étaient largement aussi utiles que les obligatoires !

Dans ce contexte, je reçus en février 2016 un appel téléphonique de la ministre de la Santé de l'époque, Marisol Touraine, qui me proposait de présider un comité chargé d'organiser une concertation citoyenne sur la vaccination des nourrissons et, *in fine*, de faire des propositions destinées à redonner confiance en ces vaccins afin que la couverture vaccinale redevienne satisfaisante. Un comité pluridisciplinaire se mit au travail, deux groupes de citoyens (l'un composé de professionnels de santé, l'autre, de citoyens « ordinaires ») furent constitués et formés à la question de la vaccination, comme il se devait. Cette double concertation aboutit après de nombreuses auditions à des recommandations, les unes en faveur d'une obligation vaccinale, d'autres plus circonspectes sur ce point, mais toutes mettant l'accent sur la nécessité de mettre en place une forte campagne d'information et d'explication auprès du public (et des professionnels de santé) sur ces vaccins. De façon intéressante, l'avis des deux groupes et du comité convergea ensuite lors d'une séance commune vers une recommandation d'obligation de la pratique de ces onze valences vaccinales. J'y reviendrai.

Auparavant, et ce fut le travail du comité, il fallait se poser la question de l'origine de cette hésitation et, pour certains, du refus de tout ou partie de ces vaccinations croissant dans notre pays. Une enquête internationale menée à l'époque par l'anthropologue britannique Heidi Larson, spécialiste de la vaccination, indiquait que la France était en tête de l'hésitation vaccinale dans le monde. Les enquêtes plus fines réalisées par l'agence de santé publique « Santé publique France » et de sociologues spécialistes de cette question montraient aussi la croissance de cette position en France, y compris dans une fraction non négligeable (13 %) du corps médical !

ORIGINE DES FAUSSES INFORMATIONS EN MATIÈRE DE VACCINATION

Remarquons en premier lieu que celles-ci émanent toujours du milieu médico-scientifique, comme nous l'avons vu plus haut, ce qui leur donne un certain poids, encore accru par la notoriété (prix Nobel) de leurs auteurs. Ce n'est qu'ensuite qu'elles font l'objet de relais médiatiques. Ces fausses informations proviennent d'une pratique déviante de la recherche scientifique de façon soit intentionnelle, il s'agit alors de fraude scientifique, c'est le cas Wakefield, soit non intentionnelle du fait d'une méthodologie inadéquate (Gherardi) ou d'une interprétation erronée de données (Montagnier).

La recherche de notoriété n'est sans doute pas étrangère à certaines de ces pratiques. À la base de ces *fake news* et de leurs diffusions, on trouve souvent des intérêts financiers (publication de livres, services notamment juridiques et vente de produits « naturels » en substitution à la vaccination). Ces fausses informations sont parfois relayées en raison de convictions idéologiques ou religieuses : philosophie naturaliste comme l'anthroposophie et mouvements religieux radicaux présents dans quasiment toutes les religions. L'hostilité de certains à l'industrie pharmaceutique du fait de bénéfices importants les conduit à rejeter leurs produits (au moins les vaccins !) malgré leur qualité. Cela peut conduire à une instrumentalisation politique, comme on a pu le voir avec Trump, mais aussi la coalition Ligue/Mouvement Cinq Étoiles en Italie ou encore en France à l'extrême droite et parfois à l'extrême gauche. Les personnes qui s'estiment victimes d'accidents de la vaccination peuvent en toute sincérité propager ces informations dans un intérêt de reconnaissance victimaire.

Ces fausses nouvelles ont été largement diffusées par les réseaux sociaux avec jusqu'à récemment une quasi-absence de contrôle. C'est ainsi que s'est mise en place la caisse de résonance accueillie favorablement par des groupes en recherche de biais de confirmation cognitif : la recherche de l'information se fait auprès de ceux qui pensent comme soi. En 2016, une enquête avait identifié quatorze sources de fausses nouvelles sur la vaccination en langue française aisément accessibles sur Internet. Les médias traditionnels, dans les années 2010-2017, ont parfois été complaisants, soit par idéologie, soit pour des raisons commerciales, soit encore pour respecter une apparente équité dans ce qui se voulait être une controverse pseudoscientifique, source d'un relativisme dangereux (toutes les opinions se valent, scientifiques ou non) ! Francis Wolff, philosophe à l'École normale supérieure, a écrit à ce propos que « le progressisme est en baisse à la bourse des idées, et un soupçon général pèse sur les sciences ».

Qui sont ceux qui écoutent ces fausses informations ? Bien sûr, il s'agit souvent de personnes insuffisamment informées faute de lectures personnelles ou d'explications apportées par leurs médecins (ou pharmaciens) ; sans aucun doute, beaucoup de personnes ayant perdu confiance dans les différents pouvoirs institutionnels sanitaire et politique. De nombreuses études montrent la très forte corrélation entre le degré de confiance accordée aux gouvernants et le taux de couverture vaccinale. En France, la comparaison des cartes des votes Le Pen ou Mélenchon avec les couvertures vaccinales des nourrissons en 2017 et contre le Covid en 2022 (figure 52) est éloquente.

Pour eux, ces fausses informations sont une source de pensée magique rassurante. La sensibilité française sur cette question provient sans doute d'un terrain « favorable » constitué par une série d'éléments : crises de la vaccination (vaccin contre l'hépatite et sclérose en plaques [*cf. supra*], mauvaise organisation de la vaccination contre la grippe H1N1 lors de la pandémie de 2009), scandales sanitaires (sang contaminé, hormone de croissance contaminée, Mediator). S'y ajoute une revendication, que l'on peut considérer comme *a priori* légitime, de la volonté d'être expert par soi-même, maître de ses décisions concernant son propre corps, mais qui peut conduire à une attitude individualiste. Tout cela est survenu dans un contexte de faible culture de la prévention en santé dans notre pays, de la part tant des soignants que de la population. Le fait que depuis longtemps la

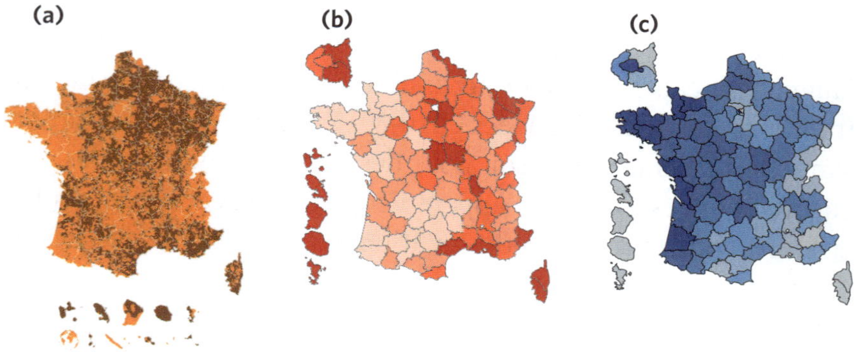

Figure 52. Corrélation inverse entre les votes pour Mme Le Pen (a), M. Mélenchon (b), lors de l'élection présidentielle d'avril 2022 et la couverture vaccinale anti-SARS-CoV-2 (c).
Plus les couleurs sont foncées, plus élevé est le pourcentage de votants ou de vaccinés.

vaccination des enfants à l'école s'est effondrée, du fait de la désagrégation de la médecine scolaire, a fait perdre une opportunité de vacciner tous les enfants quel que soit leur milieu d'origine et représente une perte d'occasion d'éducation à la vaccination (et à la science !). Enfin, rappelons-le, jusqu'en 2016, les autorités sanitaires sont restées silencieuses face à ce problème.

COMMENT FAIRE FACE ?

Le premier niveau d'intervention concerne bien évidemment l'établissement de la confiance en une politique de santé publique d'intérêt général. Apporter une information claire, intelligible et honnête est indispensable. Éviter les conflits d'intérêts et faire état des liens d'intérêts sont des prérequis absolument indispensables. Les pourvoyeurs de fausses nouvelles essaient systématiquement de décrédibiliser les scientifiques experts en invoquant des conflits d'intérêts avec l'industrie pharmaceutique. Cette question doit être examinée avec attention. Mais la confusion, souvent volontaire, entre conflit et lien d'intérêts de la part des détracteurs doit être évitée. Il est très peu probable qu'un expert en vaccination n'ait pas collaboré avec tel ou tel industriel dans le développement ou l'évaluation d'un vaccin. C'est de fait par ces interactions entre monde académique et monde industriel que l'innovation progresse. Un tel lien d'intérêts qui implique de ne pas se prononcer publiquement dans ce cadre précis (conflit) ne doit pas l'empêcher d'intervenir dans une autre circonstance en faisant état de ce lien. Je me souviens qu'en 2016, dans le cadre de la mission sur la vaccination des nourrissons, nous avions fait appel à une chercheuse renommée de Genève, Claire-Anne Siegrist, une des meilleures expertes mondiales. Elle fut attaquée de façon répétée et totalement injustifiée dans les médias pour de prétendus conflits d'intérêts. J'avais été accusé d'être juge et partie, y compris par une journaliste d'un célèbre journal du soir, parce que j'avais reçu trois ans plus tôt un prix scientifique « Sanofi-Pasteur » décerné par un jury de scientifiques du monde académique sans lien avec Sanofi, ni rapport avec la vaccination, prix dont je ne m'étais pas caché. Au mieux de la suspicion systématique, au pire une forme de mauvaise foi…

L'information doit provenir en premier lieu des soignants, médecins généralistes, pharmaciens, sages-femmes, infirmiers qui ont la confiance de leur patientèle. Encore faut-il qu'eux-mêmes aient été bien formés pendant leurs études et par la formation continue. Les instances publiques, notamment Santé publique France, ont mis en place des sites d'information pour les soignants d'une part, le grand public d'autre part, qui sont très bien faits et couvrent bien tous les aspects de la vaccination depuis le rationnel jusqu'à l'efficacité et la sécurité. Il y a eu beaucoup de travaux sur la méthodologie la plus adéquate à la délivrance de l'information. Cette action nécessite du temps, d'écouter attentivement, de prendre en considération les incertitudes, les peurs qui sont compréhensibles et d'essayer d'y répondre de façon juste et avec empathie. L'école, déjà évoquée un peu plus haut, est un lieu privilégié d'éducation à la santé, ce qui inclut la vaccination. Celle-ci peut ainsi toucher tous les enfants. Les pays qui pratiquent la vaccination à l'école (Australie, Royaume-Uni, pays scandinaves) ont les taux les plus élevés de couverture vaccinale. Les arguments mis en avant par les autorités du monde de l'éducation pour ne pas vacciner à l'école sont doubles : cela risquerait de déclencher des polémiques avec les familles opposées, et, de toute façon, il n'y a pas (plus) de service médical pour vacciner. On peut répondre, d'une part, que renoncer sous pression de quelques-uns est une forme de démission, sachant qu'en tout état de cause l'acte de vaccination nécessite l'accord de la famille. D'autre part, le service médical défaillant à l'école pourrait être aisément remplacé en faisant appel à des infirmiers ou à des médecins de proximité payés à la vacation pour ce faire… et, à terme, en reconstituant un service de santé scolaire !

LA CONCERTATION CITOYENNE SUR LA VACCINATION DES NOURRISSONS EN 2016

Ces mesures de transparence avaient été préconisées, accompagnées d'autres facilitant la vaccination : élargir la réalisation de l'acte de vaccination aux pharmaciens, aux infirmiers, mettre à disposition des vaccins chez les médecins, mesures… qui devinrent effectives cinq ans plus tard dans le contexte de la vaccination anti-Covid. Sans succès, nous avions plaidé pour une prise en charge intégrale par la Caisse nationale d'assurance-maladie du coût des vaccins qui était déjà en place pour le vaccin rougeole-oreillons-rubéole (les autres vaccins étant remboursés à hauteur de 65 %). Cette mesure, qui sera effective là aussi dans le contexte de la pandémie, aurait représenté une marque forte de l'importance que les autorités sanitaires accordaient à la vaccination des nourrissons. Son coût (en incluant la vaccination contre les papillomavirus ; voir plus loin) aurait été de l'ordre de 150 millions d'euros, une somme importante mais à contrebalancer par les effets bénéfices directs (prévention du coût de la prise en charge des maladies infectieuses correspondantes) et indirects (incitation à l'éducation à la santé). En revanche, une campagne de sensibilisation à cette vaccination fut mise en place avec succès. Enfin, on parlait publiquement du bien-fondé de la vaccination. Il faut dire que cette campagne, lancée sous l'égide du ministère de la Santé en 2018, fut relayée activement par nombre de médecins généralistes, de pédiatres et d'autres soignants qui attendaient avec une certaine impatience une telle action.

L'obligation vaccinale, un gros mot ? Dans un contexte de perte de confiance d'une fraction de la population (25 à 30 % des parents concernés), de sécurité et d'efficacité indiscutables des vaccins concernés et de l'insuffisance d'effet de la proposition de ces vaccins par le corps médical, il apparut licite et approprié de proposer que les vaccins recommandés aux nourrissons deviennent obligatoires, l'intérêt général devant l'emporter sur l'intérêt particulier. Cette mesure avait déjà été mise en œuvre dans le passé pour la vaccination antivariolique et pour la vaccination contre la diphtérie, le tétanos et la polio depuis les années 1960. Elle ne pouvait bien sûr se concevoir sans l'appui des communautés médicales et de soins, ce qui fut le cas, et sans être accompagnée d'une vaste campagne de sensibilisation à cette vaccination, ce qui fut aussi le cas. L'entourage de la ministre et sans doute le président de la République, fin 2016, lorsque les conclusions furent rendues, n'étaient pas très favorables à cette préconisation d'obligation, redoutant une forme de rébellion d'une fraction de la population. À noter que, confronté à une problématique similaire, le gouvernement italien avait pris quelques mois plus tôt une mesure d'obligation qui se révéla être un succès. Le gouvernement d'Édouard Philippe, avec Agnès Buzyn, la nouvelle ministre de la Santé, adopta une attitude plus courageuse qui aboutit au vote par le Parlement, début 2018, de l'obligation de l'administration de ces onze vaccins aux nourrissons. Cette décision ne déclencha pas de vague d'hostilité, contrairement aux craintes de certains, et fut suivie lors des deux années suivantes d'une augmentation de la couverture vaccinale, notamment contre la rougeole qui dépassa 90 % et s'étendit à des vaccins non obligatoires comme le vaccin contre le papillomavirus. Même si les enquêtes d'opinion ont montré la persistance dans une frange de la population d'une dose de scepticisme, l'obligation fut efficace, sans doute aussi parce que cette décision mettait le doigt sur l'importance de cette action de santé publique. Bref, le recours à une obligation démontra son efficacité, comme ce fut le cas dans le passé pour un certain nombre de mesures ayant trait à la sécurité routière, malgré de vives protestations.

QUID DES AUTRES VACCINS ?

Ce succès doit être tempéré par la situation de la vaccination des adultes (rappels, vaccination antigrippale) qui ne progressait pas beaucoup, et par celle de la vaccination contre les papillomavirus (HPV), un échec lourd de conséquences. Le chercheur allemand Harald zur Hausen avait démontré dans les années 1980 que les cancers du col de l'utérus étaient la conséquence d'une infection par certains papillomavirus. La contamination se fait par voie sexuelle. En France, environ trois mille femmes développent chaque année un tel cancer, dont environ un tiers décède. Le dépistage par frottis vaginal permet de déceler des lésions précancéreuses, qui peuvent être retirées par une intervention dite « de conisation ». Vingt-cinq mille interventions de ce type sont effectuées chaque année en France. Ces virus provoquent également d'autres cancers génitaux et oropharyngés (trois mille supplémentaires, moitié chez les femmes, moitié chez les hommes). Un vaccin dirigé contre les souches de HPV les plus à risque de provoquer un cancer a été développé, d'abord contre deux, puis quatre, puis maintenant neuf souches. Ces souches sont responsables de plus de 90 % des cas de ces cancers. Les études cliniques effectuées à la fin des années 2000 ont montré de façon concordante la sécurité d'emploi de ces vaccins et leur efficacité pour prévenir environ 90 % des lésions précancéreuses du col de l'utérus chez des personnes non encore infectées. Fondé sur ces résultats, il a été logiquement préconisé de vacciner les jeunes filles avant le début de l'activité sexuelle. Cette vaccination en milieu scolaire dans de nombreux pays fut largement couronnée ce succès. Avec désormais un recul de quinze ans et des données dans plusieurs pays concernant chaque fois plus d'un million de femmes, l'efficacité de prévention, de l'ordre de 90 %, cette fois-ci du cancer du col de l'utérus a été démontrée. C'est un résultat remarquable qui doit conduire à une réduction drastique du nombre de cancers associés aux HPV et des décès qu'ils entraînent. Pourtant, cette vaccination a été l'objet d'attaques : elle provoquerait des maladies auto-immunes du système nerveux (syndrome de Guillain-Barré), des syncopes, et serait associée à une augmentation du nombre de cas de cancer du col de l'utérus dans les pays où cette vaccination est répandue ! La première et la troisième allégation ont diffusé en France. La deuxième est originaire du Danemark et du Japon. Le risque de survenue de syndrome de Guillain-Barré dans une grande étude française est de moins d'un cas pour 1 million de personnes vaccinées ; ce risque très faible n'a pas été confirmé dans d'autres études. Les « syncopes » sont restées localisées aux deux pays concernés, montrant la dimension psychologique (stress et conditionnement social) de leur survenue. Enfin, l'augmentation du nombre de cas de cancer du col de l'utérus, si elle est réelle (fruit de contamination des femmes il y a vingt à quarante ans), est observée… chez des femmes non vaccinées ! Pourtant, à nouveau, ces informations erronées ou mal interprétées ont conduit à retarder la mise en œuvre de cette vaccination dans certains pays dont la France. Au Japon, le récit des syncopes a conduit à arrêter la recommandation de vaccination des jeunes filles, vaccination *de facto* interrompue pendant sept ans et qui vient juste de reprendre ! En France, des articles dans la presse « sérieuse », dont *Le Monde* en 2016, ont fait état d'une tentative de dissimuler les cas de syncopes mentionnés plus haut et donc la dangerosité de ce vaccin. Pendant longtemps, en France, seules environ 25 % des filles étaient vaccinées. On observe depuis trois ou quatre ans une augmentation mais, à ce jour, le taux de couverture vaccinale des filles n'est que de 45 % contre 70-80 % en Australie, en Grande-Bretagne ou en Scandinavie. La vaccination des garçons, qui n'est recommandée que depuis deux ans, concerne 6 % d'entre eux. La vaccination de ces derniers est bien sûr justifiée par le risque de cancers liés à HPV (mille cinq cents cas par an), par le risque de transmission aux filles et, dans ce contexte, par un souci d'égalité de pratique ! Clairement, à nouveau la réticence, voire l'opposition à cette vaccination est liée à un défaut d'information face à un flot incessant de fausses informations ; elle est sans doute majorée par un tabou des parents concernant la sexualité de leurs enfants. Pédagogie, remboursement intégral d'un vaccin onéreux, renforcement des mesures d'éducation à la santé, campagne de sensibilisation des médecins et des sages-femmes, et du public, recours à la vaccination à l'école devraient, espérons-le, permettre d'atteindre une couverture vaccinale satisfaisante (70-80 % d'une classe d'âge). Il faut pour cela à nouveau une volonté politique affirmée et le soutien des professionnels de santé. L'initiative gouvernementale qui propose la vaccination gratuite des collégiens à l'automne 2023 va dans le bon sens. En cas d'échec, le recours à l'obligation vaccinale pourrait là aussi se discuter. Ces situations assez répétitives démontrent la nécessité d'une action de grande ampleur et dans la durée des autorités sanitaires et éducatives pour que la France trouve sa place parmi les pays qui ont pleinement confiance dans la vaccination. La gestion de situations de crise comme celle que nous venons de vivre avec la pandémie de Covid illustre bien comment l'action de santé publique peut être mise en œuvre en recourant à tous les outils mis à disposition.

La campagne de vaccination contre le Covid

L'irruption de la pandémie de Covid-19, fin 2019, à Wuhan en Chine a bouleversé en quelques semaines la planète. Il fut rapidement découvert que cette maladie respiratoire était due à un coronavirus dénommé SARS-CoV-2. Elle conduisit, dès la mi-mars 2020, à l'instauration d'un confinement du pays afin d'enrayer la progression rapide d'une infection virale qui avait alors affecté environ 5 % de la population, provoqué la saturation du système hospitalier, en particulier ses structures de soins intensifs, et causé plus de trente mille décès. Ces mesures furent efficaces mais ne pouvaient être prolongées indéfiniment. De nouvelles vagues d'infections se sont succédé en l'absence d'immunité collective suffisante et de mesures de prévention efficaces à l'automne 2020, puis début 2021. De nouvelles vagues ont suivi, deux en 2021 et cinq en 2022, liées à l'émergence de variants du virus qui lui ont conféré des capacités accrues d'infection, de réplication et de résistance partielle à la réponse immunitaire. En France, cinq variants principaux se sont ainsi succédé : alpha, delta, omicron (BA-1 et -2) puis BA-5 et ses descendants. Les variants omicron, considérablement plus transmissibles, ont infecté pratiquement toute la population, mais heureusement avec des conséquences moindres du fait d'une virulence intrinsèque du virus diminuée et de l'atténuation par l'immunité progressivement acquise par la population. Au total, à ce jour (fin 2023), on compte en France plus de 1 million d'hospitalisations liées au Covid-19 et on déplore un peu plus de cent soixante mille décès. À l'échelle mondiale, les chiffres « officiels » évoquent 6 millions de décès, mais les estimations fondées sur des enquêtes évaluant la surmortalité par rapport aux années précédentes sont de l'ordre de 15 à 18 millions de décès. Il s'agit de la pandémie aiguë la plus grave depuis l'épisode de la grippe H1N1 (dite espagnole) survenue en 1917-1918.

L'ampleur de la pandémie de Covid-19 conduisit très rapidement à décrire les caractéristiques de la maladie : infection respiratoire à la fois des voies aériennes supérieures et des poumons, parfois associée à une atteinte intestinale et à des manifestations liées à l'infection d'autres organes. Il apparut rapidement que l'infection pouvait rester chez beaucoup silencieuse, provoquer une atteinte de type grippal avec souvent perte de l'odorat et du goût, d'évolution en règle favorable en quelques jours ou bien être responsable d'une pneumonie d'évolution sévère du fait d'une réponse inflammatoire locale inappropriée, parfois compliquée de phénomènes de thromboses (caillot) vasculaires qui pouvaient être fatales. Chez environ 0,5 % des personnes infectées, l'infection s'avère fatale. Très vite, on s'aperçut que l'infection était particulièrement sévère chez les personnes âgées, mais aussi chez les femmes enceintes et les personnes souffrant de maladies chroniques ou immunodéficientes. Cependant, des formes sévères de la maladie furent parfois observées chez des adultes jeunes en bonne santé. Le virus responsable fut rapidement isolé. Il s'agissait d'un coronavirus, une famille de virus à ARN, dont plusieurs membres étaient connus pour provoquer des infections respiratoires bénignes. Cependant, deux d'entre eux, le MERS et le SARS-CoV, avaient été responsables d'épisodes relativement limités mais très sévères d'infections pulmonaires respectivement au Moyen-Orient en 2012 et en Asie du Sud-Est en 2003-2004, d'où l'acronyme SARS qui signifie « *severe acute respiratory syndrome* » (syndrome respiratoire aigu sévère). Le SARS-CoV-2 est un lointain « cousin » du précédent. Ces virus ont des réservoirs animaux et peuvent se propager de l'animal à l'homme, il s'agit de zoonoses.

De façon remarquable, dès janvier 2020, la séquence du génome viral fut connue, soit moins de deux mois après le début de la pandémie. Ce résultat unique, lié à la puissance des outils de biologie moléculaire et d'informatique, a ouvert la voie aux avancées si spectaculaires de la mise au point de vaccins contée ci-dessous. Mais il a aussi été possible d'identifier les divers composants du virus, dont le spicule (*spike*), protéine de surface du virus qui lui permet de se fixer sur les cellules épithéliales de l'arbre respiratoire et de l'intestin grâce à un récepteur cellulaire ACE-2. Ce n'est qu'au sein de ces cellules que le virus peut se répliquer, c'est-à-dire se reproduire en grand nombre, particules virales ensuite libérées qui vont infecter d'autres cellules, et ce très rapidement. La spike est de ce fait apparue comme la protéine vaccinale de choix avec l'espoir de générer notamment des anticorps capables de bloquer l'interaction ente la spike du virus et son récepteur et, donc, de neutraliser l'infection. Il a été montré qu'effectivement les sujets infectés pouvaient produire de tels anticorps ainsi qu'une réponse des lymphocytes T spécifiques des différentes protéines virales. Il fut raisonnablement postulé que ces réponses immunitaires spécifiques du virus contrôlaient l'infection, en conjonction avec l'immunité innée, notamment à travers la production des interférons et de multiples protéines antivirales dont l'expression est induite par ces interférons (*cf.* figure 25).

La course aux vaccins commença sans attendre. La chronologie de leurs mises au point, unique dans l'histoire de la médecine, mérite d'être rappelée. Les stratégies de génie génétique permirent de générer en quelques semaines deux types de vaccins. En premier lieu, ceux fondés sur une technologie déjà utilisée avec succès dans les années récentes pour protéger contre le virus Ebola. Il s'agit d'utiliser des adénovirus, virus responsables d'infections respiratoires banales chez l'homme ou l'animal, modifiés pour empêcher qu'ils se répliquent et d'y inclure le gène de la spike de SARS-CoV-2. Plusieurs adénovirus ont été utilisés pour ce faire. Les Britanniques de l'Université d'Oxford, en collaboration avec la société AstraZeneca, choisirent un adénovirus qui avait été isolé chez le chimpanzé. Les Russes de l'Institut Gamaleia utilisèrent deux adénovirus d'origine humaine, dont l'un fut également choisi par l'industriel Johnson et Johnson. Le principe consiste à injecter par voie intramusculaire ces préparations vaccinales. Dans le corps, et plus précisément au sein des cellules dendritiques présentatrices d'antigène (*cf.* figure 18) présentes dans le muscle et migrant vers les organes lymphoïdes secondaires, l'ADN codant pour la spike est transcrit en ARN messager, lui-même traduit en protéine spike. Cette dernière sert d'immunogène et induit la production d'anticorps spécifiques ainsi qu'une réponse des lymphocytes T, comme cela fut montré d'abord dans des modèles animaux. À noter que d'autres stratégies fondées sur une approche similaire – utiliser un virus anodin pour servir de cheval de Troie de l'antigène vaccinal – furent testées. L'Institut Pasteur développa une idée astucieuse : se servir du virus atténué de la rougeole, utilisé pour vacciner contre cette maladie, en le modifiant pour incorporer le gène de la spike. Il était escompté que ce virus, capable de se répliquer *in vivo* avant d'être neutralisé par la réponse immunitaire, induirait ainsi, du fait de sa multiplication temporaire, une quantité importante de spike et serait donc très immunogène. Malheureusement, les essais ne furent pas concluants, pour des raisons non comprises, et cette piste dut être abandonnée. Cet échec illustre le fait que de bonnes idées en science sont loin de toujours aboutir, sans qu'il faille remettre pour autant en cause les chercheurs et l'institution.

La seconde stratégie, utilisée pour la première fois en vaccination chez l'homme, consiste en l'emploi d'ARN messager. Le principe en est très simple : l'ARN messager de la spike, une fois présent au sein de cellules, génère la protéine spike qui est ensuite immunisante selon le même schéma qu'évoqué plus haut pour les vaccins fondés sur des vecteurs adénoviraux. Comment se fait-il qu'une idée aussi simple n'ait jamais été appliquée antérieurement ? L'ARN messager est connu depuis 1961, grâce entre autres aux travaux de deux grands chercheurs français, François Gros et François Jacob, en collaboration avec leurs collègues britanniques et nord-américains. Il fallut près de soixante ans pour que cette découverte majeure de la recherche fondamentale en biologie se traduise en un tel progrès de la médecine. Les étapes furent, comme souvent en science, longues et nombreuses : utilisation de l'ARN messager (ARNm) pour induire *in vitro* dans des cellules l'expression d'une protéine (1969) ; première injection *in vivo* chez la souris (1990) ; première tentative d'utilisation thérapeutique pour vacciner contre des antigènes de tumeur (1995). Ces tentatives n'étaient guère efficaces compte tenu d'un faible niveau d'expression de la protéine correspondante. L'avancée décisive intervint dans les années 2000, lorsque Katalin Kariko, chercheuse d'origine hongroise, et Drew Weissman, qui travaillaient à Philadelphie et poursuivaient avec opiniâtreté l'idée de développer des vaccins à base d'ARNm dans un climat de scepticisme de la communauté scientifique, trouvèrent la clé. L'ARN messager injecté dans des cellules induit une réponse immunitaire innée parce que ces ARNm présents en quantité sont reconnus par les récepteurs de type TLR (qui venaient d'être identifiés), capables de détecter de l'ARN et de l'ADN dans le cytoplasme des cellules (*cf.* p. 105 et suivantes). La réponse inflammatoire induite entraîne la mort de ces cellules, donc l'absence d'expression de la protéine vaccinale. La situation paraissait bloquée : soit présence tolérée mais efficacité insuffisante d'une petite quantité de l'ARNm, soit… mort cellulaire. On comprend pourquoi la plupart des chercheurs n'accordaient guère de crédits à ces travaux. Le mérite de Kariko et de Weissman fut de ne pas renoncer et de tester toutes sortes de solutions de façon relativement empirique. C'est ainsi qu'ils aboutirent à des préparations d'ARNm efficaces qui ne tuent pas les cellules ! Ils avaient observé que les ARN de transfert qui convoient les différents acides aminés aux ribosomes lors de la synthèse protéique sont peu pro-inflammatoires lors d'injection intracellulaire. Ces ARN ont une composition légèrement différente de l'ARNm : ils utilisent une uridine modifiée, la « pseudo-uridine », dont l'incorporation dans l'ARN à la place de l'uridine ne modifie pas la lecture du code génétique. Kariko et Weissman observèrent que des ARN « pseudo-uridinylés » (où la pseudo-uridine remplace l'uridine) n'étaient pas reconnus par les récepteurs des acides nucléiques de la famille des TLR (*cf.* p. 105 et suivantes) et, de ce fait, n'étaient pas toxiques pour les cellules au sein desquelles ils pouvaient induire la traduction en protéines. Le résultat fut parachevé par la purification des ARNm simple brin des ARN double brin contaminants qui étaient, eux, pro-inflammatoires. La technologie ainsi mise au point permettait donc d'obtenir un vaccin à ARN par synthèse chimique, sans recourir à la production en cellules comme c'est le cas pour les autres types de vaccin. Initialement, cette technologie fut développée pour immuniser des patients contre des antigènes propres à des cellules tumorales, donc comme immunothérapie des cancers. C'est ainsi, par exemple, qu'Özlem Türeci et Uğur Şahin, les créateurs de la société BioNTech en Allemagne qui allait produire un des deux principaux vaccins contre SARS-Cov-2, l'envisagèrent. Dans le contexte d'émergence du Covid, BioNTech, en collaboration avec le géant de l'industrie pharmaceutique Pfizer, mais aussi la société Moderna, créée aux États-Unis par Stéphane Bancel, s'engagèrent résolument dans cette voie. Pour ce faire, ils purent bénéficier de deux types d'avancées technologiques acquises au cours des dernières années. La première a consisté à modifier la séquence de l'ARNm de la spike de SARS-CoV-2 pour stabiliser la protéine une fois produite (par suppression d'un site de clivage). Cette étape importante résulte de travaux menés sur des protéines d'enveloppe de virus respiratoires (virus respiratoire syncytial notamment) dont la structure est similaire. Le mécanisme qui conduit à la fusion de la particule virale avec la membrane de la cellule infectée présente des analogies avec celui de la spike de SARS-CoV-2. De fait, une tentative de développement d'un vaccin ARN contre SARS-CoV-2, menée par une autre société allemande (Curevac), fondée sur l'utilisation d'un ARNm de la spike dont la séquence n'avait pas été modifiée, se révéla infructueuse. Par ailleurs, un vaccin efficace implique un système de transport des ARNm, qui sont des molécules très fragiles, au sein du cytoplasme des cellules, et ce sans qu'ils soient dégradés. Cette ultime étape a été résolue par un chercheur canadien, Pieter Cullis, qui a mis au point des nanoparticules lipidiques (en gros, de minuscules boules de graisse de 100 nanomètres de diamètre) qui possèdent ces propriétés.

Ces vaccins (ARN et adénoviraux) furent homologués par les autorités réglementaires en décembre 2020, et leur utilisation débuta dès ce mois d'abord en Israël (pays qui conclut un accord spécial avec Pfizer), puis au Royaume-Uni et aux États-Unis, et, deux à trois semaines plus tard, au sein de l'Union européenne. Ce léger décalage fut objet de polémiques en janvier 2021 sous la forme « nous sommes en retard, la population n'est pas protégée ». Avec le recul, cette polémique paraît bien vaine dans la mesure où le rythme de la vaccination dans les pays de l'Europe de l'Ouest rattrapa rapidement celui des pays qui avaient démarré un tout petit peu plus tôt. Plus intéressant est le fait que l'Union européenne, et ce pour la première fois, sut mener une politique d'achat commun de vaccins. Les bénéfices sont évidents : garantir l'approvisionnement équitable de tous les pays et avoir la capacité, vu la taille du marché, d'obtenir des prix réduits. L'inconvénient en fut un petit retard à la livraison, comme évoqué ci-dessus. Cette politique commune en matière d'achats de vaccin est une première dans le domaine de la santé en Europe. Elle montre que l'Union européenne peut agir en tant que telle, ce qui entrouvre une porte vers un éventuel élargissement à l'achat en commun de tout ou partie des médicaments et de négociation de leurs prix (*cf. infra*). Même si l'Europe n'a pas su agir en commun dans d'autres domaines de la crise du Covid, comme les mesures d'isolement, les recherches clinique et thérapeutique ou le soutien au développement de vaccins, ce résultat n'est pas négligeable.

Les doses de vaccins sont arrivées progressivement à partir de janvier 2021, ce qui a conduit à définir des critères d'éligibilité prioritaire. Le principe, comme proposé par la Haute Autorité de santé (HAS) fin novembre 2020, fut de prendre en compte le risque individuel de formes graves de Covid, donc de vacciner en premier lieu les personnes très âgées, notamment celles résidant en maisons de retraite. Cela impliqua une organisation logistique très lourde, car il fallait faire parvenir à tous ces établissements le nombre de doses *ad hoc,* doses qui devaient être stockées à – 80 °C, puis, une fois décongelées, livrées en quelques jours de conservation à + 4 °C dans environ sept mille établissements. En parallèle, et pour des raisons évidentes, la vaccination des professionnels de santé fut préconisée. Une *task force* fut constituée au sein du ministère de la Santé qui dirigea, avec Santé publique France, ces opérations avec succès. Lorsqu'un plus grand nombre de doses de vaccins devinrent disponibles progressivement en mars-avril 2021, commença une nouvelle étape : celle de la vaccination des populations fragiles du fait de facteurs de risque autres que l'âge, puis la vaccination de personnes de plus en plus jeunes. Fin mai, on proposa la vaccination à tous les adultes. Débutait ainsi une campagne de vaccination de masse qui ne pouvait être assurée par les seuls médecins et pharmaciens de ville, d'autant plus que les contraintes de stockage des doses de vaccin rendaient très complexe un approvisionnement individuel de ces professionnels de santé. Néanmoins, la décision de ne pas leur retirer cette possibilité, tenant compte de l'erreur commise lors de la campagne de vaccination contre la grippe H1N1 qui avait été confiée aux militaires, fut une mesure aussi sage qu'importante : elle permit de les mobiliser dans cette campagne au premier rang de ceux qui ont donné confiance dans la vaccination de la majorité de la population. En pratique, la vaccination en grand nombre fut organisée à nouveau par la *task force* avec l'aide des agences régionales de santé mais aussi de nombreuses municipalités : en quelques semaines, au total, mille sept cents centres de vaccination ou « vaccinodromes » furent ouverts en France. Beaucoup de professionnels de santé (médecins en activité ou à la retraite, infirmiers, étudiants en santé, professions paramédicales) se sont impliqués avec détermination. À titre d'exemple, je peux témoigner de l'ouverture à Apt dans le Vaucluse d'un tel centre qui a fonctionné avec plus de soixante bénévoles pendant près de dix-huit mois et a vacciné environ trente mille personnes. Certains centres furent de très grande taille, comme ceux ouverts au Stade de France, au stade Vélodrome de Marseille ou au Centre de congrès de Lyon. Cette organisation permit d'atteindre le chiffre astronomique de neuf cent mille vaccinations par jour et de faire en sorte que 93 % de la population adulte ait reçu les deux doses de vaccin requises entre janvier et septembre 2021, soit l'injection d'environ 100 millions de doses, un effort de vaccination jamais accompli dans un laps de temps aussi court.

CETTE CAMPAGNE ÉTAIT-ELLE JUSTIFIÉE ET QUEL EN A ÉTÉ LE RÉSULTAT ?

Des voix se sont élevées pour prétendre qu'il n'était pas utile d'entreprendre une telle vaccination de masse, au prétexte que la majorité des adultes en bonne santé n'étaient pas à risque de formes graves et que la vaccination ne bloquait pas la transmission interhumaine du virus. En fait, le risque de forme grave des adultes jeunes, si modéré fût-il, n'était pas nul, et l'expérience a montré que l'analyse bénéfice/risque était très favorable à la vaccination. Quant à la transmission, il fallut de nombreux mois pour en apprécier le bénéfice, résultat très attendu. En matière de prévention de la transmission, l'efficacité est très dépendante du titre d'anticorps neutralisants. Elle est moins marquée que la protection contre les formes graves qui bénéficie aussi du rôle de l'immunité liée aux lymphocytes T, mais est néanmoins réelle, bien que moins durable et moins intense à l'égard des variants les plus récents. Dans la période initiale, compte tenu d'un risque de transmission moyen de l'ordre de trois cas par personne infectée, on pouvait espérer que la vaccination pourrait induire une immunité collective suffisante pour enrayer la pandémie. Il n'en a pas été ainsi compte tenu de l'émergence successive de variants beaucoup plus contagieux. Malgré cela, la vaccination de masse a réduit les risques de transmission de l'ordre de 50 % en ce qui concerne les variants qui ont émergé au second semestre 2022, ce qui évidemment n'est pas négligeable quand il s'agit de protéger les plus vulnérables.

Les essais cliniques effectués courant 2020 ont montré une efficacité contre l'infection ainsi que contre les formes graves du Covid supérieure à 90 %, un résultat inespéré et qui légitimement a suscité de grands espoirs dans la vaccination. Les vaccins à ARN se sont montrés un peu supérieurs aux vaccins à adénovirus, mais l'efficacité de ceux-ci était néanmoins satisfaisante. Les vaccins fondés sur la technologie de virus entiers inactivés, principalement développés en Chine, ont montré une efficacité moindre. La bonne surprise fut d'observer l'efficacité des vaccins chez les personnes âgées, voire très âgées. L'efficacité de la vaccination de masse a confirmé ces données, et ce dans toutes les classes d'âge. Mais quelle était la durée de la protection ainsi conférée ? La question de la nécessité d'un rappel a logiquement émergé, notamment au vu de la baisse du titre des anticorps neutralisants détectés dans le sang. Un relatif consensus international s'est fait autour de l'indication d'un rappel environ six mois après les deux premières injections. Ce rappel a montré son efficacité en particulier à l'égard du variant dit « delta », qui a émergé au second semestre 2021, variant aussi virulent que la souche historique « Wuhan » tout en étant plus transmissible. Globalement, la population française a adhéré à l'indication de ce rappel. L'année 2022 a été marquée par l'irruption de nouveaux variants de la sous-famille « omicron », caractérisés par la sélection de mutations conférant à ces virus une meilleure capacité d'infection, une relative résistance à la neutralisation par les anticorps postvaccinaux mais une moindre virulence. On a alors observé une vague d'infections très forte mais accompagnée d'un nombre proportionnellement beaucoup plus limité d'hospitalisations et de décès. Là encore, la vaccination, et en particulier l'injection d'un deuxième rappel, a maintenu un bon niveau de protection contre les formes graves. Des vaccins adaptés aux nouveaux variants dérivés d'omicron, utilisant l'ARN de la spike de BA-1 puis BA-5 combiné à la spike du virus ancestral, ont été produits. Leur utilisation a apporté une protection un peu supérieure à celle du vaccin fondé sur l'utilisation de la spike du virus ancestral. Néanmoins, malgré le fait que la pandémie a provoqué le décès de cent soixante mille personnes et plus de 1 million d'hospitalisations en France, plusieurs études convergent pour indiquer que la vaccination massive de la population a épargné beaucoup de vie, permettant d'observer qu'après une baisse de six mois de l'espérance de vie en 2020 liée à la pandémie la vaccination en 2021 fut associée à une remontée presque au niveau de 2019 (pré-Covid) de l'espérance de vie. Une étude d'une trentaine de pays à travers le monde disposant de statistiques fiables montre une très forte corrélation entre taux de couverture vaccinale et réduction de la mortalité en 2021. Une estimation fondée là aussi sur l'analyse des données d'excès de mortalité suggère que la vaccination aurait sauvé de l'ordre de 20 millions de vies dans le monde en 2021. La France apparaît comme un bon élève du fait son taux élevé de couverture vaccinale. Il n'en est pas tout à fait de même au Royaume-Uni et à un degré de plus aux États-Unis du fait d'une moindre couverture vaccinale dans ce dernier pays.

EST-CE À DIRE QUE CETTE CAMPAGNE DE VACCINATION FUT UN SUCCÈS SANS PART D'OMBRE ?

Globalement, la tolérance des vaccins fut bonne. Il faut cependant mentionner un risque très faible (inférieur à un pour cent mille) de réaction anaphylactique chez des sujets prédisposés après injection de vaccin à ARN et un risque faible d'atteinte inflammatoire cardiaque (myocarde ou péricarde) chez les adultes jeunes, de l'ordre de un pour vingt mille chez les hommes et moindre chez les femmes, effet non observé chez les enfants, risque qui semble dépendre de la quantité d'ARNm injecté. Ces atteintes cardiaques sont réversibles. A donc pu être rapidement établi, du fait du grand nombre de personnes vaccinées, le caractère extrêmement positif de l'analyse de la balance entre bénéfice et risque. L'alerte la plus sérieuse fut associée aux vaccins à adénovirus. Au printemps 2021, plusieurs cas de thromboses veineuses profondes ont été rapportés chez des personnes vaccinées quelques jours auparavant, plutôt des femmes jeunes. Ces thromboses sont sévères, associées dans 25 % des cas au décès. Cette complication, malgré sa très grande rareté (de l'ordre de un pour cent mille), a pu être détectée très vite, ce qui a conduit à réserver ce vaccin aux personnes plus âgées pour lesquelles l'analyse bénéfice/risques restait favorable. Néanmoins, cet effet indésirable grave a conduit à un climat de suspicion contre ce vaccin en France (mais pas dans d'autres pays comme l'Allemagne ou l'Espagne), qui a eu pour conséquence de voir son utilisation limitée. Contrairement aux allégations d'adversaires de la vaccination qui ont essayé de mettre en avant d'autres complications, en confondant notion de concomitance et notion de causalité, il n'a pas été observé d'autres effets indésirables graves significatifs.

Nous l'avons vu, plus de 90 % des adultes français ont reçu une primo-vaccination, ce qui est un bon résultat. Il est cependant un peu moins bon en ce qui concerne l'administration du premier rappel (environ 80 % de couverture vaccinale) et des rappels ultérieurs, en particulier des personnes âgées et fragiles. Il faut cependant tenir compte des épisodes infectieux de Covid qui, en première approximation, équivalent à une dose de vaccination supplémentaire en termes de protection. Une analyse plus fine de la couverture vaccinale montre que, malgré les efforts déployés, la couverture de certaines populations à risque de Covid sévère n'a pas atteint le niveau escompté. Il en est ainsi des personnes âgées de plus de 80 ans, parmi lesquelles de l'ordre de 10 %, soit environ quatre cent mille personnes, n'ont pas été vaccinées bien qu'étant la population la plus exposée. Certains pays, notamment les pays latins comme l'Espagne, l'Italie et le Portugal, ont réussi à vacciner la quasi-totalité des personnes très âgées. Deux explications peuvent être proposées pour expliquer cette différence : d'une part, une meilleure organisation du système de soins avec, notamment en Espagne, le fait que la population a l'habitude d'être contactée par ces centres de soins pour la pratique de vaccination ; d'autre part, on peut formuler l'hypothèse que les structures familiales de ces pays, qui regroupent souvent les personnes de plusieurs générations sous un même toit, laissent moins de personnes âgées isolées. De fait, les personnes non vaccinées sont dans leur grande majorité des personnes isolées avec peu de contacts familiaux et avec le système de santé. Parfois, elles exprimaient un refus de la vaccination sous un mode fataliste : à quoi bon se vacciner puisqu'il ne me reste que peu de temps à vivre. La Caisse nationale d'assurance-maladie a déployé d'importants efforts, entre autres *via* la sensibilisation des médecins de ville à travers la communication de listes de leurs patientèles non vaccinées et à travers le développement en collaboration avec les acteurs de terrain d'opérations d'« aller vers » les personnes isolées. Celles-ci ont pu être fructueuses mais elles demandent beaucoup de temps et de personnes, ce qui en limite l'efficacité globale.

Une autre population défavorisée fut celle des personnes en situation de précarité dont il a été montré qu'elles étaient, à âge égal, plus à risque de formes graves de Covid. D'une manière générale, il existe une forte corrélation entre niveau socio-économique, taux de couverture vaccinale (avec une différence de près de 30 % de couverture vaccinale entre les 10 % les plus démunis et les 10 % les plus riches) et protection contre les formes graves de Covid. Des efforts importants ont été engagés pour aller au contact des populations défavorisées, notamment avec l'aide de nombreuses organisations non gouvernementales et de médiateurs culturels, si bien que la couverture vaccinale des personnes en situation de précarité a pu atteindre environ 75 %.

La population non vaccinée du fait d'un refus fut, malgré le bruit médiatique antivaccination, peu nombreuse. En janvier 2021, les enquêtes d'opinion indiquaient que près d'un Français sur deux était réticent à l'égard de la vaccination anti-Covid, mettant en avant le fait que ces vaccins avaient été mis au point trop vite, que l'on ne connaissait rien de leur sécurité d'emploi, que le caractère nouveau pouvait laisser craindre des risques inconnus comme des modifications du génome… Pourtant, en moins de six mois, environ 80 % des adultes recevront cette vaccination. Les enquêtes d'opinion ont révélé une évolution parallèle favorable à la vaccination. Comment ce retournement de l'opinion s'est-il opéré ? On peut mettre en avant plusieurs raisons. La première a trait à l'élargissement progressif de la mise en place de la vaccination en six mois, en cercles concentriques liés à l'âge. Cela a donné le temps de l'explication et de la pédagogie, qui ont agi à travers deux canaux : celui des professionnels de santé, médecins de famille et pharmaciens en particulier, et celui des pairs, à travers le cercle familial, les grands-parents expliquant aux plus jeunes générations le bien-fondé de la vaccination qu'eux-mêmes avaient bien supportée, mais aussi les amis, les collègues de travail. La perception du risque pour soi et ses proches, matérialisée par la connaissance de drames dans l'entourage ou par les informations reçues des médias, a contribué à cette prise de conscience. La facilitation de la vaccination, du fait de son accessibilité dans de nombreux lieux et de sa gratuité, a certainement été bénéfique. À côté du travail explicatif des professionnels de santé, les campagnes médiatiques et l'accompagnement positif par de nombreux médias qui ont pris la peine d'expliquer et qui aussi, pour certains, ont mis en place le *fast checking* des nouvelles alarmantes sur la vaccination ont également aidé. Il me semble que l'ensemble a permis d'instituer une sorte de norme sociale autour du fait de se faire vacciner.

Pourtant, on a pu observer en juin 2021 que le rythme de vaccination s'infléchissait pour atteindre un plateau. Parmi les non-vaccinés, les jeunes prédominaient. Au même moment, les données épidémiologiques ont montré que la vaccination réduisait le risque de contaminer les autres. De ces deux notions est issu le passe sanitaire reposant sur la vaccination (ou la répétition des tests antigéniques), exigé pour la réalisation d'activités sociales. Ce passe, une forme d'obligation partielle, fut l'objet d'attaques assez vives fondées sur le principe d'une atteinte à la liberté. Ce débat a rappelé furieusement celui qui eut cours lors de l'instauration de l'obligation vaccinale pour les nourrissons en 2018 évoquée plus haut. Les opposants dans les deux cas étaient pour l'essentiel les mêmes. Malgré cette expression à forte voix d'une telle opposition, l'instauration du passe sanitaire (devenu secondairement passe vaccinal) fut un grand succès. Dès son annonce, le 12 juillet 2021, par le président de la République, des centaines de milliers de personnes prirent rendez-vous pour se faire vacciner, non pas qu'elles fussent subitement converties au bien-fondé de la vaccination, mais leur niveau d'hostilité à la vaccination n'était pas tel qu'il excède l'intérêt pratique de disposer du passe. De fait, il fut ensuite estimé que 13 % des Français prirent la décision de se vacciner grâce à l'instauration du passe, bref, un grand succès !

La vaccination des professionnels de santé avait débuté très tôt, dès janvier 2021, dans un but évident de les protéger et d'espérer protéger les patients qu'ils soignaient contre la survenue d'une contamination par le Covid. Cette priorité dans le programme apparut comme une évidence. Néanmoins, après qu'une grande majorité de professionnels de santé se fut fait vacciner, il restait en mai-juin 2021 une fraction de l'ordre de 20 % d'entre eux qui paraissait réservée. Cette situation était difficilement acceptable à un moment où, d'une part, l'efficacité de protection individuelle contre les formes graves de Covid et la sécurité des vaccins avaient été largement démontrées, et où, d'autre part, l'efficacité, même si elle n'était que partielle, de protection contre la transmission l'avait été aussi. Après débat, là aussi vif, s'est imposée l'obligation vaccinale aux professionnels de santé. Ce n'était pas une nouveauté puisque les professionnels de santé doivent se vacciner contre l'hépatite B (alors qu'il ne s'agit que d'une mesure de protection personnelle), mesure d'obligation qui est bien respectée. Face à la menace de perte d'emploi en cas de refus, la très grande majorité des professionnels de santé se sont vaccinés, y compris, semble-t-il, dans les territoires ultramarins réticents à la vaccination. Au total, seulement quinze mille personnes environ sur 2 millions ont dû quitter leur travail. S'est posée plus tard la question de leur réintégration éventuelle, dans la mesure où le niveau de circulation virale avait beaucoup diminué. De mon point de vue, ce qui a justifié cette obligation en premier lieu, la protection même partielle des personnes vulnérables prises en charge par des professionnels de santé contre une transmission du SARS-CoV-2, reste valable. La décision prise de supprimer cette obligation délivre un signal négatif sur l'intérêt de la vaccination. On pourrait d'ailleurs s'interroger sur l'idée d'y associer l'obligation de la vaccination contre la grippe pour des raisons identiques.

Ainsi, de façon globale, il a été possible de vacciner l'essentiel de la population française en combinant trois approches en fonction des circonstances : explication et pédagogie, obligation partielle et obligation avec un certain succès. Certains ont proposé une extension de l'obligation vaccinale pour parachever la couverture vaccinale. Cette mesure n'aurait sans doute pas permis de gain significatif dans la mesure où une fraction importante des personnes non vaccinées ne l'ont pas été par refus mais par éloignement social du système de santé, comme évoqué plus haut. Reste la situation des départements et territoires ultramarins, notamment les Antilles et la Guyane, où la majorité de la population est restée réfractaire à la vaccination en en payant cher le prix en termes d'hospitalisations et de décès. Rappelons-nous les transferts de patients en grande fragilité vers la métropole à l'automne 2021 à partir d'hôpitaux débordés. Il s'agit là d'un échec douloureux de la campagne de vaccination, qui s'explique par un climat de défiance à l'égard de la puissance publique, défiance renforcée par des drames antérieurs comme celui lié à la chlordécone. Cette défiance fut exploitée par des groupes religieux et politiques, conduisant aussi à un repli vers une médecine traditionnelle. Dans un tel climat, il n'était guère envisageable de rendre obligatoire cette vaccination. Aurait-il été possible de faire mieux ? Sans doute, en anticipant ces résistances et en adaptant les campagnes de communication aux conditions locales et avec l'aide de médiateurs culturels. Il faut noter cependant que les nombreuses interventions courageuses, notamment de soignants au sein de ces populations, n'ont eu qu'une portée limitée. On peut regretter que des personnalités sportives, du monde culturel et surtout politique ne soient pas plus intervenues en faveur de cette vaccination, malgré les tentatives de les approcher. Kylian Mbappé à Paris posta un tweet sur son compte le montrant en train d'être vacciné, mais pas Teddy Riner pour les Antilles. Mme Taubira, sollicitée, ne souhaita pas clairement faire campagne pour la vaccination en Guyane. Pourtant, l'expression de ces personnalités aurait pu être mieux entendue du fait de leur combat en faveur de ces populations défavorisées.

Un relatif échec de la vaccination concerna les enfants, échec à relativiser compte tenu du caractère habituellement bénin du Covid chez l'enfant. Cependant, quelques-uns (de l'ordre d'un millier en France) développèrent une complication inflammatoire du Covid responsable de problèmes cardiaques. Par ailleurs, le Covid peut être dangereux pour certains enfants atteints de maladies chroniques. Les vaccins ARN utilisés à dose réduite furent testés. Ils montrèrent leur innocuité et leur efficacité. Mais, en France, contrairement aux pays voisins, les médecins et en particulier les pédiatres ont conservé une attitude réservée à l'égard de cette vaccination alors qu'ils sont habituellement les « champions de la vaccination ». Comment comprendre cette attitude ? Une explication possible réside dans le fait que les pédiatres s'étaient mobilisés au printemps 2020 pour la réouverture des écoles le plus tôt possible. Ils observaient en effet les conséquences parfois dramatiques sur le plan scolaire et psychiatrique de la fermeture des écoles dans le cadre du confinement, en particulier dans les milieux les plus défavorisés. Ce combat porta ses fruits, puisque, *in fine*, la France est le pays où la fermeture des classes fut la plus limitée. Mais, dans ce contexte, les pédiatres ont eu tendance à conserver et à convoyer une image de bénignité du Covid qui a contribué à cet échec de la vaccination des enfants.

L'échec principal de la campagne de vaccination concerne la forte inégalité de protection à l'échelle mondiale. Si plus de 50 % la population mondiale a été vaccinée, ce qui est un résultat appréciable, il n'en reste pas moins vrai que les vaccins ont été d'abord disponibles dans les pays riches. Même au sein de pays producteurs de vaccins comme l'Inde, on observa des épisodes tragiques de vagues infectieuses chez les populations démunies, comme ce fut le cas avec le variant delta à Delhi à l'automne 2021. Des initiatives internationales se développèrent avec la création de l'outil ACT-A (*access to Covid-19 tools accelerator*), avec pour but de diffuser de façon équitable équipements, vaccins, tests diagnostiques et traitements. En son sein, l'initiative Covax avait pour but plus spécifiquement de distribuer des vaccins aux pays à revenu faible ou moyen. Des États, dont la France, l'Union européenne, l'OMS, des fondations furent parties prenantes. Mais cet effort, sans être négligeable, a été insuffisant. De nombreux obstacles se dressèrent, certains d'ordre technique : insuffisance de produits nécessaires à la production de vaccins, logistique lourde pour les vaccins à ARN et politique comme le non-accès à la technologie du fait des brevets. Il y a là leçons à méditer dans le cadre des réflexions en cours sur la préparation du système de santé mondial face à une prochaine pandémie.

CINQ LEÇONS DE LA CRISE DU COVID

Toute crise suscite de façon bien légitime la peur. Celle-ci se nourrit de l'incertitude. Elle constitue le terreau sur lequel se diffusent les fausses nouvelles, comme évoqué plus haut à propos de la vaccination des nourrissons. La crise du Covid en eut son plein contingent, avec parfois des conséquences délétères. L'histoire devra en être contée. Je voudrais simplement ici rappeler brièvement les douloureux épisodes concernant l'hydroxychloroquine et la vaccination anti-Covid. Didier Raoult, un chercheur marseillais au « pedigree » scientifique respectable dans le domaine de la microbiologie et à la forte personnalité, annonça de façon tonitruante que l'hydroxychloroquine, un médicament utilisé depuis longtemps en prévention du paludisme et aussi dans le traitement de certaines maladies auto-immunes, permettait de réduire en quelques jours la charge virale et donc d'éviter les formes graves de Covid. Cette annonce et l'article scientifique qui relatait ces affirmations rapidement publiées dans une revue de second plan eurent un retentissement médiatique énorme dont chacun se souvient. Tous les médias se précipitèrent pour l'interviewer. Quelques médecins et scientifiques, les autorités politiques locales et régionales, d'un seul élan, lui apportèrent leur soutien dès que les premiers doutes sur le sérieux de l'étude furent émis par des scientifiques perspicaces. À les entendre, il fallait distribuer le médicament à toute la population, bien que son innocuité ne soit pas parfaite (risques de troubles cardiaques). En l'absence d'évidence, cela ne fut pas autorisé par le ministère de la Santé, ce qui provoqua un redoublement de la polémique. Raoult devint un héros incompris, notamment par le pouvoir parisien. Le président de la République crut bon de lui rendre visite dans son institut à Marseille, et ce malgré les avertissements reçus. Cette forme de brevet de légitimité décerné par le pouvoir en place n'arrangea rien. Les patients faisaient la queue devant l'IHU de Marseille pour se faire soigner. Je fus choqué par ce soutien objectif, comme le furent d'autres collègues. *A posteriori*, je regrette que nous ne nous soyons pas manifestés publiquement à ce moment au nom de la défense de la raison scientifique face à ce qui ressemblait à une tentative de récupération ou au moins de neutralisation. Il nous semblait déraisonnable d'alimenter une polémique publique, à tort, vu les circonstances. Il y avait en effet de quoi affirmer sans hésitation dès cette époque que les preuves avancées d'efficacité de ce traitement n'en étaient pas ! Sans pouvoir affirmer à ce moment-là que l'hydroxychloroquine était sans effet, ce qui fut démontré ensuite par de nombreuses études cliniques menées avec rigueur, on pouvait affirmer que les données avancées ne montraient rien : étude sur de faibles effectifs, pas de randomisation (tirage au sort entre prise d'hydroxychloroquine ou d'un placebo), groupe contrôle traité dans un autre établissement et données incomplètes. Plusieurs chercheurs français et britanniques particulièrement compétents en matière de méthodologie dénoncèrent immédiatement ces faiblesses de l'étude. Il s'est avéré depuis que, en plus, certaines données étaient erronées. Rien n'y fit. D'aucuns prétendirent qu'en situation d'urgence et en l'absence de remède disponible il était légitime d'essayer ce médicament qui montrait, dans des circonstances particulières (et comme bien d'autres molécules), une certaine efficacité *in vitro*. Il aurait été possible de mettre en place rapidement une étude randomisée pour trancher : Didier Raoult s'y refusa. D'autres s'en chargèrent, démontrant l'inefficacité de l'hydroxychloroquine quel que soit le stade de la maladie. La même inefficacité fut démontrée dans un Covid expérimental chez le singe… expérience par laquelle il eût été raisonnable de commencer. Envers et contre toute logique scientifique, l'hydroxychloroquine, malgré les interdictions, continua d'être prescrite. Elle fut vantée jusque par Donald Trump ! En 2021, ce climat de déni de la réalité entretint quelque peu une mise en cause du bien-fondé de la vaccination : pourquoi se vacciner alors que nous disposons d'un médicament efficace ! Heureusement, le retentissement sur la campagne de vaccination fut limité, sauf autour de Marseille. Ce ne fut pas le seul épisode de ce genre pendant la crise du Covid : comment éviter que de telles situations se reproduisent à l'avenir ? Au minimum, il faut, lorsqu'un médecin ou un scientifique s'exprime publiquement à titre personnel et non au nom de son institution, qu'il ne se prévale pas de ses affiliations (université, hôpital, organisme de recherche), dont l'utilisation confère une certaine légitimité. Sans doute faut-il envisager l'instauration d'une charte régissant l'intervention dans les médias des scientifiques et des médecins. Les institutions publiques de recherche et les académies *ad hoc* devraient exercer une fonction de veille et disposer d'un droit de réponse à hauteur de la diffusion médiatique de nouvelles erronées. Du côté des médias, une meilleure connaissance des questions scientifiques est requise, ce qui appelle à une formation adaptée. Des réflexions sont en cours, espérons qu'elles porteront leurs fruits. Se prémunir contre les fausses nouvelles, ou au moins en réduire l'impact, est un enjeu de santé au sein de notre démocratie.

Une deuxième leçon concerne l'éclatant succès de la vaccination. Nous avons vu les éléments scientifiques, étagés sur soixante ans, qui ont conduit au développement de vaccins efficaces. Mais ce succès tient à d'autres éléments : la mobilisation scientifique fut étroitement associée à une mobilisation industrielle et politique. Face à la menace rapidement perçue que représentait cette pandémie, le gouvernement des États-Unis mit en place, dès avril 2020, sous l'égide de Moncef Slaoui, antérieurement en charge des programmes de vaccin au sein la société GSK, l'opération Warp Speed (« vitesse de l'éclair ») fondée sur un consortium réunissant les acteurs de la recherche et de la santé publique américaine et les industriels prêts à s'engager dans la production d'un vaccin. Au total, 18 milliards de dollars furent investis dans six entreprises pour accélérer l'ensemble du programme vaccinal, de la conception aux tests précliniques, aux essais cliniques et à la production massive des doses. Toutes ces étapes, qui d'habitude se succèdent dans le temps et prenaient par le passé une dizaine d'années (sauf pour Ebola où le processus fut déjà accéléré), purent être ramassées en une petite année. Il est remarquable d'observer que le premier volontaire vacciné le fut soixante-cinq jours seulement après la publication de la séquence génomique du SARS-CoV-2 et que les vaccins furent approuvés six mois plus tard, sans pourtant qu'aucune étape du développement ait été omise ! En particulier, toutes les exigences de respect de sécurité de production et d'utilisation des vaccins furent scrupuleusement respectées. La sécurité financière apportée par les fonds publics fit que, en l'absence de prise de risque par les industriels, ceux-ci menèrent simultanément, au lieu de successivement, toutes les étapes requises. Moderna, Janssen et AstraZeneca purent ainsi mener à terme en un temps record le développement de leurs vaccins. BioNTech en Allemagne bénéficia aussi d'une aide publique considérable pour développer son vaccin en s'appuyant sur la puissance de Pfizer. On regrette bien sûr l'absence de la France et plus largement de l'Union européenne en tant que telle dans cette épopée. On peut facilement déduire de cette expérience la nécessité de développer une recherche vaccinale en France, recherche académique fondamentale en immunologie et appliquée à la vaccination et recherche industrielle qui devraient mobiliser les acteurs expérimentés dans ce domaine : Sanofi et Mérieux, sans exclure l'émergence de biotechs. À l'échelle européenne, l'initiative HERA (autorité européenne de préparation et de réaction en cas d'urgence sanitaire) va dans le bon sens. Elle bénéficie pour l'instant d'un budget potentiel de 1 milliard d'euros. Les conditions de fonctionnement et de financement de cette entité, inspirée de l'initiative américaine BARDA (Biomedical Advanced Research and Development Authority) qui a joué un rôle important dans l'opération Warp Speed, restent à préciser.

Une troisième leçon a trait à la place des experts. En mars 2020, le gouvernement mit en place le conseil scientifique dirigé par Jean-François Delfraissy, médecin et immunologiste, pour le conseiller sur les décisions à prendre face au développement de la pandémie. Ce comité apporta une expertise pluridisciplinaire (virologie, épidémiologie, modélisation, clinique mais aussi sociologie ou anthropologie). Ces avis furent abondamment commentés, souvent – mais pas toujours – suivis par les pouvoirs publics. Un peu plus tard, un deuxième comité,

« Care » (comité analyse recherche et expertise), fut également mis en place sous la houlette de Françoise Barré-Sinoussi, la codécouvreuse du VIH, avec comme objectif de conseiller le gouvernement sur les initiatives en matière de recherche et d'innovation. Contrairement au conseil scientifique qui poursuivit ses travaux jusqu'à l'été 2022, le Care n'eut qu'une existence brève. Enfin, en décembre 2020 fut mis en place le COSV (Conseil d'orientation stratégique de la vaccination anti-Covid), que j'ai animé. Ce conseil était également composé d'experts indépendants, apportant leur expertise en immunologie, épidémiologie, virologie, sciences humaines et sociales. Il comprenait aussi des professionnels de santé actifs sur le terrain et des représentants de la société civile. Son objectif était de conseiller le gouvernement en matière de stratégie vaccinale mais aussi de communication sur la vaccination, et enfin de prendre part à cette communication. On peut se poser la question de savoir pourquoi le gouvernement, qui dispose d'agences spécialisées dans ces domaines (Haute Autorité de santé, Santé publique France et Agence nationale de sécurité du médicament, sans oublier le Haut Conseil de la santé publique), a souhaité s'entourer de tels conseils d'experts ? Il est certain que la multiplication des entités intervenantes comportait un risque de confusion, et dans l'esprit des décideurs, et dans celui du public. À mon sens, ces conseils ont fait œuvre utile en apportant une expertise indépendante fondée sur une approche pluridisciplinaire de façon très réactive et relativement informelle, en acceptant de travailler dans l'incertitude qui caractérise les périodes de crise. En confortant souvent les positions des agences de santé, ils ont sans doute rassuré le gouvernement dans les décisions qu'il devait prendre. Ils ont également permis d'assurer un suivi des décisions en faisant part aux autorités de santé des retours d'informations du terrain dont ils bénéficiaient et en entretenant un dialogue permanent avec elles. C'est ainsi, par exemple, que nous avons pu attirer l'attention sur la situation des personnes gravement immunodéprimées qui devaient bénéficier de mesures particulières, ou encore les efforts à mener pour approcher les personnes isolées et en situation de précarité. En termes de communication, nous avons sans doute contribué à mieux faire comprendre les enjeux des mesures de protection prises et pu combattre, dans une certaine mesure, la diffusion des nombreuses *fake news* évoquées plus haut. Le fait d'apparaître comme experts indépendants tant du gouvernement que d'un quelconque groupe de pression nous conférait une crédibilité certaine. Cette expérience interroge sur l'avenir. Doit-on recourir à de tels conseils en cas de crise ou bien mettre en place un conseil permanent en charge de la réflexion en amont de toute nouvelle crise, donc de la préparation, ou encore peut-on s'appuyer sur les agences existantes en renforçant éventuellement en temps de crise leur force d'expertise ? Toutes les options sont sur la table. Le fait de disposer d'un conseil d'experts indépendants, suffisamment pluridisciplinaire et intégrant des représentants de la société civile, capables de travailler de façon informelle, comporte un avantage par rapport aux agences, dont les mécanismes d'expertise sont plus fondés sur la recherche de preuves établies, ce qui prend du temps et qui implique un processus de validation interne. À mon sens, les deux types d'approche, pourvu que la concertation soit effective, sont complémentaires. C'est, me semble-t-il, la stratégie choisie par le gouvernement avec la mise en place à l'automne dernier du Covars (Comité de veille et d'anticipation des risques sanitaires). En tout état de cause, la crise du Covid a vu en France émerger de façon visible la place d'experts comme aide à la décision, un concept en place depuis longtemps dans les pays anglo-saxons, dont on aimerait voir l'extension à d'autres domaines en France, et ce hors période de crise.

On a vu plus haut les raisons du succès de la vaccination. On en connaît aussi les limites qui incitent à poursuivre l'effort de recherche en ce qui concerne tant les vaccins à ARN que les autres modalités. Les axes de progression portent sur l'augmentation d'efficacité de la vaccination en faisant en sorte qu'une même quantité d'ARN soit traduite en une quantité plus importante de protéine. Pour ce faire, deux grandes stratégies sont à l'étude : celle dite de l'« autoréplication », qui consiste à ajouter un second ARN messager qui code pour une enzyme capable de répliquer l'ARN messager vaccinal ; la seconde consiste à utiliser un ARN circulaire, plus stable et donc potentiellement capable de donner naissance plus longtemps à la protéine vaccinale. Ces technologies sont bien sûr susceptibles de s'appliquer à d'autres vaccins, dirigés par exemple contre la grippe, le cytomégalovirus, etc. De très nombreuses entreprises investiguent ce champ prometteur. Il serait cependant imprudent d'oublier les autres technologies vaccinales qui ont fait leur preuve ! Une voie de recherche concerne l'administration par instillation intranasale de vaccins dirigés contre des virus respiratoires (grippe, SARS-CoV-2, virus respiratoire syncytial, etc.). En effet, pour se protéger effacement contre une infection respiratoire, la meilleure barrière est celle de la réponse immunitaire locale au niveau du pharynx, des sinus et des poumons. Cette réponse comporte notamment la production d'anticorps de la classe dite « des IgA » qui sont sécrétés à la surface des muqueuses et peuvent neutraliser un agent infectieux. La vaccination classique par voie intramusculaire n'induit pas d'immunité muqueuse locale. C'est la diffusion passive des anticorps de classe IgG vers la muqueuse respiratoire (ou digestive) qui exerce cette fonction. Il faut pour cela des titres d'anticorps très élevés, si bien que ce mode de protection est de durée relativement courte. Associer une vaccination muqueuse par voie intranasale aurait l'avantage d'induire cette réponse locale susceptible de mieux prévenir l'infection et par voie de conséquence la transmission de l'agent infectieux. À noter qu'il existe un tel vaccin pour la grippe qui est utilisée chez les enfants aux États-Unis avec pour objectif de réduire le risque de transmission… aux grands-parents qui sont à risque de grippe sévère. L'inconnu concerne la durée de cette immunité locale. En tout cas, cette stratégie fait l'objet de nombreux projets de recherche à travers le monde, que ce soit pour le SARS-CoV-2 ou pour d'autres virus à tropisme respiratoire. Un dernier point concerne la tentative de mise au point de vaccins « universels » capables d'immuniser efficacement contre tous les virus de la grippe ou tous les coronavirus (au moins toutes les souches de

SARS-CoV-2) quelles que soient leurs variations antigéniques. C'est un défi complexe qui implique d'identifier des antigènes partagés ou suffisamment proches des diverses souches contre lesquelles on veut produire des anticorps neutralisants. Le fait qu'on ait identifié chez certains individus, après infection, des anticorps ayant ces caractéristiques entrouvre cette piste.

La vaccination fait partie des réflexions stratégiques de préparation à l'égard de pandémies futures selon l'approche « Une seule santé », qui recouvre en particulier la nécessité d'une surveillance de l'émergence de nouveaux variants ou de nouveaux virus dans le monde animal proche de l'homme. Ce domaine s'écarte quelque peu de mon propos, mais son importance est telle qu'elle doit faire l'objet d'actions coordonnées européennes (*cf. supra* avec HERA) et internationales.

CHAPITRE IV

La recherche en médecine

Aujourd'hui, plus que jamais, la recherche scientifique est indispensable à la progression des connaissances et des concepts, source de progrès en médecine et donc en santé. Nous avons pu en voir quelques aspects dans les chapitres précédents : utilisation thérapeutique des anticorps monoclonaux, thérapie génique et vaccination. Nous devons donc nous interroger collectivement sur la place que nous entendons donner à la recherche et, plus généralement, à la culture scientifique dans la société. Il importe de le rappeler et de proposer quelques pistes de réflexion pour l'avenir.

Les progrès de la médecine

Notre espérance de vie est bien supérieure à celle de nos aïeux ! Pourtant, l'espérance de vie n'a vraiment progressé que tout récemment : jusqu'au début du XIXe siècle, elle était de l'ordre de 30 ans. La mortalité infantile de près de 50 % avant l'âge de 5 ans pesait lourd ! Et cependant, de tout temps, l'homme a cherché à se soigner. On a récemment mis en évidence sur un squelette datant de plus de trente mille ans, trouvé à Bornéo, la marque d'une amputation d'une partie d'une jambe dont il a pu être estimé qu'elle était intervenue dans l'enfance, alors que cette personne est décédée à l'âge adulte. Les chirurgiens de cette île maîtrisaient un mode opératoire et savaient mettre en œuvre un processus de cicatrisation délicat ! Observation et empirisme furent longtemps les moteurs de ces avancées. C'est ainsi que Laennec invente un cornet qui transmet les ondes acoustiques de la paroi thoracique pour « ausculter ». Et c'est encore fortuitement que Fleming observe qu'une contamination par des champignons inhibe la pousse de bactéries dans ses boîtes de Petri…

Récemment, l'amélioration des conditions de vie (logement), d'alimentation et d'hygiène, avec notamment l'accès progressif à une eau potable, a été la principale cause de l'amélioration de la santé et de la longévité. Rappelons par exemple que le médecin hongrois Semmelweis, à partir de 1850, en préconisant le lavage des mains des obstétriciens entre chaque accouchement et/ou autopsie des patientes décédées, réussit, non sans mal, à réduire la mortalité alors élevée des femmes après l'accouchement. Auparavant, de nombreuses parturientes décédaient de fièvre puerpérale, c'est-à-dire de septicémies.

Le milieu du XIXe siècle apparaît comme une période charnière avec la naissance du concept d'expérimentation sous l'égide principale de Claude Bernard. Les progrès des connaissances vont ensuite rapidement s'enchaîner, avec en particulier le développement de la théorie microbienne relatée plus haut. Au XXe siècle, le développement de la vaccination puis de la médecine moderne à travers les antibiotiques, ainsi que d'autres médicaments, permet la poursuite de ce progrès. Depuis, jusqu'à la pandémie de Covid, l'espérance de vie n'a cessé de s'élever à un rythme rapide avec un gain de trois mois par an, pour atteindre en France 85 ans pour les femmes et plus de 79 ans pour les hommes.

De fait, les progrès de la médecine se sont accélérés de façon spectaculaire à mesure qu'elle a bénéficié des contributions des sciences. Les mathématiques, d'abord, avec le développement des premiers outils statistiques utilisés pour évaluer l'efficacité de l'inoculation de petites quantités de lésions de variole (pour protéger de la variole) par Bernoulli dans la seconde moitié du XVIIIe siècle. La physique a suivi. Quand Wilhelm Röntgen utilise les rayons X qu'il a découverts pour « radiographier » la main de son épouse dès 1895, il ouvre la formidable aventure de l'imagerie médicale qui a conduit aux outils actuels : l'échographie, la tomodensitométrie et l'imagerie par résonance magnétique (IRM) fondée sur le principe de la résonance magnétique nucléaire qui doit beaucoup au physicien français Anatole Abragam. Bien sûr, les progrès de la chimie ont été à la base de la synthèse d'un très grand nombre de classes de médicaments, des antibiotiques aux antihypertenseurs ou aux neuroleptiques. Plus récemment, l'informatique est venue transformer la pratique médicale comme celle de bien d'autres activités humaines. Dans ce contexte, l'essor de la biologie moléculaire et de la génétique dont nous avons parlé plus haut a permis une approche analytique et réductionniste de questions médicales. C'est le début à proprement parler, après la Seconde Guerre mondiale, d'une médecine fondée sur une approche scientifique qui s'attaque à la description et à la compréhension à l'échelle moléculaire de processus biologiques en physiologie et en pathologie. Les laboratoires prennent leur place dans les hôpitaux, et la biologie s'intègre peu à peu aux études médicales. En parallèle, le développement des outils statistiques conduisit à la mise au point de la méthodologie des essais thérapeutiques, le graal de la pratique médicale : la médecine fondée sur les preuves qui constitue le socle de la pratique et des avancées de la médecine, même si on peut la voir encore contestée, nous y reviendrons.

Cette phase fut et est encore féconde de découvertes. C'est ainsi que les premiers traitements ciblant précisément le mécanisme d'une maladie cancéreuse furent mis au point en l'an 2000. La leucémie myéloïde chronique est la conséquence d'une aberration (translocation) chromosomique acquise de cellules souches de la moelle osseuse qui crée un gène anormal, produit de la fusion de deux morceaux de gènes (*BCR* et *ABL*), responsable de la présence constitutive dans ces cellules d'une enzyme active (une kinase qui ajoute des radicaux phosphore à des protéines). Cette activité enzymatique anormale conduit à une prolifération incontrôlée d'une fraction des globules blancs issus de la moelle osseuse. Jusqu'à l'an 2000, cette leucémie n'avait pas d'autre traitement que l'allogreffe de moelle osseuse. La recherche de petites molécules chimiques capables d'inhiber cette activité enzymatique fut fructueuse : elle conduisit à la mise au point d'une nouvelle classe de médicaments qui inhibent avec succès la prolifération des cellules leucémiques. Ce succès fut précurseur de nombreux autres, tous fondés sur une approche précise de processus moléculaires impliqués dans diverses pathologies et en recourant au « design moléculaire » pour découvrir par criblage ou synthèse des molécules actives capables de contrecarrer le dysfonctionnement causal. À noter que ce type d'approche doit beaucoup aux progrès de la biologie structurale qui repose sur la caractérisation de la structure tridimensionnelle des protéines obtenues après cristallisation par étude biophysique (diffraction des rayons X ou résonance magnétique nucléaire et, plus récemment, cryomicroscopie électronique). Parmi de nombreux exemples, on peut citer la mise au point de molécules qui bloquent à plusieurs niveaux la réplication du VIH dont l'utilisation combinée permet d'empêcher l'infection par le VIH de conduire au sida. Encore plus impressionnant est le développement de médicaments capables d'inhiber le cycle de réplication du virus de l'hépatite C et ainsi de guérir les personnes atteintes d'une hépatite chronique provoquée par ce virus.

À côté des avancées de la chimie, les vingt dernières années ont vu l'essor des biothérapies, c'est-à-dire l'utilisation de molécules biologiques comme médicaments. Aujourd'hui, plus de 50 % des nouveaux médicaments mis sur le marché correspondent à des biothérapies. Tout commença dans les années 1980 par la mise au point de système de production de protéines dans des lignées cellulaires de laboratoire utilisées comme « usine » de production de ces protéines. L'avantage de cette technologie est de permettre en toute sécurité de produire de très grandes quantités de protéines médicaments sans avoir à recourir à l'extraction à partir de tissus ou du sang humain ou animal. Ainsi, l'insuline nécessaire aux patients diabétiques n'avait plus besoin d'être extraite de pancréas de porc, les facteurs antihémophiliques du plasma de donneurs de sang ou l'hormone de croissance de l'hypophyse de sujets décédés. Les produits d'origine naturelle comportaient le risque de contamination par des virus (VIH) pour le sang ou des prions pour l'hypophyse, risque aujourd'hui heureusement disparu. Ce sont les progrès de la biologie moléculaire, plus spécifiquement la capacité d'introduire un gène avec son système d'expression (de transcription), en règle sous forme de plasmide dans des lignées cellulaires (de différentes origines : bactérie, insecte ou mammifère), qui ont permis cette avancée décisive. Celle-ci a ouvert l'ère des biotechnologies appliquées à la médecine. Depuis lors, de très nombreuses protéines thérapeutiques ont ainsi été produites. L'application la plus spectaculaire est celle des anticorps monoclonaux et leurs dérivés (*cf. supra* et glossaire).

L'avènement des biotechnologies conduit aussi à l'utilisation de l'ADN à but thérapeutique. Ce fut la thérapie génique mais aussi des vaccins. Enfin, la dernière aventure est celle de l'ARN thérapeutique connue de tous grâce aux vaccins ARN développés pour protéger du Covid. Mais d'autres développements technologiques de l'ARN médicament ont également émergé. Schématiquement, deux stratégies sont envisageables. La première consiste à injecter des ARN messagers permettant *in vivo* la production d'une protéine thérapeutique, en remplacement soit de l'injection de cette protéine, soit d'une thérapie génique. L'avantage en est la simplicité et la rapidité du processus de production des molécules d'ARN. Néanmoins, l'ARN est une molécule fragile qui ne peut être utilisée telle quelle car elle est très rapidement dégradée avant même d'avoir pu pénétrer dans des cellules cibles. La conception récente de nanoparticules lipidiques de la taille environ d'un gros virus (100 nanomètres), au sein desquelles les ARN peuvent être piégés, apporte une solution à ce problème. De telles capsules pénètrent facilement au sein des cellules. L'utilisation de lipides dits ionisables évite une dégradation immédiate des ARN au sein des compartiments d'endocytose et de ce fait permet la libération dans le cytoplasme de molécules d'ARN messagers capables d'être traduites par les ribosomes en protéines. À ce jour, cette méthodologie n'a pas encore, malgré ses promesses, fait ses preuves. Se pose la question d'apporter une quantité suffisante d'ARN pour obtenir un effet thérapeutique. La nécessité d'un ciblage du type cellulaire pertinent en fonction de l'indication thérapeutique doit aussi être envisagée. Dans l'attente, des efforts sont consacrés à améliorer les capacités de traduction en cherchant à stabiliser les molécules d'ARN. Une approche astucieuse consiste à circulariser l'ARN (comme dans un plasmide d'ADN), ce qui le rend moins facilement dégradable, ou bien d'y associer une enzyme capable de le répliquer *in vivo*, une « ARN polymérase ».

L'autre application des ARN thérapeutiques a déjà fait ses preuves. Il s'agit cette fois d'utiliser l'ARN non pas pour induire la synthèse d'une protéine, mais au contraire pour inhiber la traduction d'un ARN messager cible en protéine. Pour ce faire, on mime un processus physiologique qui consiste en la présence de petits ARN complémentaires d'un ARN messager appelés micro-ARN (miARN) et siARN (pour *small interfering RNA*), qui en s'hybridant avec lui conduisent à sa dégradation. Ces miARN régulent finement le niveau d'expression d'un ARN messager et donc la synthèse d'une protéine donnée. L'idée est ici d'injecter des quantités supra-physiologiques de tels miARN ou bien d'une version physiquement différente appelée shRNA (*short hairpin RNA*). La forme en épingle à cheveux (*hairpin*) de l'extrémité du shRNA le protège contre une dégradation trop rapide. De plus, des modifications chimiques en augmentent encore la stabilité. De tels ARN ont été utilisés avec un certain succès dans le traitement de l'amyotrophie spinale pour modifier l'expression du gène *SNM2* d'intérêt thérapeutique. Mais les observations les plus convaincantes concernent l'inhibition de la synthèse au niveau du foie d'une protéine anormale (du fait d'une mutation du gène) de la transthyrétine responsable d'une amylose, c'est-à-dire l'accumulation sous forme d'agrégats dans les tissus de cette protéine qui finit par les détruire. L'injection régulière de ces ARN paraît bien tolérée et efficace dans la durée. Est ainsi ouverte une nouvelle piste thérapeutique qui a vu un début d'application avec l'inhibition partielle cette fois d'une protéine normale, la kallikréine, dans le but de freiner le processus inflammatoire créé par une activation anormale du système du complément au cours de l'œdème angioneurotique.

Pour être complet, il faut encore citer les avancées des thérapies cellulaires, dont les greffes d'épiderme de la peau sont à ce jour le résultat le plus spectaculaire. La reprogrammation de cellules matures en cellules embryonnaires pluripotentes (*induced pluripotent stem cells*, iPS) obtenue par l'introduction de quatre gènes, fruit du remarquable travail du chercheur japonais Shinya Yamanaka publié en 2007, constitue une avancée remarquable. Elle est utilisée dans un très grand nombre de laboratoires pour générer à façon des cellules de tissus différents à but d'étude expérimentale. Elle est à la base du développement de la technique des « organoïdes », qui permet de reconstituer des structures en partie similaires à des organes utilisables dans des études de physio(pathologie) mais aussi thérapeutiques. Les premières tentatives d'application thérapeutique des iPS ont eu lieu. Il est cependant trop tôt pour en apprécier le potentiel, la question principale concerne bien sûr leur sécurité d'emploi dans la mesure où il s'agit de cellules génétiquement modifiées. Ce bref tour d'horizon des progrès de la médecine ne saurait mettre de côté les progrès de la chirurgie dite mini-invasive devenue de moins en moins mutilante, grâce aux avancées de l'imagerie, du traitement de ces images et de l'instrumentation. Un autre champ en plein développement est celui des dispositifs et prothèses, jusqu'à la mise au point d'« exosquelette » grâce à l'ingénierie ergonomique, une source d'espoir pour les personnes souffrant d'un handicap moteur.

Les défis d'aujourd'hui

Grâce à tous ces progrès et à l'amélioration globale du niveau de vie, l'espérance de vie n'a cessé de croître régulièrement – jusqu'à la pandémie de Covid. Une bonne nouvelle : on observe en parallèle une augmentation de l'espérance de vie en bonne santé. Néanmoins, une conséquence inéluctable est l'augmentation du nombre de personnes âgées et l'augmentation du nombre de patients atteints de maladies chroniques – environ 17 millions en France, à ce jour. Cette situation pèse bien sûr sur nos sociétés et sur l'évolution des dépenses de santé. Malgré les progrès que nous avons soulignés, les défis à relever par la recherche médicale sont immenses.

En premier lieu, les maladies dégénératives ou vieillissement prématuré : maladies neurodégénératives dont les maladies d'Alzheimer et de Parkinson pour lesquelles les solutions médicales (prévention, détection précoce, traitements) sont encore modestes. Les déficits sensoriels visuels et auditifs et les pathologies cardio-vasculaires représentent d'autres causes de handicap majeur.

Les maladies psychiatriques représentent une très lourde part de la pathologie, en particulier les différents types de psychose et les déficiences intellectuelles et cognitives pour lesquels le niveau des connaissances est encore bien insuffisant, et, de ce fait, les interventions thérapeutiques, limitées.

Malgré les spectaculaires progrès de l'identification des anomalies génétiques associées aux cancers, des réponses immunitaires dirigées contre les cellules cancéreuses, et, de ce fait, la mise au point de thérapies médicamenteuses ciblées et d'approches d'immunothérapie, trop de cancers échappent encore à l'arsenal thérapeutique mis en place.

Les maladies auto-immunes et inflammatoires (*cf.* p. 117 et suivantes) sont la troisième cause de maladies chroniques, leur incidence est en augmentation, elles affectent plus de 5 % de la population adulte. Si de nouveaux traitements immunosuppresseurs permettent de mieux les contrôler, il n'en reste pas moins qu'il n'existe pas pour l'instant de traitement qui permettrait de guérir ces maladies.

Les maladies héréditaires, évoquées plus haut à propos des erreurs de l'immunité, affectent à travers environ huit mille maladies 2 à 3 % de la population (quinze mille à vingt mille nouveaux cas chaque année). Leur gravité et le handicap généré sont éminemment variables, mais des traitements ne sont disponibles que pour fort peu d'entre elles, de l'ordre au maximum de quelques centaines.

Un volumineux chapitre des défis à relever concerne les maladies liées à l'environnement : obésité, diabète, addictions, maladies allergiques, infections émergentes, antibiorésistance, maladies liées notamment à la pollution de l'air et au réchauffement climatique. Ici, aux approches de la recherche médicale fondées avant tout sur la biologie et en particulier la biologie moléculaire, il faudra impérativement associer l'épidémiologie et d'une manière plus large les sciences humaines et sociales pour progresser.

PERSPECTIVES

La pratique de la médecine a, en parallèle, beaucoup évolué. Le recours à des spécialistes de disciplines diverses est devenu la règle pour discuter les situations complexes. Les patients atteints de maladies chroniques doivent pouvoir aussi bénéficier d'un suivi par des infirmiers en pratique avancée, aux compétences médicales et humaines adéquates. Le recours aux objets dits connectés permettant à distance de recueillir des informations précieuses sur l'état de santé d'un patient, par exemple la glycémie d'un diabétique, devrait concourir à mieux adapter la prise en charge de ces patients. La télémédecine, déjà en application dans le domaine de l'imagerie, permet un considérable gain de temps dans la prise de décision délicate, comme dans l'attitude à adopter face à un accident vasculaire cérébral : s'agit-il d'un accident thrombotique (présence d'un caillot dans un vaisseau irriguant le cerveau) ou d'un accident hémorragique, ces deux situations nécessitant sans attendre une décision thérapeutique adaptée.

UNE APPROCHE SYSTÉMIQUE

Il devient possible de recueillir un très grand nombre d'informations sur une personne et sur une situation pathologique : séquençage du génome à la recherche de variants hérités ou acquis, modifications épigénétiques dans tel ou tel type de cellules, profil d'expression des ARN messagers, des protéines et autres substances d'intérêt biologique et ce à l'échelle unicellulaire sont aujourd'hui accessibles et peuvent demain faire partie du dossier patient au même titre que les données d'imagerie. La clé est de pouvoir lier de façon « intelligente » ces données de nature multimodale à l'histoire clinique du patient, à ses habitudes de vie, son exposition à des substances potentiellement toxiques et à son environnement microbien (peau, muqueuse nasale, digestive...). Rassembler ces données sur des cohortes de patients présentant des traits communs est une source d'information considérable qui fera progresser la médecine en particulier vers une individualisation de ces recommandations. C'est l'enjeu de la construction « d'entrepôts et de lacs de données », et de leur utilisation fondée sur le développement des outils de l'intelligence artificielle. Disposer de bases de données populationnelles est un atout considérable de la recherche de demain. C'est dans cette perspective que les Britanniques ont créé UK Biobank, une plateforme accessible contenant des informations sur cinq cent mille personnes. Il s'agit d'une ressource inestimable Cette nouvelle vision de la recherche médicale et de sa pratique soulève de nombreuses questions éthiques autour du respect de l'intimité de chacun, de son usage pertinent et des modalités d'accès (recherche publique, industrielle, etc.), toutes questions qui doivent être traitées mais ne pas servir d'alibi pour freiner ces recherches.

S'ouvrent ainsi les perspectives d'une médecine de précision adaptée au mieux aux particularités de chacun qui pourrait intégrer des développements venant bouleverser la pratique actuelle, réduire les indications d'hospitalisation. La recherche clinique en bénéficiera par la création de « jumeaux numériques » simulant des situations réelles et permettant de tester l'effet de telle ou telle intervention. Les essais cliniques eux-mêmes devraient pouvoir être simulés par ces outils avant validation et, ainsi, peut-être simplifiés.

Sur un autre plan, le développement de l'ingénierie cellulaire et tissulaire, de bio-impression est susceptible d'apporter de nouvelles solutions aux défaillances d'organes. De quoi s'agit-il ? La combinaison de cellules souches éventuellement génétiquement modifiées, de matrice extracellulaire apportant des éléments nutritifs aux cellules disposées en trois dimensions pourrait être de nature à reconstruire des tissus, voire des organes. Cela peut aujourd'hui apparaître comme de la science-fiction ; les solutions ne sont pas à envisager à court terme, mais il s'agit d'un champ de recherche technologique en plein essor dans lequel se sont investies de nombreuses biotechs. Les avancées scientifiques et techniques, si impressionnantes soient-elles, soulèvent un grand nombre de questions d'ordre éthique et financier sur lesquelles je reviendrai plus loin. La biotechnologie à elle seule ne résoudra pas les grandes questions de santé énumérées plus haut. Mais, à l'inverse, sans biotechnologie, pas de progrès envisageable !

Ce contexte doit être présent à l'esprit lorsque l'on essaie de réfléchir aux évolutions de la recherche médicale, objet du prochain chapitre.

La recherche médicale aujourd'hui

La recherche en santé constitue un ensemble indissociable à quatre dimensions : la recherche fondamentale destinée à comprendre les bases biologiques du vivant, la recherche translationnelle qui cherche à comprendre les mécanismes physiopathologiques des maladies et des états de santé, la recherche clinique qui décrit les manifestations des maladies à partir de cohortes, évalue les procédures diagnostiques et teste les nouvelles thérapeutiques, et enfin la recherche en santé publique qui étudie les déterminants de santé à l'échelle des populations (épidémiologie, sociologie, anthropologie et économie) et évalue les interventions en santé et les politiques de santé. Ces dimensions font appel à des savoirs et des technologies partiellement distincts, mais qui se fertilisent mutuellement. Autant que faire se peut, les réunir en un même lieu en renforce l'efficacité. S'y ajoute l'innovation, qui, fondée sur les découvertes de la recherche, a pour objectif la mise au point de nouveaux produits et technologies utiles au diagnostic, à la prévention et aux traitements des pathologies.

En France, et avec retard sur le monde anglo-saxon, la création des centres hospitalo-universitaires (CHU) en 1958 par l'ordonnance signée par Michel Debré, Premier ministre, suivant les recommandations de son père Robert Debré, pédiatre visionnaire, permit en quelque sorte la naissance de la recherche médicale moderne. Le principe du plein-temps hospitalier des médecins y exerçant, la double appartenance hospitalo-universitaire, la reconnaissance d'une triple mission soins/recherche/enseignements et l'émergence d'une approche biologique des maladies en furent le terreau. Ainsi, certains médecins comme Jean Hamburger en néphrologie à Necker, Jean Bernard en hématologie à Saint-Louis purent développer leurs recherches fondées sur l'étude des pathologies qu'ils soignaient sur le même site et créer des équipes en attirant jeunes médecins et chercheurs. La création, sur le modèle du CNRS, quelques années plus tard, de l'Institut national d'hygiène bientôt renommé Institut national en santé et recherche médicale (Inserm), dont beaucoup de laboratoires trouvèrent leurs places dans les CHU, compléta ce dispositif qui lança la recherche médicale en France. Comment ce système a-t-il changé ? Est-il toujours opérationnel soixante-cinq ans plus tard ? La recherche médicale a considérablement évolué pendant cette période, comme évoqué dans le chapitre précédent. Les méthodes d'études de génétique, de biologie moléculaire, cellulaire, de biochimie, de biophysique se sont transformées. À un rythme très rapide se sont succédé des inventions d'équipements de plus en plus lourds dont la maîtrise est indispensable pour que l'effort de recherche puisse aboutir.

L'imagerie cellulaire, à titre d'exemple, est passée de la microscopie optique à la microscopie à fluorescence, à la microscopie électronique, à la microscopie confocale, à la microscopie biphotonique qui permet des observations *in vivo*, jusqu'à la cryomicroscopie électronique et enfin à la tomocryomicroscopie électronique, qui apportent un niveau de résolution inégalée dans l'observation des arrangements de molécules normaux ou pathologiques ! Ainsi, les approches de recherche se sont considérablement diversifiées et complexifiées pour pouvoir aborder les nouvelles questions de la biologie et de la médecine. On en conçoit aisément l'impact sur l'organisation de cette recherche !

Mes premiers pas en recherche à la fin des années 1970 se sont déroulés au sein de ce qui était encore, il y a peu, un laboratoire dit de service, c'est-à-dire un laboratoire modeste associé à un service clinique hospitalier au sein duquel les médecins effectuaient quelques analyses biologiques simples d'intérêt pour la prise en charge des patients. Aujourd'hui, cette recherche prend place dans un institut appelé Institut des maladies génétiques (Imagine) qui fut construit il y a neuf ans. Son histoire mérite d'être contée.

L'INSTITUT IMAGINE

Les pionniers de la recherche au sein de l'hôpital Necker-Enfants malades (Jean Hamburger puis Jean-François Bach en néphrologie et immunologie, Pierre Royer en pédiatrie avec ses élèves Michel Broyer, Renée Habib, Raphaël Rappaport, Paul Czernichow, Maurice Lamy et Jean Frézal en génétique avec Nathalie Josso, Josué Feingold, Pierre Maroteaux, puis, de façon indépendante, Claude Griscelli) ont développé dans un premier temps dans des locaux assez improbables de l'hôpital des laboratoires de recherche dont l'objectif était de comprendre les mécanismes, si possible les causes des maladies des patients hospitalisés : les maladies des reins qui avaient conduit Jean Hamburger à développer la transplantation rénale et les nombreuses maladies chroniques des enfants jusque-là restées mal connues et dépourvues de traitement. Au fil des ans et des constructions hospitalières, ces laboratoires, bientôt reconnus et financés par l'Inserm, ont vu leur installation s'améliorer. Ils ont dans ces conditions mené une série de travaux remarquablement novateurs qui ont conféré à l'hôpital une juste notoriété. C'est ainsi que cet hôpital a acquis sa renommée et est devenu un hôpital de référence à l'échelle nationale et même internationale pour les patients atteints de maladies complexes. Une forme de cercle vertueux s'était installée entre soins et recherche, activités menées par des équipes cliniques et de recherche, très proches les unes des autres et souvent quasi complètement intégrées, une situation très novatrice pour l'époque – et malheureusement encore de nos jours !

Les générations qui ont suivi, Arnold Munnich en génétique, Corinne Antignac pour les maladies génétiques rénales, Nadine Cerf-Bensussan pour les maladies inflammatoires du tube digestif des enfants, Olivier Hermine pour l'hématologie, Jean-Laurent Casanova pour la génétique des maladies infectieuses, et notre laboratoire d'immunologie ont continué à travailler de façon dispersée dans cinq bâtiments de l'hôpital et de la faculté ! Chacun ressentait la frustration de ne pouvoir aisément partager des équipements devenus nécessaires à nous tous comme des séquenceurs d'ADN, ni de se rencontrer autour d'une tasse de café, le lieu connu pour favoriser le mieux la créativité ! Dans la fin des années 1990, Claude Griscelli, devenu entre-temps directeur général de l'Inserm, percevait comme nous tous la nécessité de mettre en place de véritables instituts de recherche sur les campus hospitalo-universitaires. Il soutint le projet naissant d'Institut du cerveau et de la moelle épinière, porté à l'hôpital de la Pitié-Salpêtrière par Yves Agid et Olivier Lyon-Caen, et nous réunit pour nous proposer de bâtir un institut à Necker-Enfants malades. Ce fut le début de l'histoire de ce qui deviendra l'Institut Imagine. Celui-ci eut une existence virtuelle (« hors les murs ») pendant environ sept ans avant de devenir réalité physique en 2014. Il fallut construire un projet, ce qui ne s'avéra pas trop difficile car nous partagions tous les mêmes objectifs : se donner les moyens d'une recherche ambitieuse destinée à améliorer la compréhension, le diagnostic et le traitement des maladies dont nous avions la charge. Nous savions qu'il fallait associer différents aspects de la recherche parfois fondamentale, translationnelle et clinique. Cette ambition exigeait de recruter de nouvelles équipes, de se doter des outils technologiques communs nécessaires, notamment en génomique et en biologie cellulaire qui étaient alors en plein essor, mais aussi de se doter d'une équipe performante de bio-informaticiens tout en disposant des capacités à mener une recherche clinique. Cette dernière est fondée sur une méthodologie comparative rigoureuse qui fut élaborée progressivement au cours de la Seconde Guerre mondiale, elle requiert des équipes dédiées, ce d'autant qu'elles doivent de plus gérer nombre de questions éthiques et réglementaires. Sous l'égide de Claude Griscelli, nous construisîmes notre « feuille de route ». Encore fallait-il définir le périmètre de cet institut. Je pensais, impressionné par ce que j'avais pu voir aux Pays-Bas en participant au comité d'évaluation du CHU d'Utrecht en 2007 (*cf. infra*), que nous pourrions rassembler toutes les équipes de recherche du site fonctionnant sur le modèle décrit plus haut, soit une dizaine de laboratoires environ qui seraient répartis en deux bâtiments : celui de la faculté Necker-Enfants malades et celui à construire. Mes collègues généticiens étaient d'avis de se focaliser en un seul lieu sur les maladies génétiques. Un compromis fut trouvé en accueillant au sein du projet Imagine, à côté des équipes travaillant sur les maladies génétiques, l'équipe d'hématologie d'Olivier Hermine et en renforçant les liens avec les autres équipes de recherche qui se regroupèrent dans l'Institut Necker-Enfants malades (INEM). Restait à financer le projet ! Un vrai parcours du combattant, la construction du bâtiment nécessaire coûtait 60 millions d'euros. Aucune entité n'était en mesure bien sûr d'en assurer le financement global. Claude Griscelli, avec énergie et culot, obtint un soutien d'un tiers de la somme totale de la part du ministère de la Santé, l'AP-HP mit à disposition le terrain, ce qui, vu sa localisation (le XVe arrondissement de Paris à la frontière du VIe), était un apport important et contribua directement au financement dans la mesure où une partie d'un bâtiment serait consacrée à des activités cliniques… Nous obtînmes le soutien de l'État, de l'Inserm et de la région dans le cadre du plan État-région, enfin de la Mairie de Paris et de l'AFM. Le budget était bouclé, non sans de nombreux allers-retours, et avec de vives émotions lors la remise en cause de la subvention du ministère de la Santé après un changement de titulaire du poste ministériel à la Santé !

Commença alors, en 2010, une période exaltante de conception de ce bâtiment. De très nombreuses réunions de travail, de consultations d'experts en France et à l'étranger aboutirent à la conception d'un bâtiment comportant un atrium sur lequel devaient donner tous les laboratoires et espaces communs de recherche, alors que le rez-de-chaussée, à la demande de l'AP-HP, serait le lieu d'accueil des familles des patients atteints de maladies génétiques. Selon ce modèle de conception réalisation, un appel à proposition fut lancé par le maître d'ouvrage : l'AP-HP. J'eus la chance de participer au jury qui comprenait bien sûr des architectes de renom et d'entendre les présentations des six projets sélectionnés. Finalement, celui préparé par Jean Nouvel et Bernard Valero l'emporta car il respectait les contraintes financières, le cahier des charges et avait un « supplément d'âme » par son esthétique. Ce choix suscita quelques inquiétudes du fait que Jean Nouvel avait la réputation de dépasser les enveloppes budgétaires prévues. Finalement, tout se passa bien, les délais de construction furent respectés, et il n'y eut guère de surcoût – grâce soit rendue aux services *ad hoc* de l'AP-HP qui exercèrent avec vigilance leur maîtrise d'ouvrage. Il restait une crainte : la remise en cause toujours possible du permis de construire par des recours de riverains qui s'estimeraient lésés par la présence d'un bâtiment de sept étages donnant sur le boulevard du Montparnasse et la rue Falguière, à la place d'un pavillon hospitalier haut seulement de trois étages (mais très laid !). Nous avions organisé de façon préventive des réunions d'information des riverains, réunions qui s'étaient déroulées à notre soulagement de façon satisfaisante, en partie du fait de l'intervention du très regretté Michel Broyer, ancien chef de service de néphrologie pédiatrique dans l'hôpital et ancien directeur d'unité de recherche de l'Inserm, qui par chance était riverain de notre projet. Il dit avec chaleur et conviction tout le bien qu'il fallait penser du projet et emporta les suffrages. De plus, la propriétaire du café-brasserie situé juste en face du futur bâtiment, sur le boulevard du Montparnasse, constatant que l'entrée de l'Institut donnerait directement face à son établissement, comprit immédiatement les bénéfices à venir pour son entreprise, elle soutint donc le projet ! L'installation se fit sans encombre au printemps 2014, après deux ans de travaux. Une première expérience scientifique put débuter dès le lendemain du déménagement de la première équipe, ce dont la chercheuse qui la mena fut légitimement fière. Nous pûmes organiser en juin 2014 l'inauguration officielle du bâtiment Imagine, une belle fête après tant d'années d'effort et l'occasion de remercier toutes les personnes et institutions qui avaient contribué à cette réalisation. En fait, la cérémonie fut un peu troublée car certains, dont le directeur de l'AP-HP de l'époque, n'ont pas souhaité s'y joindre pour d'obscures raisons… et en prévenant le jour même de leur absence. Dommage pour ce directeur général de l'AP-HP qui n'eut guère de bâtiments à inaugurer lors de son mandat achevé en 2022 ! Neuf années plus tard, ce bâtiment a conservé ses qualités fonctionnelles et esthétiques, il a jusqu'ici bien résisté au vieillissement. Disposer d'un bâtiment de qualité est un facteur d'attractivité dont on a pu mesurer l'importance.

Ce contenant architectural obligeait en quelque sorte à y placer un contenu qui soit à la hauteur. Le défi à relever impliquait de pouvoir, d'une part, constituer une plateforme d'équipements adaptée aux ambitions du programme de recherche : séquenceur de dernière génération d'ADN, microscopes dits confocaux et biphotoniques, cytomètres de flux, etc., équipements tous fort onéreux mais indispensables. Il fallait, d'autre part, renforcer nos compétences dans plusieurs domaines essentiels comme la bio-informatique ou l'utilisation des techniques de recombinaison génétique. Enfin, nous souhaitions recruter de nouvelles équipes de recherche venant de tout horizon et travaillant dans des domaines d'intérêt pour l'Institut comme le développement, la neurobiologie ou la thérapie génique. Au total, quatre cent cinquante chercheurs travaillant dans vingt-cinq équipes s'installèrent progressivement dans l'institut. Ils partageaient les mêmes règles de financement de leurs activités de recherche, d'accès aux plateformes et… la langue anglaise nécessaire à l'accueil de chercheurs étrangers. De fait, des chercheurs de trente-cinq nationalités différentes travaillent au sein d'Imagine, constituant un *melting-pot* dont la diversité culturelle est enrichissante. Réaliser un tel programme implique un financement et une organisation adaptée. La mise en place des instituts hospitalo-universitaires (IHU), qui doit beaucoup à Arnold Munnich, est venue à point pour mettre en œuvre ce programme. L'idée originale de ces IHU était, sur un site hospitalo-universitaire, de rassembler dans un même lieu les équipes de recherche travaillant sur une thématique médicale partagée, pour nous les maladies génétiques, en intégrant, autant que faire se peut, activités de soins de recherche et d'enseignement, bref, une concrétisation à petite échelle des vœux de Robert Debré. Ces IHU devaient pouvoir bénéficier d'une certaine souplesse de gestion apportée par le statut de Fondation de coopération scientifique. L'ambition initiale, à vrai dire utopique, était qu'à terme de telles institutions deviennent autonomes financièrement, du fait de leur attractivité, de la philanthropie et des revenus de l'innovation générés par les découvertes de l'institut. Aucune institution universitaire et de recherche au monde n'a jamais atteint un tel objectif. Néanmoins, la visibilité des IHU, c'est incontestable, leur permet de bénéficier de la générosité publique, bien appréciable pour mener à bien des programmes ambitieux. En pratique, un appel à proposition de création d'IHU fut lancé en 2010 dans le cadre du « grand emprunt » destiné à dynamiser la recherche, l'innovation et l'économie française selon les recommandations d'Alain Juppé et de Michel Rocard. Notre projet fut retenu avec cinq autres, il bénéficia d'un financement conséquent de 60 millions d'euros pour dix ans, financement qui fut ensuite prolongé pour un montant réduit de 50 %. À côté de cette enveloppe financière, l'IHU Imagine put s'appuyer sur son statut de fondation de coopération scientifique qui lui accorde une flexibilité bienvenue dans sa gestion. Par exemple, cela permet de recruter de nouvelles équipes de recherche en offrant salaire et enveloppe financière pour travailler sans attendre les financements ultérieurs émanant des pouvoirs publics partenaires (Inserm, université, AP-HP).

Douze ans après la création de l'IHU Imagine, neuf ans après son installation physique dans son écrin, quel regard peut-on porter ? Incontestablement, Imagine apparaît comme un creuset de rencontres fructueuses entre équipes. Il est un lieu d'accueil de nouvelles équipes talentueuses et dynamiques qui renforcent l'émulation. Il a permis de préserver et souvent de renforcer, malgré les difficultés de la vie hospitalière, les liens avec les services cliniques en facilitant notamment la participation des médecins aux équipes de recherche. C'est un lieu de formation à la recherche de nombreux jeunes issus de nombreux pays et aussi par la recherche de médecins hospitalo-universitaires. Il est source d'innovations médicales dans la prise en charge de nombre de maladies rares (du système immunitaire, des globules rouges, des reins, des os, etc.), qui ont pu être valorisées. Il a enfin acquis une certaine notoriété qui attire jeunes chercheurs et médecins, conscients de pouvoir bénéficier d'un outil de valeur pour se former et exercer leur créativité au bénéfice de la recherche sur les maladies génétiques. Un bilan donc positif qu'il faut cependant nuancer. De façon légitime, les IHU sont placés sous la tutelle des partenaires publiques à travers le conseil d'administration de la Fondation. Cette tutelle, en fonction des responsables qui la dirigent, peut prendre des orientations très différentes qui vont du contrôle *a posteriori* laissant une marge de manœuvre à la direction de l'IHU jusqu'à un contrôle strict, voire une interdiction de certaines actions, bridant ainsi l'autonomie de l'institut. Il n'est un secret pour personne qu'Yves Lévy, président de l'Inserm de 2014 à 2018, considérait que les IHU étaient trop indépendants et, de ce fait, il a cherché à réduire autant que possible leur marge de manœuvre, notamment en ce qui concerne la valorisation des travaux de recherche. De son côté, l'Assistance publique-Hôpitaux de Paris, pendant longtemps, n'a pas facilité la mise en place par l'IHU d'un entrepôt de données où sont collectées les informations cliniques des patients qui peuvent être ensuite reliées à d'autres informations d'intérêt issues de la recherche. Ce frein au développement d'un aspect très important de la recherche médicale était sans doute la conséquence d'une volonté de défendre un projet concurrent issu de l'AP-HP elle-même et sans doute avec la volonté de préserver la valeur de ces données en termes d'innovation. De même, l'AP-HP refusa que l'IHU Imagine puisse se porter promoteur d'essai clinique, c'est-à-dire d'en assurer la responsabilité. Cette attitude témoigne d'une forme de méfiance *a priori* que je considère comme regrettable et pénalisante. Après tout, ces différentes entités hospitalières, établissements de recherche et IHU, qui dépend des précédentes, ne sont jamais que des entités d'un même ensemble qui s'appelle le service public de soins et de recherche de la France. Il est encore une fois légitime (et indispensable) que les tutelles exercent leur devoir de contrôle sur les actions de l'IHU, mais en lui laissant une autonomie suffisante, favorable à son dynamisme, et en contrôlant *a posteriori* ses actions. Les difficultés rencontrées dans un autre IHU du sud de la France ne facilitent pas cette vision ; encore faut-il comprendre que, paradoxalement, c'est à cause d'un abandon de toute fonction de contrôle du fait de la composition du conseil d'administration en gros aux mains de son directeur que la situation s'était envenimée dans ce dernier cas. Sans doute, une meilleure réglementation de la composition des conseils d'administration, d'une part, et une bonne volonté des partenaires, d'autre part, devraient permettre d'aboutir à une situation plus satisfaisante. Cette discussion peut paraître assez technique, elle est en fait d'importance pour déterminer l'avenir et les succès des IHU.

Jusqu'à il y a peu, les IHU étaient au nombre de sept. Ils ne représentent qu'une petite fraction de la recherche médicale. On ne peut que souhaiter, au prix des aménagements de contrôle de la gouvernance évoqués à l'instant, qu'un plus grand nombre d'IHU puissent voir le jour pour les raisons discutées plus haut. Un appel à propositions a conduit récemment à la création de huit nouveaux IHU, un nombre sans doute un peu excessif au vu du potentiel de certains. Reste que l'essentiel des activités de recherche médicale reposera toujours sur des structures des CHU et des organismes de recherche hors IHU. Cette situation pose problème car elle laisse ces entités fonctionner de façon bien souvent trop cloisonnée et avec des ressources limitées. La question se pose donc de savoir s'il serait possible d'aller plus loin dans une organisation intégrée des soins, de la recherche et de l'enseignement.

UN VOYAGE AUX PAYS-BAS

En 2007, je suis invité à participer à l'évaluation du centre médical universitaire (UMC, équivalent de nos CHU) d'Utrecht aux Pays-Bas. Il y a huit UMC aux Pays-Bas pour une population de 16 millions d'habitants, soit un pour 2 millions d'habitants, comme en France qui dispose de trente-deux CHU pour une population de 67 millions d'habitants. La comparaison avec nos CHU est donc pertinente. J'y suis allé avec curiosité, ce d'autant qu'il n'existait pas (ni n'existe toujours pas) de tels comités d'évaluation de nos CHU. Le comité était composé de sept médecins universitaires de différents pays. Ce fut une découverte. À l'occasion des rencontres avec différents responsables médecins, scientifiques et administratifs de l'UMC, des directeurs de départements, mais aussi des plus jeunes médecins, chercheurs et soignants, je pris conscience du fait que les Néerlandais avaient été les meilleurs élèves de Robert Debré ! Dans les années 1990, ceux-ci avaient élaboré une réforme de leurs CHU dans l'esprit de Debré, en souhaitant intégrer, autant que faire se peut, les activités de soins, d'enseignement et de recherche de leurs CHU devenus UMC. Le raisonnement, partagé avec Robert Debré et ses collègues qui avaient inspiré la réforme de 1958, est simple. Ces trois activités sont les activités piliers des hôpitaux universitaires. La qualité et le progrès des soins reposent sur la recherche, en tant que telle et en tant que valeur formatrice, à la rigueur du raisonnement. La qualité des soins repose sur la bonne formation des médecins et des soignants dont le contenu doit coller au plus près aux avancées des connaissances en médecine et santé. Principes aussi sains que salutaires ! Mais comment les mettre en pratique sans créer un monstre bureaucratique ?

Les Néerlandais, avec pragmatisme, ont expérimenté et ont abouti à un modèle suffisamment robuste pour qu'il soit toujours en place vingt-cinq ans plus tard. En pratique, chaque UMC est dirigé par un triumvirat composé d'un médecin directeur des soins, d'un universitaire, le doyen de la faculté, et d'un responsable de la recherche. Si, au cours de l'histoire romaine, les triumvirats ont évolué vers la dictature d'un de ses membres, rien de tel ici, ces triumvirats fonctionnent de façon stable. En pratique, et ce détail compte, leurs bureaux sont mitoyens, si bien qu'ils travaillent ensemble au quotidien. En fonction de la décision à prendre, la voix de celui qui est directement responsable peut prédominer si nécessaire. Ce triumvirat est secondé par une administration qui semble efficace et qui est étroitement associée aux mécanismes de prise de décision. Bien sûr, ce triumvirat s'appuie aussi sur des comités où siègent les différents collèges d'employés des UMC ainsi que les représentants des patients. Un élément sans doute déterminant du succès des UMC est lié à la mise en commun des lignes budgétaires. Les UMC sont financés par les assurances qui paient pour les soins des patients, et des enveloppes provenant de l'État correspondant à une dotation universitaire et de recherche. Cette dernière ne couvre pas seulement la recherche clinique (contrairement à l'enveloppe dite des MERRI/MIGAC en France), mais aussi la recherche expérimentale menée dans les laboratoires de recherche de l'UMC (en gros, le budget que l'Inserm ou le CNRS accorderait à de tels laboratoires en France). Ces enveloppes sont fongibles à la discrétion du triumvirat, sous réserve bien sûr d'une évaluation dont j'ai pu apprécier la rigueur. Cette marque de confiance dans la capacité de gestion des UMC, source, on le comprend, de beaucoup de crainte initialement, s'est avérée *in fine* également une cause du succès, en plaçant les acteurs en situation de responsabilité collective d'un ensemble unique.

Les UMC sont organisés en départements par disciplines (une douzaine à Utrecht) couvrant l'ensemble du champ de la médecine et de la santé (chirurgie, urgences pédiatrie, médecine interne mais aussi génétique, neurosciences ou santé publique...) et adaptés aux forces de chaque UMC. Chaque département est placé sous la houlette d'un directeur assisté d'une administration *ad hoc*, qui a la responsabilité de l'organisation des soins, de l'enseignement et de la recherche de son secteur. Il dispose pour ce faire d'un budget. Chaque département est évalué pour ses performances et sa gestion tous les cinq ans. Ajoutons que chaque UMC a contractualisé ses missions de soins mais aussi d'enseignement et de participation à des protocoles de recherche (qui fait quoi ?) avec l'ensemble des hôpitaux non universitaires de proximité. Même si les Pays-Bas sont confrontés aujourd'hui à une situation identique à la France (et au reste de l'Europe) concernant la pénurie de personnels soignants, on peut estimer que les UMC remplissent leurs missions dans les trois domaines en y ajoutant de plus une capacité de valorisation, d'innovation par la création de start-up issues de leur recherche qui est particulièrement remarquable. Alors, ce système dont ceux qui le connaissent s'accordent à reconnaître l'efficacité, est-il transposable en France ?

En 2009, dans le cadre de la préfiguration du projet d'IHU, une commission fut réunie sous la direction de Jacques Marescaux, un célèbre chirurgien strasbourgeois, lui-même futur directeur d'IHU, pour réfléchir à l'avenir des CHU. Avec nombre de collègues hospitalo-universitaires dont des doyens mais aussi des directeurs de CHU et des hauts fonctionnaires, je fus invité à en faire partie. Comme dans toutes commissions, des auditions furent organisées. Dans ce cadre, j'ai invité le doyen de la faculté d'Utrecht, Frank Miedema, un des triumvirs de l'UMC d'Utrecht, à venir nous exposer le fonctionnement des UMC. Il ne se fit pas prier, il joua ce rôle non sans une certaine fierté, conscient qu'il était de participer à un système plus efficace que le nôtre. Son exposé fut brillant, vraiment convaincant, source pour moi, avec naïveté je le reconnais, d'un certain espoir de le voir entendu. La porte refermée derrière Frank Miedema à son départ, il ne fallut pas plus de trente secondes pour que fusent de la part de certains les réflexions autour du thème : « C'est très bien mais ce n'est pas pour nous. » Près de quatorze ans plus tard, j'attends encore la réponse à la simple question que je posais alors : en quoi « ce n'est pas pour nous » ? De façon significative, ceux qui avaient exprimé de façon aussi radicale le rejet du système des UMC étaient des doyens et directeurs d'hôpitaux détenteurs du « pouvoir ». À l'évidence, l'organisation des UMC leur déplaisait parce qu'ils avaient l'impression qu'avec une telle gouvernance leur pouvoir serait perdu. Bien sûr, France et Pays-Bas ne sont pas des pays identiques. La géographie, nos cultures nous différencient, nos organisations ne sont pas superposables dans bien des domaines, mais nous partageons néanmoins beaucoup de valeurs et de savoir-faire. Bien sûr, le système des UMC n'est pas parfait : les relations avec les universités auxquelles ils sont affiliés ne sont pas toujours simples, et ils abusent d'indicateurs de toutes sortes, parfois assez abscons, pour évaluer les performances de leurs UMC. Certains s'en sont cependant inspirés, notamment des CHU allemands comme à Hanovre. N'y a-t-il vraiment aucun moyen pour que nos CHU s'inspirent du système néerlandais ? Dans une période de réflexion, face aux difficultés de nos CHU, ne serait-il pas temps de prendre le Thalys et de voir de plus près à Amsterdam, à Rotterdam, à Leyde ou à Utrecht les bénéfices que nos CHU pourraient tirer de cette expérience ? Une solution évidente serait d'expérimenter dans un petit nombre de CHU un avatar d'UMC. Robert Debré, j'en suis convaincu, aurait ardemment défendu cette cause. Espérons simplement qu'une réforme de nos CHU n'attendra pas le moment où son initiateur (Robert) aura un Premier ministre (Michel) comme fils !

BILAN DE LA RECHERCHE MÉDICALE ET EN SANTÉ EN FRANCE

Un regard objectif laisse facilement apparaître que la recherche médicale française n'est pas en très bonne santé, en tous les cas lorsqu'on la compare à celle de nos voisins européens. Ce déclin relatif est attesté par de nombreux indicateurs : classement des publications de qualité, classement des universités en médecine (8/8 des néerlandaises, 6/32 des françaises dans les deux cents premières du classement de Shanghai), prix obtenus ou réussite à l'obtention de contrats de recherche prestigieux de l'Union européenne (European Research Council). Tous ces baromètres sont critiquables, mais malheureusement tous indiquent un régime de dépression. De nombreux rapports émanant de sources multiples (Cour des comptes, évaluation *ad hoc* de l'Inserm, Académies des sciences et de médecine, etc.) le répètent depuis plusieurs années. On ne peut dire qu'il y eut un moment où la recherche française a décroché, mais plutôt, *a contrario*, une forme de glissement continu en comparaison à nos voisins. La résolution du Conseil européen de Lisbonne en 2000 de porter l'effort de recherche national à 3 % du produit intérieur brut en 2010, ce qui impliquait à la fois un effort de l'État et des industries, ne fut pas suivie d'effet en France. Plusieurs pays de l'Union européenne, dont l'Allemagne, les Pays-Bas, le Danemark, la Suède, la Finlande, se sont engagés dans cette voie et ont même dépassé cet objectif. La France, comme l'Allemagne, consacrait environ 2,2 % de son PIB à la recherche et au développement (R&D) en 2008. L'Allemagne entreprit alors de rattraper son retard. En 2021 ses dépenses de R&D ont dépassé les 3 % avec une croissance parallèle de l'effort publique et privé. En France, ces dépenses sont toujours de l'ordre de 2,3 %, dont un peu moins de 0,8 % pour la dépense publique contre près de 1,1 % en Allemagne. S'y ajoute le fait que les dépenses publiques de recherche consacrées aux sciences de la vie ont diminué en France en pourcentage du budget total d'environ 20 % depuis dix ans sans que la raison n'en apparaisse clairement. La France consacre environ 20 % de son budget de recherche publique aux sciences de la vie et en santé, contre en moyenne 30 % dans les autres pays européens et 50 % au Royaume-Uni. Les tenants de la rigueur budgétaire aiment à rappeler que les performances de recherche en sciences de la vie du Royaume-Uni sont supérieures aux nôtres, alors que l'effort public n'y est pas supérieur. Ce constat doit bien sûr interroger sur l'efficience de système de recherche. Néanmoins, rappelons le fait que, outre la fraction bien plus élevée du budget consacré à la recherche dans ce domaine, la Grande-Bretagne dispose d'une fondation privée, le Wellcome Trust, issue des biens accumulés en 1936 par Henry Wellcome, un pharmacien britannique. Le Wellcome Trust distribue chaque année autant de fonds que le Medical Research Council, l'équivalent britannique de l'Inserm !

Quelles sont les conséquences de ce déficit de financement de la recherche ? Il se traduit par des rémunérations salariales des universitaires et des personnels chercheurs, quel que soit leur statut, d'environ 25 % inférieures en moyenne à ce qu'elles sont dans les pays voisins. Malgré un effort récent lié à la loi de programmation de la recherche votée en 2020, un chercheur ou un enseignant-chercheur recruté en moyenne vers 34 ans reçoit un salaire de l'ordre de 2 200 euros net par mois, et ce après plus de dix années d'études et un concours sélectif. De quoi décourager les esprits les plus motivés, malgré l'attrait intellectuel des métiers de la recherche. En contraste, dans le cadre de l'effort soutenu de l'Allemagne en faveur de la recherche, mené depuis maintenant plus de quinze ans, le salaire des enseignants-chercheurs a été augmenté de 25 à 50 % au cours des dix dernières années ! Le déficit financier concerne aussi les infrastructures, les équipements et les dotations de fonctionnement des équipes de recherche. On comprend que notre pays souffre davantage que les autres d'une relative désaffection pour la formation scientifique.

Ce qui contribue également à un moindre engagement des étudiants scientifiques vers une formation à ou par la recherche (pour ceux qui ensuite exerceront une autre profession, mais qui auront bénéficié de cette formation) est l'extrême complexité du système en place communément qualifié de millefeuille. Bien malin celui qui saurait expliquer à nos collègues étrangers l'organisation de la recherche en France !

Une équipe de recherche – la cellule de base de l'activité de recherche –, constituée en règle générale, dans le domaine des sciences de la vie, de cinq à dix personnes (chercheurs, ingénieurs et techniciens statutaires, chercheurs postdoctorants, doctorants, étudiants), doit s'assurer d'un budget de fonctionnement pour mener ses expériences. Celui-ci provient pour une part devenue très faible des organismes dont elle dépend : universités et établissements de recherche comme l'Inserm ou le CNRS. Il faut savoir que ces derniers disposent d'un budget limité, inférieur au budget de recherche de la société L'Oréal pour le premier, à celui de Thales pour le second ! Ces organismes paient les salaires des personnels titulaires, ce qui est très important. En revanche, ils contribuent fort peu à la vie quotidienne du laboratoire. En pratique, dès la mi-février de chaque année, les crédits alloués sous forme de dotation récurrente pendant cinq ans sont déjà épuisés ! Les chercheurs savent donc qu'il leur faut trouver d'autres crédits sous forme d'un financement dit par projets. Ce type de fonctionnement, venu des États-Unis et réclamé par nombre de chercheurs, a été progressivement mis en place en 2005 en France avec la création de l'Agence nationale de la recherche (ANR). Petit flash-back historique : en 2002-2003, le gouvernement de Jacques Chirac diminue sensiblement les crédits de recherche… au moment où la TVA des restaurateurs se voit réduite, donc un manque à gagner pour l'État. S'ensuit un mouvement de défense de la recherche (« Sauvons la recherche »), qui préconise entre autres mesures la création d'une agence capable de financer des projets de recherche afin de renflouer les caisses démunies des laboratoires de recherche qui portent des projets d'intérêt. Le financement par projet a l'avantage de les passer au crible de l'évaluation comparative et ainsi de sélectionner *a priori* les meilleurs d'entre eux. Cela est juste si le taux de réussite est suffisamment élevé pour éviter que le hasard gouverne cette sélection.

Il y a encore quelques années ce taux de réussite était de moins de 10 %, ce qui était bien en dessous d'une norme raisonnable. Il est remonté grâce à la loi de programmation de la recherche qui a conduit à augmenter le budget de l'ANR et permis d'atteindre un taux de succès de 24 %, ce qui est mieux mais encore un peu insuffisant. Initialement, l'ANR finançait des projets devant entrer dans un objectif d'utilité sociale, traduisant une volonté classique mais assez naïve de la part des politiques de piloter la recherche. Ce n'est qu'après une dizaine d'années de pratique de l'ANR que, progressivement, ces appels à propositions ciblés ont laissé place de façon majoritaire à des appels à propositions non ciblés, plus propices à promouvoir la recherche fondamentale. À noter que la volonté de pilotage se retrouve aujourd'hui à travers les Programmes d'équipements prioritaires de recherche (PEPR) abondés par France 2030, l'avatar des investissements d'avenir financés par l'emprunt. Les PEPR sont au nombre de quarante-deux, dont six concernent les sciences de la vie : maladies infectieuses émergentes, santé numérique, biothérapies, alimentation – tous PEPR dits adossés aux stratégies nationales d'accélération –, psychiatrie et biodiversité – dits PEPR « exploratoires ». L'idée est de favoriser l'innovation dans ces domaines jugés stratégiques.

Un écueil classique des appels à projets concerne le défaut de prise de risque, qui est d'autant plus marqué que les financements sont limités dans le temps. Il n'est guère envisageable aujourd'hui d'obtenir un financement de l'ANR sans résultats préliminaires… qui ne sont pas loin de correspondre à un projet abouti ! Les montants attribués, au mieux 100 000 euros par an pour trois ou quatre ans, ne sont pas de nature à assurer à soi seul le fonctionnement d'une équipe de recherche. De plus, l'obtention d'un tel crédit au sein d'une équipe par un chercheur crée un risque de repli sur soi individualiste qui peut nuire au bon fonctionnement de l'équipe. L'ensemble peut donner à ces équipes un sentiment d'incertitude permanente sur la capacité à mener ses projets de recherche, ce qui ne crée pas le climat le plus propice à l'exercice du métier. Bref, tous ces arguments, bien connus depuis longtemps, conduisent à conclure qu'en France, aujourd'hui, il existe un déséquilibre préjudiciable entre financement par projets (excessif), correspondant à une évaluation *a priori*, et dotations récurrentes (insuffisantes), correspondant à une évaluation *a posteriori*. Nous verrons plus loin que l'on peut sans doute proposer un système plus équilibré et plus simple.

À côté de l'ANR généraliste existent des agences spécialisées dans le financement de certains secteurs de la recherche médicale, maladies infectieuses (ANRS-MIE), cancer (INCa), plan Alzheimer, et les financements propres à la recherche clinique à travers le Programme hospitalier de recherche clinique (PHRC) et les hôpitaux. De ce morcellement de l'organisation de la recherche médicale découlent plusieurs conséquences. Au sommet du dispositif, il n'y a pas de vision globale de la recherche médicale en France, ce d'autant que les financements dépendent de trois départements ministériels : Premier ministre (France 2030), ministère de l'Enseignement supérieur et de la Recherche (dotations des universités des EPST et des EPIC, ANR et agence spécialisées) et ministère de la Santé (PHRC et financement de la recherche dans les hôpitaux, crédits dits des missions de recherche, d'enseignement, de référence et d'innovation [MERRI] au sein des missions d'intérêt général et de l'aide à la contractualisation [MIGAC], au total 1,7 milliard d'euros). Vu de la base, cela implique que chaque équipe de recherche multiplie les réponses aux appels à propositions (ce qui permet à leurs promoteurs de se féliciter de leur succès !), effort chronophage et redondant, ce d'autant que ces différents appels à proposition n'utilisent pas tous les mêmes formulaires à remplir ! Autant de projets à évaluer, les évalués se transformant en évaluateurs et réciproquement, tout cela génère de fait un travail administratif lourd pour les agences opératrices. Les jeunes chercheurs, dans les labos, ne sont pas vraiment séduits par ce qu'ils observent de l'activité de leur mentor, ce qui, pour certains, les décourage de poursuivre dans ce métier.

Le corollaire de cette situation est donc le fait que chaque équipe de recherche est l'objet d'évaluations fréquentes, en miroir du millefeuille. Les équipes en tant que telles (indépendamment de leurs projets) sont évaluées par un organisme indépendant : le Haut Conseil de l'évaluation de la recherche et de l'enseignement supérieur (HCERES), une spécificité française ! Dans les instituts de recherche (comme Imagine), cela conduit au scénario suivant : en premier lieu, une évaluation par le comité scientifique de l'institut (*scientific advisory board*, SAB), composé d'éminents chercheurs internationaux qui ont accepté de conseiller l'institut, suivie de l'évaluation par le HCERES (documents et visite d'un comité d'experts). Enfin, le rapport du HCERES est adressé aux tutelles (université et Inserm), qui se réservent le droit de se forger leur propre opinion. *In fine*, la probabilité que ce processus impacte la vie de l'institut est très faible. Ainsi, il y a cinq ans, il n'y eut ni création ni disparition d'équipes au sein de l'institut du fait de l'évaluation institutionnelle. Les dotations de fonctionnement provenant de l'université et de l'Inserm restèrent strictement identiques à ce qu'elles étaient antérieurement. N'oublions pas que ces mêmes équipes sont par ailleurs évaluées chaque année à l'occasion de réponses à des appels à propositions. En pratique, trop d'évaluations et relativement peu de conséquences de celles-ci. À noter par exemple qu'il n'est pas possible de concilier l'évaluation par le SAB (de loin les meilleurs connaisseurs des équipes) et le HCERES parce que les premiers auraient un lien d'intérêt avec l'institut susceptible de biaiser leur jugement !

CULTURE SCIENTIFIQUE ?

Un autre point frappant dans notre dispositif de recherche et d'innovation réside dans le fait que le monde scientifique et universitaire et le monde des décideurs politiques et économiques ne se connaissent pas. Contrairement à ce qui se passe dans de nombreux pays où les acteurs de ces deux milieux se côtoient dans les mêmes universités pendant leurs études, en France, sauf exception, ces deux groupes sociaux émanent de formation séparée : Sciences Po, écoles commerciales et ENA (INSP aujourd'hui) pour les premiers, universités et grandes écoles scientifiques pour les seconds. Les ingénieurs pourraient constituer un corps « intermédiaire », mais, en fait, fort peu d'entre eux suivent ensuite un cursus scientifique les menant à une thèse de sciences (contrairement à ce qui se passe en Allemagne par exemple). De fait, le diplôme de docteur en sciences n'est souvent pas reconnu dans les conventions collectives des sphères tant publiques que privées. Il en résulte trop souvent une méconnaissance des enjeux scientifiques, parfois confondus avec l'innovation (c'est-à-dire l'aval des découvertes scientifiques) par les dirigeants politiques, mais aussi sans doute un positionnement du département recherche et innovation trop éloigné de la direction des entreprises. Enfin, cette dichotomie ne favorise pas les échanges (expertises, collaborations, unités mixtes) entre milieux académique et industriel. Il faut être conscient de cette conséquence de la séparation entre universités et grandes écoles, et faire en sorte d'essayer d'en favoriser l'interpénétration. L'histoire suivante de la commémoration du cinquantième anniversaire de l'Inserm illustre bien ce point.

LE CINQUANTIÈME ANNIVERSAIRE DE L'INSERM

2014 marquait le cinquantième anniversaire de la création de l'Inserm. À l'initiative de son directeur de l'époque, André Syrota, un groupe de travail se met en place pour organiser un colloque afin de mettre en valeur les réalisations de l'Inserm. Un programme est élaboré qui accorde une bonne place à de jeunes chercheurs talentueux qui auront l'occasion de montrer leurs résultats à une audience plus large que celle du cadre habituel des congrès scientifiques. Tout se présente bien. Ce colloque doit se tenir dans le grand amphithéâtre de la Sorbonne, le président de la République l'inaugurera. Tout cela est de bon augure pour mettre, pour une fois, un peu en lumière la recherche médicale française. Le président de la République François Hollande fait un très beau discours vantant les mérites de la recherche scientifique, la place de la France dans cette activité si importante pour notre société. Il veut montrer l'importance de l'engagement de l'État en mentionnant que le budget annuel de l'Inserm est de 1 milliard d'euros. Malaise des connaisseurs dans l'amphithéâtre plein à craquer, ce budget n'est en réalité que de 600 millions d'euros, soit une surévaluation d'un bon tiers ! Un conseiller rectifie immédiatement, et, en souriant, le président poursuit comme si de rien n'était ! Imaginerait-on un président surévaluant ainsi le budget de la France ! Cette négligence en dit long sur la perception réelle de la valeur de cette recherche au plus haut sommet de l'État. François Hollande termine son discours, salue le président de l'Inserm, et l'assemblée et s'en va. Choc : d'un seul mouvement, les personnes assises aux cinq premières rangées de l'amphithéâtre, à l'exception de deux anciens directeurs de l'Inserm, Philippe Lazar et Claude Griscelli, et de l'actuel directeur André Syrota, se lèvent et quittent la salle, appelées par leurs importantes tâches. Il s'agissait des multiples personnalités officielles aux fauteuils réservés. Aucune d'entre elles n'assista donc aux exposés qui suivirent des chercheurs de l'Inserm, qui se firent devant ces cinq rangs vides (vidés). Exposé qui leur était pourtant en grande partie destiné. Quel spectacle désolant ! Sans entrer dans une vision paranoïaque, ce spectacle dont je fus le témoin direct reflète le peu de cas que notre société, plus précisément sa classe dirigeante, fait de la recherche scientifique dans ce pays. J'ai eu l'occasion personnelle d'assister à un contre-exemple au Japon, ou l'empereur et plusieurs ministres ont assisté à une remise de prix scientifiques pendant plusieurs heures.

Un plan pour la recherche médicale

Le constat appelle à agir sur deux leviers si l'on veut aspirer à rejoindre la dynamique des pays performants : mieux financer et mieux organiser. Mieux financer, comme l'a fait l'Allemagne dont les dépenses de recherche tant publiques que privées étaient analogues aux nôtres il y a quinze ans (2,2 % du PIB) et qui aujourd'hui dépassent 3,1 % avec une augmentation parallèle des dépenses publiques et privées grâce à un processus de revalorisation progressive qui a concerné toutes les composantes de la recherche (salaires, infrastructures équipements, crédits de fonctionnement). À titre d'exemple, les salaires des professeurs d'université ont été augmentés de 25 à 50 % au cours des dix dernières années. Beaucoup d'autres pays (Europe du Nord, Pays-Bas mais aussi Canada, Israël, ou encore Singapour et Corée du Sud) ont mené des efforts du même ordre ou parfois supérieurs. Une augmentation progressive du budget de la recherche assortie de réformes d'organisation (*cf. infra*) est indispensable pour devenir réellement compétitif. Les sciences de la vie sont de plus particulièrement mal loties en France, comme indiqué plus haut ; elles méritent un coup de pouce de rattrapage supplémentaire. Il serait ainsi possible de maintenir un maillage d'équipes en recherche tant fondamentale qu'appliquée. Nous ne pouvons pas nous contenter de disposer d'un petit nombre de centres de recherche bien dotés, ce qui pourrait conduire à terme à assécher la créativité, tout en n'assurant ni le maintien d'une expertise technologique ni une transmission suffisante des savoirs. À l'inverse, il faut se garder de distribuer de petites sommes d'argent à un trop grand nombre d'équipes. L'équilibre repose sur la qualité de l'évaluation (*cf.* ci-après).

Mieux organiser. Les défauts principaux qui nuisent à l'attractivité et à l'efficience de notre recherche concernent la complexité du système d'obtention de crédits découpé en de multiples guichets d'appel à projets généralistes (ANR) ou thématiques (agences thématiques, plan France 2030, ministère de la Santé pour la recherche clinique). Outre leur nombre, on remarque que ces appels à projet sont très orientés vers le transfert recherche-innovation, c'est particulièrement le cas des appels à projets de France 2030.

FAIRE CONFIANCE AUX CHERCHEURS

Les principes qui devraient gouverner l'organisation de la recherche sont la confiance et la simplicité. Confiance dans la capacité des chercheurs à mener avec succès leur projet de recherche choisi en toute liberté. C'est le principe de fonctionnement des organismes de recherche, dont le CNRS et l'Inserm et par ailleurs des universités. Pour les équipes en place, une dotation de crédits de fonctionnement est accordée pour une durée de cinq ans, selon un principe d'évaluation *a posteriori*. Le hic est que ce principe, mis en place lors la création des organismes (1939 pour le CNRS, 1964 pour l'Inserm), ne fonctionne plus. Aujourd'hui, ces crédits dits récurrents de fonctionnement accordés à une équipe (unité dans le jargon des organismes) ne couvrent pas plus de 10-15 % des dépenses annuelles. Progressivement, y a été substitué un financement par projet. Le tournant décisif en fut la création de l'Agence nationale de la recherche (ANR) en 2005 qui fonctionne en tant qu'agence de moyens. Le système antérieur avait ses faiblesses, la principale était le caractère quasi systématique de reconduction des crédits sur de très longues périodes sans guère de modulation liée aux performances (qualité des publications, etc.). Cela ne favorisait pas le dynamisme de l'évolution inéluctable des structures de recherche et leur efficience. L'évaluation *a priori* par appels à projets a l'avantage, au moins en théorie, de sélectionner les meilleurs projets, elle est indispensable dans l'évaluation de nouvelles équipes créées par de jeunes chercheurs. Cependant, elle comporte de nombreux inconvénients : prise de risque limitée pour convaincre les évaluateurs des chances de succès du projet, exacerbation de la compétition y compris au sein d'une même équipe, sentiment d'insécurité face à l'absence de visibilité à moyen terme de l'avenir de l'équipe, nécessité de consacrer un temps important à la rédaction de ces projets et à l'évaluation de ceux des autres (évaluation par les pairs), puis enfin addition de procédures administratives de gestion. De plus, l'État utilise l'outil du financement par projets pour essayer de piloter la recherche dans telle ou telle direction thématique qui lui paraît pertinente. Si, dans certaines situations, ces appels à projets ciblés sont justifiés (par exemple en matière de numérique ou de santé globale en rapport avec les risques pandémiques), ils ne sauraient orienter l'essentiel de la recherche. La recherche fondamentale, quel qu'en soit le domaine, doit être libre et bénéficier de crédits importants. C'est d'elle que viendront les innovations !

Face à cette situation, on peut considérer deux options. La première, celle que je préfère, consisterait à rééquilibrer les modalités de financement des équipes en faveur des dotations récurrentes aux dépens du financement par projet. Une condition de réussite est que cette mesure soit associée à une évaluation simplifiée mais rigoureuse des équipes disons tous les cinq ans et que cette évaluation soit suivie d'effets positifs ou négatifs pour l'équipe. À mon sens, la meilleure évaluation consisterait à examiner par exemple cinq publications des cinq ou dix dernières années (ou toutes autres productions) choisies par l'équipe. Par examen, j'entends la lecture attentive de ces publications par l'examinateur, sans mettre en avant d'indices quantitatifs (nombre de citations, etc.) qui peuvent être trompeurs. Il est évident que cette démarche est de loin la plus efficiente (combinaison d'efficacité et de simplicité) pour évaluer ce que seront les chances de succès dans les années suivantes. Bien sûr, une telle procédure ne peut s'appliquer que pour les équipes confirmées. Les équipes débutantes doivent être évaluées sur leur projet. Une question importante est de savoir qui évalue. Aujourd'hui, une institution *ad hoc*, le HCERES, organise cette évaluation, l'objectif étant de dissocier procédure d'évaluation et opérateur de la recherche (organismes et universités). On en comprend le principe, mais, dans la réalité, on ne fait que rajouter des couches d'évaluation à l'évaluation. Outre l'évaluation des projets rédigés par une équipe en réponse à des appels d'offres, l'équipe sera évaluée par les pairs désignés par le HCERES. Ensuite, cette évaluation est transmise aux organismes et aux universités, qui ne peuvent s'empêcher bien souvent de réévaluer. S'y ajoute le fait qu'aujourd'hui la plupart des instituts au sein desquels travaillent les équipes disposent d'un conseil scientifique composé de chercheurs étrangers à l'institut. Cette dernière évaluation est sans doute la meilleure, car pratiquée par un conseil qui connaît bien l'institut, mais le HCERES ne la reconnaît pas, car elle est considérée comme entachée d'un lien d'intérêts avec les évalués parce que choisis par ces derniers, un indicateur du manque de confiance ! On pourrait proposer de confier aux organismes opérateurs cette évaluation (et donc retirer cette mission au HCERES), en la confiant au conseil scientifique de l'institut auquel se joindrait en une démarche unique un petit nombre d'évaluateurs désignés par l'opérateur. Ainsi, l'évaluation serait simplifiée dans son contenu (cinq articles sélectionnés) et dans ses modalités : une seule étape au lieu de trois ! Il faut alors que cette évaluation soit prise en compte par l'opérateur et l'institut hôte.

La seconde option consisterait à aller au bout de la démarche du financement par appel à projets, mais, dans ce cas, un certain nombre de conditions doivent être remplies pour pallier les inconvénients évoqués plus haut : taux de réussite élevé (au moins 40 %), financement dans la durée (cinq ans) et budget conséquent qui permettrait aux équipes financées de ne pas avoir à continuer la course permanente à la recherche de fonds. Ces conditions sont en fait difficiles à réunir. Les NIH aux États-Unis financent ainsi la recherche biomédicale. Malgré un budget très élevé (45 milliards de dollars en 2023, soit, rapporté au nombre d'habitants respectifs, six fois plus que le budget cumulé de l'Inserm et du département des sciences de la vie du CNRS), la compétition reste féroce avec des taux de succès inférieurs à 20 %, situation qui à nouveau privilégie la non-prise de risque. De ce fait se met en place un mécanisme correcteur, d'appel à projets dit à haut risque...

SIMPLIFIER LE PAYSAGE DE LA RECHERCHE MÉDICALE ET EN SANTÉ

Nous l'avons vu, ce paysage est pour le moins complexe. Il juxtapose nombre d'opérateurs : les hôpitaux *via* la Direction générale de l'organisation des soins (DGOS) du ministère de la Santé, les organismes de recherche et les universités, et des agences de moyen fonctionnant par appel à projets : ANR, agences thématiques, France 2030 et les multiples appels à projets (PEPR, RHU) qu'elle lance (figure 53).

Certains financent plutôt la recherche clinique (hôpitaux, PHRC), d'autres, les recherches expérimentales d'amont (organismes, ANR), d'autres encore, les recherches plus appliquées (tout le monde !) et enfin l'innovation (France 2030 à travers la nouvelle Agence d'innovation en santé). Ce conglomérat, qui dépend du Premier ministre, de deux ministères (Santé et Recherche) et de la Caisse nationale d'assurance-maladie, n'a pas de pilote. Il en résulte un cloisonnement particulièrement rigide des différentes composantes de la recherche médicale et en santé, ce qui est un non-sens. Comment digérer ce millefeuille ?

Il me semble que la réponse pragmatique serait de confier à l'Inserm, qui conserve néanmoins une capacité d'intervention assez large (malgré les nombreux trous créés par la mise en place d'agences spécialisées), une capacité d'action stratégique globale couvrant la recherche médicale et en santé. Cela implique d'intégrer au sein de l'Inserm les missions et le financement des agences

Inserm, CNRS, CEA, Inrae, MIGAC, MERRI, PEPR, INCa, ANRS-MIE, France Génomique, CNCE, CCP, URC, CIC, UMR, Horizon, ERC, HCERES, DRCI, DGOS, CRMR, FMR, universités, Collège de France, CHU, CNCR, SAB, IP, IC, IDEX, Labex, IHU, Equipex, AIS, PHRC-I, PHRC-K, PHRC-N, GIRCI, PRK, CLCC, CHG, RHU, F-CRIN, Aviesan, BPI, CPP, CCNE.

Figure 53. Une liste d'acronymes d'entités diverses au cours des dix dernières années impliquées dans la recherche biomédicale.

et programmes thématiques en médecine, de lui confier l'organisation et le financement de la recherche clinique et les moyens de développer la recherche en santé publique. Il pourrait se discuter aussi de lui confier les actions d'innovation dépendantes aujourd'hui de la toute nouvelle Agence d'innovation en santé. Une organisation « en râteau », comme aux NIH, par grandes thématiques (cancer, neurosciences, maladies infectieuses, etc.), permettrait de structurer, d'animer, de financer et d'évaluer la recherche correspondante en favorisant les interactions entre les composantes de cette recherche : fondamentale/translationnelle/clinique/santé publique. Cette vision peut paraître ambitieuse, elle comporte pourtant de nombreux avantages : simplifier les procédures de recherche, réduire le nombre d'appel à projets, harmoniser leur fonctionnement, exercer une capacité stratégique et permettre le lancement de projets de grande ampleur, notamment autour de cohortes, bref, rendre plus efficiente la recherche médicale en France et de ce fait la rendre plus attractive pour les plus jeunes et les étrangers. Est-ce réaliste ? Difficile de répondre à cette question, une telle action implique une volonté politique forte pour surmonter l'ensemble des conservatismes, et qu'elle soit partagée par nombre d'acteurs de cette communauté scientifique. Dans un contexte où les moyens alloués seraient en croissance, cela ne me paraît pas insurmontable. Certains voudraient aller plus loin en proposant la fusion de l'Inserm avec l'Institut des sciences de la vie du CNRS. L'intérêt serait d'unifier l'essentiel des composantes de la recherche en sciences de la vie, ce qui fait sens. Néanmoins, cette opération de remembrement serait fort complexe à mettre en œuvre et risquerait de paralyser ces deux organismes pour plusieurs années. Après tout, les Britanniques, qui sont plus pragmatiques que nous, ont conservé deux organismes de recherche en sciences de la vie : le MRC (Medical Research Council), l'équivalent de notre Inserm, et le BBSRC (Biotechnology and Biological Sciences Research Council), l'équivalent d'un mix de CNRS sciences de la vie et de France 2030 pour la biologie. Il arrive que le MRC finance de la recherche fondamentale, comme au sein du fameux laboratoire de biologie moléculaire de Cambridge, là où ont travaillé Watson et Crick. Les résultats montrent que ce découpage historique fonctionne bien. Récemment, les Britanniques ont créé l'UKRI (UK Research and Innovation), le conseil des différents organismes de recherche qui coordonne les actions de ces membres et notamment favorise les initiatives interdisciplinaires aussi essentielles que délicates à mettre en œuvre. Nous pourrions sans nul doute nous en inspirer et créer un FRI (France Recherche et Innovation) regroupant nos organismes de recherche.

PAS DE RECHERCHE SCIENTIFIQUE SANS CULTURE SCIENTIFIQUE !

Il est de notoriété publique que la France est un pays de culture artistique. Lorsque les capitaines financiers ou industriels français se font mécènes, ils regardent du côté des arts : création de musées (Louis Vuitton, Fondation Pinault), financement d'expositions, mécénat de l'Opéra, des orchestres philarmoniques…), pas vers les sciences, sauf exception (la Fondation Bettencourt-Schueller). Pourquoi en est-il ainsi en France, contrairement à ce que l'on observe dans le monde anglo-saxon ? La réponse est habituellement : nous payons beaucoup de taxes, cet argent doit permettre à l'État d'assurer sa mission de promotion de la recherche, de l'éducation… Cet argument, en se plaçant du point de vue des mécènes, pourrait être entendu, mais dans ce cas pourquoi ne serait-il pas valable pour la culture ? (Remarquons que, dans le langage courant, l'emploi du mot culture n'implique pas la culture scientifique). On peut formuler deux explications alternatives mais non exclusives : le mécénat artistique est particulièrement visible et donc valorisant pour le mécène, alors que ce dernier ne perçoit pas vraiment l'intérêt du mécénat scientifique faute de culture scientifique. De fait, les dirigeants tant économiques que politiques du pays n'ont pas vraiment de culture scientifique parce qu'il est exceptionnel que l'un d'entre eux ait reçu une formation scientifique, c'est-à-dire ait travaillé dans un laboratoire et obtenu une thèse quel qu'en soit le domaine. Même les ingénieurs, qui sortent de grandes écoles scientifiques, ne sont que fort peu nombreux à avoir suivi une telle formation, bien moins qu'en Allemagne par exemple. Quant aux femmes et hommes politiques et à leurs conseillers, si quelques-uns ont aussi fréquenté des écoles scientifiques comme l'École polytechnique, quasiment aucun n'a d'expérience de la recherche scientifique, en dehors évidemment de ceux du ministère de la Recherche. De façon significative, je pense, on peut faire remarquer que les Allemands adorent s'affubler sur leurs cartes de visite du grade de docteur en sciences, ce qui n'est guère le cas en France ! Nos docteurs ne mettent pas en avant leur titre, si mal reconnu dans les conventions collectives des sphères tant publiques que privées. En Allemagne, il arrive qu'un ministre doive démissionner parce que l'on s'aperçoit que sa thèse est un plagiat. Aucun risque d'un tel scandale en France, car il ne viendrait à l'idée de quiconque, cherchant à faire carrière politique, d'acquérir une telle expérience ! En quoi nous différencions-nous à nouveau de nos voisins ? Parmi d'autres explications possibles, il me semble qu'il faille considérer la particularité de notre système de formation. Les classes dirigeantes sont quasi toutes issues des grandes écoles, écoles d'ingénieurs, l'ex-École nationale d'administration (maintenant INSP), Sciences Po, ou les grandes écoles commerciales. Non seulement ils ne cochent pas la case docteur, mais, de fait, sauf exception, ils ne se sont jamais assis sur les bancs de l'université. À l'inverse, les scientifiques en sont dans leur très grande majorité issus. Conséquence, ces deux mondes ne se connaissent pas, ce qui ne facilite ni les indispensables interactions entre recherche, innovation et industrie, ni la compréhension des enjeux scientifiques par le monde politique. Bien sûr, il s'agit là de généralités, qui souffrent d'exception (pensons à de Gaulle ou à Mendès France), mais ce constat me paraît globalement indiscutable.

Après tout est-ce si grave ? On peut objecter que les pays anglo-saxons, où la culture scientifique des dirigeants est en moyenne plus développée, n'ont pas forcément des performances sociétales supérieures aux nôtres que ce soit en santé ou en ce qui concerne l'environnement social. Les Américains et les Britanniques n'ont pas mieux géré la crise du Covid, au contraire, et les Allemands n'ont pas vraiment fait mieux que nous. Par contre, on ne peut nier que les performances en innovation et, globalement, industrielles de ces pays sont supérieures aux nôtres. Si d'autres facteurs peuvent entrer en ligne de compte, il me paraît difficile d'écarter l'hypothèse d'un effet d'une moindre performance de notre recherche scientifique et, de ce fait, de notre capacité d'innovation. Même si on oublie un instant cet argument utilitariste, il n'en reste pas moins vrai que la culture scientifique a d'autres vertus sociétales.

Comment promouvoir la culture scientifique ? Tout commence bien sûr à l'école et sans doute dès le primaire. Une difficulté réside dans le niveau insuffisant en science des enseignants, lacune qui prendra du temps à être comblée. Au collège et au lycée, le manque d'enseignants des matières scientifiques rend complexe le respect des programmes et sans doute participe du désintérêt de beaucoup de jeunes, notamment des filles, pour les matières scientifiques (pas uniquement les mathématiques), qui cherchent à les abandonner lorsque cela devient possible. Et pourtant il est nécessaire que l'école permette, d'une part, d'acquérir un socle de connaissances scientifiques, et, d'autre part, de comprendre les notions d'ordre de grandeur si utiles à l'appréhension des risques, les bases de l'utilisation du numérique ou les fondements de la démarche scientifique, indispensables pour pouvoir s'inscrire dans une approche rationnelle et se prémunir des fausses nouvelles. Les médias tant traditionnels que ceux ouverts par Internet sont devenus un vrai champ de bataille où s'affrontent rationalité et relativisme ravageur. On peut regretter un engagement insuffisant des scientifiques dans ce combat. Au prix du respect d'un Code de déontologie indispensable pour essayer d'éviter les dérives observées de façon criante pendant la crise du Covid, il doit être possible de favoriser l'expression des scientifiques sur les avancées des connaissances scientifiques ou la mise en perspective scientifique de questions d'intérêt pour la société. La présence d'une communication scientifique de qualité sur les réseaux sociaux, qui sont largement privilégiés par les plus jeunes, est indispensable y compris sous forme de réponse directe face à la diffusion de fausses nouvelles comme ont commencé à le faire certains journaux sur leurs sites. Il y va de la compréhension par nos concitoyens d'enjeux éthiques et politiques, et donc d'un fonctionnement satisfaisant de la démocratie. En ce sens, tous les efforts doivent être entrepris pour améliorer l'offre de culture scientifique à la population : promotion des maisons des sciences, des musées, soutien des associations impliquées dans la diffusion des sciences, mise en place d'émissions scientifiques dans les médias publics radiotélévisés aux heures de grande écoute, comme c'est le cas en Grande-Bretagne. Le nombre de journalistes spécialisés dans les sciences est sans doute insuffisant, ce qui implique de convaincre les directions de ces médias d'en recruter et en parallèle d'augmenter les formations *ad hoc*, sans oublier le fait que tous les journalistes devraient recevoir un minimum de formation scientifique. Enfin, bien sûr, instiller des éléments de culture scientifique dans la formation des décideurs à l'Institut national du service public et dans toutes les autres grandes écoles concernées paraît représenter le minimum nécessaire pour les familiariser avec la science. Un cran supplémentaire devrait consister en la mise en place, sur le modèle du monde anglo-saxon, d'experts auprès de toutes les instances politiques, y compris au plus haut sommet de l'État. En entreprise, il est souhaitable qu'une meilleure place soit faite aux docteurs en sciences qui ont bénéficié d'une formation par la recherche. Cela serait de nature à promouvoir l'innovation. En parallèle, on pourrait souhaiter que les directions R&D occupent une place plus élevée dans la hiérarchie décisionnelle des entreprises. Le « chantier » de la promotion de la culture scientifique dans notre société mériterait une attention particulière des pouvoirs publics avec la mise en place d'un plan coordonnant l'ensemble des efforts mentionnés à gros traits ci-dessus. Le sujet de la vaccination illustre bien l'importance de la culture scientifique et de la rationalité dans la définition de politique publique, en l'occurrence dans le domaine de la santé.

CHAPITRE V

Science, médecine et société. Considérations éthiques

Nous sommes en 2035. Jean, au retour de son travail, se sent particulièrement fatigué et oppressé. Sur les conseils de sa compagne, il ouvre sa tablette et envoie un message à « Masantéconnectée.com », lui faisant part de ses symptômes. Masantéconnectée.com est une entreprise privée à laquelle Jean paie une contribution partiellement remboursée par la Caisse nationale d'assurance-maladie. Grâce à un capteur cutané, ce site a un accès continu à ses principales constantes biologiques (pouls, pression artérielle, température corporelle, électrocardiogramme, mais aussi concentration de sucre et de bien d'autres éléments dans le sang). Bien sûr, Masantéconnectée.com dispose de son dossier médical complet, connaît la séquence du génome de Jean et ainsi les facteurs de risque génétique de diverses maladies qu'il a calculés après que Jean a envoyé à l'adresse postale de la société un échantillon de salive. De même, Jean avait fait parvenir un échantillon de selles, des prélèvements sur la peau et au niveau du nez qui avaient permis de connaître la carte des microbes présents : bactéries, virus et champignons, son microbiome. Régulièrement, grâce à des capteurs installés dans sa maison, Masantéconnectée.com établit la liste des substances toxiques ou allergisantes présentes et leur évolution. Une minute plus tard, Jean reçoit un courrier de Masantéconnectée.com qui lui prescrit de se rendre dans une cabine médicale automatique du réseau de Masantéconnectée.com qui a ouvert deux ans plus tôt dans l'ancien cabinet du docteur Pierre Dupont, qui était le médecin généraliste référent de Jean avant son départ en retraite. C'est pratique pour Jean qui habite à proximité. Dans la cabine, des compléments d'examens sont réalisés par le robot intégré. À peine rentré chez lui, Jean reçoit un message de Masantéconnectée.com : voici votre diagnostic, accompagné d'une ordonnance de médicaments que Jean peut récupérer au distributeur automatique de médicaments Masantéconnectée.com/Amazon situé à la place de l'ancienne pharmacie du quartier et qui a été rachetée par Masantéconnectée.com. À défaut, Jean peut recourir au service Uber de Masantéconnectée.com qui lui livrera ses médicaments quelques heures plus tard. Fin de la consultation. Masantéconnectée.com recontactera Jean dans quarante-huit heures pour évaluer l'évolution de ses symptômes.

Science-fiction d'une intelligence artificielle omnipotente ou médecine de demain ? Les objets connectés sous forme d'un bracelet existent déjà, ils vont devenir de plus en plus sophistiqués. L'intelligence artificielle, en se nourrissant d'un nombre croissant de données de dossiers médicaux, devient de plus en plus performante pour établir des diagnostics avec des résultats qui parfois dépassent ceux des meilleurs experts dans l'analyse d'images, par exemple de mammographie ou de biopsie. Est-ce à dire, comme certains l'ont avancé, que, demain, le rôle des soignants se résumera à la réalisation des actes médicaux que la machine ne peut encore réaliser ? Une forme de triomphe des biotechnologies, de la robotique et de l'intelligence artificielle ! Bien sûr, la présentation faite ci-dessus est caricaturale. Il est hors de doute que les objets connectés, par exemple, seront très utiles pour la surveillance des maladies chroniques comme le diabète et bien d'autres. Le recours à la possibilité d'intégrer de multiples données précisera les diagnostics et donc les traitements. Pourtant, Jean, au cours de sa consultation, a au moins deux raisons de s'inquiéter : la première a trait au fait qu'il a transmis beaucoup de données personnelles à Masantéconnectée.com. Même anonymisées, compte tenu de leurs précisions, leur croisement peut permettre d'identifier qu'il s'agit bien des données de santé de Jean. Pas sûr que celui-ci désire que son employeur, son assureur ou son banquier disposent de ces informations. Quelles garanties notre société peut-elle apporter à Jean ?

Au-delà de la situation caricaturale présentée ci-dessus, il s'agit d'un enjeu éthique fondamental de l'utilisation de l'intelligence artificielle : préserver le caractère confidentiel des données de chacun. On peut s'inquiéter en particulier du fait que désormais la recherche en intelligence artificielle est très majoritairement sortie du champ académique.

Cette question est complexe, car, *a contrario*, la constitution de banques de données « intelligentes » de santé en population est une source précieuse pour la recherche médicale et en santé. Il faut donc pouvoir concilier deux objectifs en apparence contradictoires : le droit imprescriptible à la confidentialité des données personnelles et la capacité de mener des recherches utiles à la santé. Cette dernière doit être facilitée, mais en organisant des parades robustes et évolutives contre les risques de dévoiement. Les risques sont doubles : utilisation commerciale abusive par les géants de l'analyse de données et intrusion soit de l'État, soit de nos interlocuteurs économiques dans nos données personnelles. À l'inverse, une réglementation uniquement tournée vers la prévention de ces risques paralyserait un volant essentiel de la recherche médicale menée dans l'intérêt général, donc en tant que bien public. Un beau défi des temps à venir !

La seconde raison pour Jean de s'inquiéter concerne le fait qu'il n'a guère dialogué avec « docteur Masantéconnectée.com ». Celui-ci lui a posé des questions auxquelles il a répondu en n'étant d'ailleurs pas toujours sûr d'avoir bien compris le sens de la question. C'était plus facile auparavant de demander au docteur Dupont de reformuler sa question. Jean peut à son tour interroger « Docteur Masantéconnectée.com » grâce au logiciel ChatGPT version19 que Masantéconnectée.com a développé. Pas sûr que Jean sera satisfait des réponses fondées sur un faisceau de données probabilistes établies à partir de l'analyse d'une large population et non de la connaissance de la personnalité de Jean que le docteur Dupont avait acquise. Peu probable que Jean confie à sa tablette ses interrogations les plus intimes en lieu et place de la relation de confiance établie lors des consultations avec le docteur Dupont. Bref, la machine, si sophistiquée soit-elle, ne peut remplacer une composante essentielle de la médecine : la relation de confiance entre patient et médecin fondée sur l'écoute et l'empathie de ce dernier envers le patient. C'est ainsi que, idéalement, il est possible d'aboutir à une décision médicale partagée dont on sait l'importance. Combien de prescriptions sont oubliées volontairement ou involontairement par les patients quelque temps après la consultation médicale. L'observance des recommandations en matière de santé, que ce soit en matière de prévention ou de traitement, est une problématique majeure dont on peut craindre qu'une forme d'automatisation de la médecine ne fasse que l'aggraver. Le traitement le plus sophistiqué d'une maladie complexe ne trouvera son efficacité qu'à la condition que le patient en ait bien compris l'intérêt, les éventuelles limites, et qu'il soit convaincu de son bien-fondé. Il faudra bien des versions de ChatGPT pour se substituer à cette relation médecin-patient ! Mettre de côté la personnalité du patient dans sa complexité et avec ses préoccupations pour se focaliser uniquement sur sa maladie ou ses symptômes n'est pas de nature à prodiguer des soins de qualité. Un partisan farouche de la substitution de la relation patient/ordinateur-machine à la relation classique patient-médecin assisté des technologies nouvelles pourrait objecter que cette dernière pratique, certes louable, n'est pas (plus) réaliste faute de soignants en nombre suffisant.

Cet argument est recevable et doit être examiné de près. Le nombre de médecins, notamment généralistes, est insuffisant dans notre pays du fait principalement du *numerus clausus* à l'entrée dans les études de médecine mis en place depuis les années 1970. Même si celui-ci a été depuis très progressivement allégé et non supprimé, le retentissement sur la démographie médicale est considérable, et ce encore pour nombre d'années. Le souhait des médecins actuels de consacrer au travail un temps inférieur à celui de leurs aînés aggrave encore cette situation. Il en est de même pour les infirmiers du fait d'un manque d'attrait de cette profession tant sur le plan financier que sur celui des conditions de travail. Ne vaut-il mieux pas une télémédecine qu'une absence de médecine ? La réponse est évidemment positive. Mais elle ne doit pas servir de prétexte pour maintenir une forme de *numerus clausus* ! De même, ouvrir la possibilité aux infirmiers, après une formation complémentaire, de pratiquer une série d'actes médicaux, d'assurer la surveillance de patients atteints de maladies chroniques (infirmiers dits de pratique avancée), comporte un double avantage : développer une filière attractive pour l'évolution de la carrière des infirmiers et augmenter ainsi la capacité d'une médecine fondée sur la relation personnelle soignant-patient. Cette approche a un coût, elle est devenue encore plus nécessaire du fait de l'augmentation de l'espérance de vie, donc d'un vieillissement de la population responsable de la croissance du nombre de personnes atteintes de maladies chroniques (même si l'espérance de vie en bonne santé continue aussi d'augmenter, comme l'a montré une étude récemment publiée par la Direction de la recherche, des études, de l'évaluation et des statistiques [DREES] des ministères en charge de la santé et des affaires sociales).

Les insuffisances tant quantitatives que qualitatives de la relation patient-médecin (soignant) évoquées plus haut nuisent également à la santé du fait des frustrations qu'elles engendrent. De façon légitime, on peut comprendre qu'un patient sorte mécontent d'une consultation ayant duré dix minutes et où, parfois, la longueur de l'ordonnance se substitue à la durée de la consultation. Cette présentation peut paraître caricaturale. Observons néanmoins que, d'une part, le nombre de médecins généralistes trop faible conduit mécaniquement à cette situation et que, d'autre part, la consommation de médicaments est particulièrement forte en France. Une autre conséquence délétère en est le recours aux médecines « douces », dont le fer de lance est l'homéopathie, très populaire en France. Ces médecines n'ont de doux que leur absence d'efficacité en dehors d'un effet placebo. Mais elles sont populaires parce que souvent leurs praticiens écoutent les patients et donc, sur ce plan, compensent un défaut d'écoute du praticien traditionnel débordé évoqué ci-dessus. Il fut parfaitement justifié d'arrêter la prise en charge, même partielle, de l'homéopathie par la Caisse nationale d'assurance-maladie, puisque aucun argument scientifique démontrant leur efficacité ne pouvait être avancé. La décision prise en 2020 par Agnès Buzyn, ministre de la Santé, était donc sage ! Mais elle ne suffit pas car il faut aussi agir sur la cause : faire en sorte que les soignants puissent consacrer un temps suffisant au dialogue avec les patients, ce qui implique essentiellement, répétons-le, d'augmenter le nombre de praticiens en santé. Le but est que Jean retrouve un praticien de confiance disponible et travaillant dans l'empathie plutôt que de recourir aux médecines « douces ou traditionnelles » et/ou à « Masantéconnectée.com » ! L'aide précieuse que les outils de l'intelligence artificielle apporteront au remplaçant du docteur Dupont lui libérera du temps, qui doit être réinvesti dans la relation avec Jean. Cela implique bien sûr une formation initiale et continue des soignants à l'utilisation bien comprise de ces nouveaux outils. C'est à ce prix que les avancées remarquables des sciences médicales évoquées plus haut se traduiront en progrès en santé.

L'acceptabilité sociale des avancées de la recherche

Un progrès médical ne reçoit pas toujours l'adhésion qu'il devrait inspirer. C'est ce que l'on a pu observer avec les vaccins, comme discuté dans un chapitre précédent, mais aussi par exemple à propos de la mise en place de méthodes de dépistage précoce de cancer lorsque celui-ci est validé, comme c'est le cas pour le cancer du col de l'utérus (frottis cervical), le cancer du sein (mammographie) ou le cancer du côlon (recherche de sang dans les selles et colonoscopie). On observe une forte corrélation entre adhésion à ces mesures et niveau de vie, ce qui indique que le moindre recours au système de santé des plus modestes pèse lourd dans le bilan des politiques de prévention et *in fine* dans les inégalités de santé. L'accès inégal à l'éducation à la santé en est donc un facteur majeur, ce qui justifie encore les efforts pour développer l'éducation scolaire à la santé.

Sur un autre plan, on observe la montée d'une critique de l'utilisation de produits de la recherche dont on pourrait *a priori* penser qu'ils aient une utilité sociale. Il me semble que l'on peut faire remonter l'irruption de ce sujet à la polémique sur les organismes génétiquement modifiés (OGM), qui représente un cas d'école significatif. En France et dans la plupart des pays d'Europe, les OGM ont très mauvaise presse, au point que toute recherche et tout développement de plantes transgéniques ont quasiment disparu du fait de l'activisme parfois violent de la mouvance écologique à partir des années 1980. De quoi s'agit-il ? Les progrès de l'ingénierie génomique évoqués plus haut (*cf.* p. 66 et suivantes), appliqués aux plantes, permettent de modifier leur patrimoine génétique et de leur conférer des caractéristiques nouvelles d'intérêt agronomique (adaptation aux conditions de culture), économique (gain de productivité) ou en santé (*cf.* ci-après). Les opposants aux plantes OGM avancent trois arguments : leur dangerosité potentielle sur la santé humaine (et animale), le risque de diffusion non contrôlée de transgène dans la nature par croisement avec des plantes « naturelles » et l'inutilité de ces OGM. Tous ces arguments méritent considération. Le premier ne fait pas sens, on ne voit pas bien comment l'ADN transgénique de ces plantes après consommation pourrait s'intégrer dans le génome humain plus que l'ADN naturel des mêmes plantes. De fait, la consommation dans certains pays par l'homme (et les animaux) de plantes transgéniques, comme le maïs, n'a jamais entraîné la moindre pathologie. Le risque allégué de réactions allergiques au produit du transgène peut être évoqué, mais il n'est pas intrinsèquement supérieur aux risques allergiques liés aux produits naturels. Observons au passage que les plantes cultivées qualifiées de naturelles ne le sont pas puisqu'elles ont fait l'objet de croisement entre espèces par les agriculteurs depuis des millénaires pour en améliorer les propriétés agronomiques ou gustatives ! Admettons donc que ces plantes transgéniques ne sont pas dangereuses pour l'homme, mais, néanmoins, n'y a-t-il pas un risque de dissémination ? On peut répondre que, dans les pays où la culture de plantes transgéniques est autorisée comme l'Argentine ou les États-Unis, rien de tel n'a été observé. En France, les tentatives d'expériences en champ contrôlé, menées par l'Inrae et certains industriels, ont été systématiquement annihilées par arrachement des plantes par les opposants aux OGM. Mieux vaut sans doute rester ignorant ! Mais l'argument le plus solide est celui de l'utilité des OGM. Il est indiscutable qu'à ce jour les produits développés et commercialisés l'ont été dans un but purement économique : augmenter la production de soja ou de maïs en introduisant un gène de résistance aux pesticides qui permet un emploi plus efficace de ces derniers. On peut aisément convenir que ces plantes OGM ne sont d'aucun gain pour la société et qu'au contraire leur culture favorise l'emploi des pesticides dont on connaît les effets nuisibles aujourd'hui au moins sur la biodiversité. Si les plantes OGM se résumaient à cette catégorie, il me semble qu'un quasi-consensus pourrait s'établir contre leur usage. Mais n'y a-t-il pas la volonté de développer des plantes OGM dans un objectif réellement utile ? Pour les opposants, comme l'association Greenpeace, cela ne peut même pas être envisagé du fait de leur positionnement idéologique. Pourtant, n'est-il pas légitime de développer des plantes mieux adaptées à des températures plus élevées et au manque d'eau, ce qui fait l'objet de recherches actives ? Les opposants objecteront que la lutte contre le réchauffement climatique ou la sécheresse doit se concentrer sur la réduction des causes. Mais pourquoi se priver d'agir en parallèle sur les conséquences ? Deux OGM d'intérêt ont fait l'objet de polémiques surprenantes : en 2000, des chercheurs du monde académique mettent au point à Zurich un riz enrichi en précurseur de la vitamine A ; le riz prend une teinte orangée, d'où son nom de riz doré. L'intérêt d'un tel riz est de permettre à des populations du Sud-Est asiatique, consommatrices de riz mais carencées en vitamine A du fait de leur pauvreté et d'un accès limité à une alimentation diversifiée, de disposer d'une dose de vitamine A qui préserve leur santé. À nouveau, les opposants aux OGM ont d'abord évoqué le fait que la quantité de vitamine A apportée par une dose de riz moyenne serait insuffisante, ce qui s'est révélé inexact, puis ont repris l'idée de privilégier le fait d'agir sur la cause de la carence en faisant en sorte de diversifier l'alimentation de ces populations, plutôt que de les supplémenter *via* leur consommation de riz en vitamine A. Pourquoi pas ? mais il est difficile de ne pas y voir un certain dogmatisme anti-OGM. Ajoutons que les inventeurs de ce riz doré, qui est utilisé aux Philippines notamment, ont cédé tout droit de propriété intellectuelle et n'en retirent aucun bénéfice ! Les graines peuvent être conservées par les agriculteurs qui n'ont pas à en racheter. Des versions améliorées ont depuis été produites. Les études montrent à la fois l'innocuité et l'efficacité de l'alimentation par le riz doré pour combattre la carence en vitamine A. Une plante OGM peut donc devenir un bien public ! Autre exemple, la tomate capable de générer de la vitamine D qui a été récemment mise au point. La carence en vitamine D, cause de rachitisme, est relativement répandue du fait de son accès limité dans les pays à faibles ressources. La vitamine D est ingérée sous forme de produits animaux qui la contiennent (œufs, poissons) ou de médicaments. Des chercheurs américains ont mis au point des tomates génétiquement modifiées, cette fois par inactivation génique, qui produisent en quantité un précurseur de la vitamine D. Une fois exposé au soleil, le précurseur est transformé en vitamine D. Des essais de culture en champ (c'est-à-dire hors de serre) doivent débuter. Il est difficile de contester que, dans ces deux cas, les plantes OGM n'aient pas une utilité qui dépasse toute visée commerciale. Les nouvelles techniques d'ingénierie du génome (*cf.* p. 66 et suivantes) permettent même de modifier le génome d'une plante de façon précise sans laisser de trace génétique et donc de modifier une plante de façon analogue à ce qui se passe dans la nature par croisement de plantes. On peut de bon droit considérer que ces plantes ne sont pas des OGM et ne doivent pas être soumises à la même régulation très contraignante qui prévaut au moins en Europe. Ce point fait l'objet de vifs débats au Parlement européen.

Les perspectives d'utilisation raisonnée de plantes OGM (ou considérées comme telles) devraient prévaloir, mais il n'est pas sûr que les arguments évoqués ci-dessus fondés sur la raison l'emportent face à une forme d'idéologie naturaliste en vogue.

De tout temps, l'homme a adopté une attitude ambivalente à l'égard de la nature, élément nourricier mais aussi hostile. L'homme a cherché à domestiquer la nature mais au prix d'atteinte croissante à l'environnement, ce qui conduit aujourd'hui à revoir les modèles de développement vers une approche plus respectueuse de l'environnement (qui par ailleurs n'est plus pratiquement nulle part sauvage). Ce contexte a redonné vie à des idéologies naturalistes, associées ou non à des principes religieux qui globalement considèrent qu'au sein des sociétés modernes l'action de l'homme est pour l'essentiel néfaste, en opposition au mythe du bon sauvage de Rousseau à la recherche d'une vie en harmonie, voire en symbiose avec la nature. On peut comprendre le retour en force de ces idéologies très conservatrices dans le contexte de l'environnement contemporain. Cependant, leur vision radicale prend une tournure a-scientifique, voire anti-scientifique, en considérant que le progrès scientifique a par essence conduit à abîmer la nature. C'est pourtant une vision simpliste des bénéfices des découvertes, ne serait-ce qu'en matière de santé et de la capacité de la science à contribuer à combattre les excès des activités humaines. C'est sur ces bases que l'on voit contester la vaccination, les OGM, les nanotechnologies (pourtant à la base du succès des vaccins ARN contre le Covid) ou l'utilisation pacifique de l'énergie nucléaire. Cette vision qui conduit à l'extrême aux mouvements dits déclinistes est mortifère. Sans aller jusque-là, la volonté de certains groupes de s'approprier le contrôle de l'utilisation de financements de la recherche, voire de l'interdire parce que source d'intérêts financiers privés comme ceux de l'industrie pharmaceutique est inquiétante, même s'il s'agit à ce jour de voix minoritaires. Entendons-nous bien, il ne s'agit pas ici de s'opposer à la science citoyenne, c'est-à-dire à des initiatives susceptibles de développer tel ou tel projet de recherche notamment à partir d'observations de terrain dans le domaine de l'environnement ou, par exemple, de la précieuse participation des groupes de patients à l'élaboration de protocoles de recherche concernant leurs pathologies. Il s'agit de la volonté de certains groupes de restreindre la liberté de thèmes de recherche au nom de la préservation de la nature. Ce n'est donc ici plus une éventuelle application de la recherche scientifique qui est contestée, ce qui peut être légitime dans certains cas, mais le principe de la recherche scientifique elle-même, une pente bien dangereuse ! Il est raisonnable de s'interroger sur le bien-fondé de certaines recherches en fonction d'un éventuel impact environnemental, dans un esprit d'une recherche « sobre », mais franchir le pas conduisant au déclin de la recherche représente une vision totalitaire et anti-intellectuelle de notre société ! La notion de progrès est aujourd'hui plus difficile à défendre qu'au XIXe siècle avec Auguste Comte ou, de façon différente, avec Pasteur, mais cette valeur devrait garder toute sa valeur culturelle, ne serait-ce que le cadre de la défense d'une approche rationnelle des questions qui se posent à l'humanité. Il est intéressant de remarquer, en ce qui concerne la médecine, que celle-ci dans de nombreux cas s'oppose aux lois de la nature, de l'hygiène à la lutte contre les maladies infectieuses ou génétiques, même si elle doit aussi faire face aux conséquences pathologiques des choix culturels de l'homme : exposition aux agents toxiques volontaires ou accidentels, mauvaise nutrition, utilisation inappropriée de médicaments…

Accessibilité aux soins, droit à la santé

Il existe une inégalité d'accès à la santé dans notre pays qui se traduit notamment par une espérance de vie proportionnelle aux revenus, avec un écart de près de dix ans entre les plus modestes et les plus aisés. Pourtant, la couverture sociale universelle dans notre pays devrait en théorie faire en sorte que ces différences s'atténuent. Leur persistance montre que d'autres facteurs d'ordre social, culturel et éducatif sont en jeu. Le risque existe que, dans un contexte où les dépenses de santé augmentent, en particulier du fait de l'allongement de l'espérance de vie, ces inégalités croissent. De 2 % du produit intérieur brut (PIB) à la fin de la Seconde Guerre mondiale, au moment de la mise en place de la Sécurité sociale, les dépenses de santé s'élèvent aujourd'hui à 11 % du PIB, et les projections indiquent qu'elles pourraient atteindre environ 14 % en 2040. À côté du vieillissement de la population, l'augmentation du nombre de patients atteints de maladies chroniques, une conséquence du vieillissement et des progrès de la médecine, y contribue. On ne peut que se réjouir du fait que les avancées de la recherche médicale évoquées plus haut bénéficient à notre santé. Se pose néanmoins la question d'un éventuel plafond acceptable par la société, un débat rarement développé sous cette forme. Quelle doit être la part de la solidarité nationale à travers la CNAM et la part de la contribution privée, aujourd'hui très minoritaire, de l'ordre de 20 % des dépenses de santé ? L'accroissement de cette dernière augmenterait mécaniquement l'inégalité d'accès aux soins. Je me souviens des propos d'un président de chambre de la Cour des comptes en charge du contrôle des dépenses sociales, tenus lors d'une rencontre avec des médecins et scientifiques qui exposaient les espoirs thérapeutiques générés par les avancées de la recherche médicale. Pour lui, il était hors de question que les dépenses de santé puissent encore augmenter. On peut facilement admettre que certaines dépenses de santé ne soient pas justifiées (examens inutiles, thérapeutiques inadéquates) et qu'un effort de régulation soit indispensable, mais les causes évoquées plus haut : vieillissement, innovation, rendent pourtant inéluctable l'augmentation des dépenses de santé. Ne pas l'admettre implique de renoncer pour une partie ou pour la totalité de la population au progrès médical. Je doute que nos sociétés y soient prêtes. Reste néanmoins à contrôler le prix de l'innovation, ce dont nous allons discuter ci-après. Il faut de plus ne pas considérer la santé uniquement comme un facteur de dépenses, mais aussi comme un facteur d'emploi et d'activité économique. Ainsi, l'industrie pharmaceutique française, malgré ses déboires, exporte plus de médicaments que la France n'en importe.

L'accès aux médicaments innovants

De nombreux médicaments sont mis sur le marché chaque année. Beaucoup d'entre eux ne peuvent être considérés comme vraiment innovants. À divers degrés, ils copient des médicaments déjà disponibles, on les dénomme les « *me too* ». Leur proportion représente jusqu'à 60 à 70 % de l'ensemble des médicaments mis sur le marché. En France, tout nouveau médicament reçoit une note d'« amélioration du service médical rendu » (ASMR), qui conditionne en partie leur prix de vente. Plusieurs études ont montré que, sur la période 2005-2020, de 32 à 51 % d'entre eux n'apportaient pas de bénéfice clinique, et, de 22 à 40 %, un bénéfice mineur. Seuls 4 à 7 % étaient source d'amélioration importante ou majeure ! Il ne s'agit pas d'un phénomène propre à la France, on le retrouve dans tous les pays occidentaux et il est encore plus marqué aux États-Unis. Une mesure salutaire serait sans doute, au niveau de l'Agence européenne du médicament qui autorise la mise sur le marché dans l'Union européenne des médicaments, d'adopter une politique plus stricte.

Reste que, et c'est une très bonne nouvelle, on observe depuis une vingtaine d'années le développement de nouveaux médicaments vraiment innovants. Il peut s'agir de médicaments chimiques antiviraux (contre le VIH ou l'hépatite C), de nouvelles molécules immunosuppressives destinées aux traitements de maladies auto-immunes ou inflammatoires, ou d'anticancéreux, par exemple. Mais surtout on a vu émerger de nouvelles classes de médicaments : les biothérapies notamment sous forme de protéines recombinantes (comme l'insuline ou les facteurs antihémophiliques) ou d'anticorps monoclonaux (*cf.* glossaire) et maintenant des médicaments ou vaccins à base d'ARN, et enfin les thérapies géniques. Cet élargissement du spectre thérapeutique constitue une petite révolution source de grands espoirs. Plus de la moitié des nouveaux médicaments aujourd'hui mis sur le marché appartiennent à ces catégories. Cependant, sans exception aucune, une caractéristique de ces médicaments innovants est leur prix de vente élevé qui n'a plus rien à voir avec celui des médicaments traditionnels. Ainsi, aux États-Unis (où il n'existe pratiquement pas de réglementation du prix des médicaments), il est estimé que le prix médian (pour une consommation annuelle) d'un médicament nouvellement mis sur le marché, qui était de l'ordre de 1 400 dollars en 2008, a grimpé à 150 000 dollars en 2021 ! À noter que ces médicaments concernent principalement les maladies rares et les cancers. Quelques exemples : le traitement par protéine recombinante de la maladie de Gaucher, une maladie de surcharge due à un déficit enzymatique d'origine héréditaire, revient environ en France à 70 000 euros par an et par patient. Il s'agit du prix affiché susceptible de rabais négocié par l'organisme en charge de la fixation des prix (le Comité économique des produits de santé, le CEPS), mais non rendu public. Le nouveau traitement de la mucoviscidose, maladie héréditaire relativement fréquente (environ six mille cas en France), responsable d'une insuffisance respiratoire, est de l'ordre de 200 000 euros par patient et par an. Ces traitements sont à prendre à vie. Une cure d'Entyvio, un anticorps monoclonal actif sur la maladie de Crohn, maladie inflammatoire de l'intestin, coûte environ 12 000 euros. Les cures d'anticorps monoclonaux dirigés contre les molécules inhibitrices des réponses immunitaires (leurs « freins », *cf.* p. 123), utilisés dans le traitement de certains cancers comme les mélanomes ou des cancers du poumon, coûtent de l'ordre de 60 000 euros. On pourrait multiplier ainsi les exemples. Même les nouveaux vaccins sont onéreux, les vaccins à ARN anti-SARS-CoV-2 reviennent à environ 18 euros la dose (sachant que plus de 800 millions de doses ont été administrées en Europe ces deux dernières années), la dose de vaccin anti-HPV coûte de l'ordre de 100 euros (destiné à vacciner tous les adolescents).

La thérapie génique est un cas particulier intéressant. Les prix de vente des produits mis sur le marché (douze à ce jour) atteignent des niveaux records. Ce fut un temps le Zolgensma, traitement remarquable de l'amyotrophie spinale (*cf.* p. 64), qui fut le plus onéreux : 2 millions d'euros par patient. Il est aujourd'hui détrôné par le traitement de l'hémophilie, dont le prix de vente est de 3,5 millions de dollars aux États-Unis et sera sans doute de l'ordre de 2,5 millions d'euros en Europe. Les CAR-T *cells* utilisés dans le traitement de certaines formes de leucémies, de lymphomes et de myélome, maladies qui ne sont pas rares, coûtent de l'ordre de 350 000 euros en France. On sait qu'au moins vingt mille patients ont déjà reçu ce type de traitement dans le monde. On observe un effet d'ancrage dans la détermination du prix de ces médicaments innovants qui s'appuie en tant que socle minimal sur le prix de traitement disponible auquel une surcote est ajoutée, ce qui crée un mécanisme inflationniste… sans fin ! Ce mécanisme est par exemple évident dans le cas du traitement de l'hémophilie ou de l'amyotrophie spinale. Ajoutons que, dans l'immense majorité des cas, le médicament innovant est d'abord commercialisé aux États-Unis où, nous l'avons vu, il n'y a guère de mécanisme de négociation des prix en place. Ce prix très élevé fait l'objet de réduction en Europe lors des phases de négociation, mais en limite l'ampleur. L'industrie du médicament fait valoir que, pour l'instant, l'émergence de ces médicaments innovants onéreux n'a pas fait augmenter le budget d'achat des médicaments en France et donc que l'on peut tolérer de tels prix. En fait, cela est le résultat des réductions des prix de médicaments courants qui, en conséquence, deviennent parfois inaccessibles, faute d'effort de production… Peu rentables ! Rappelons des pénuries récentes d'amoxicilline ou de certains corticostéroïdes. De ce fait, leurs prix repartent désormais à la hausse pour inciter les industriels à les produire en quantité suffisante. Surtout a été créé un mécanisme à part de financement des médicaments onéreux, appelé la « liste en sus », qui apparaît sur une ligne budgétaire différente et représente déjà environ 20 % du budget des médicaments à rajouter aux dépenses de médicaments classiques qui atteignent environ 30 milliards d'euros (un cinquième des dépenses de santé). Il est estimé que cinquante à cent nouvelles thérapies géniques seront disponibles ces prochaines années et au moins autant de nouvelles thérapeutiques d'autre nature. Au prix de vente actuel, on s'aperçoit rapidement que les dépenses de médicaments ne seront plus contrôlables. Un organisme américain indépendant, l'ICER (Institute for Clinical and Economic Review), a estimé que la commercialisation d'une thérapie génique pour seulement 1 % des maladies génétiques existantes au prix de 1 million de dollars (dont on a vu qu'il est largement dépassé) reviendrait à quasiment doubler les dépenses globales de médicament ! Nous faisons donc face à une situation susceptible d'évoluer vers un blocage du développement de ces produits ou une mise à disposition pour les plus fortunés, comme c'est déjà pour partie le cas aux États-Unis (en fonction du type d'assurance dont chacun dispose) et dans les pays moins favorisés. En pratique, dès maintenant, ces prix exorbitants ont conduit certains systèmes publics de paiement à décider de ne pas couvrir le coût de quelques-uns de ces traitements, comme ce fut le cas par exemple pour Zolgensma en Belgique. Au-delà des protestations, on a vu des pratiques éthiques pour le moins discutables être mises en place comme l'offre par l'industriel de cent traitements gratuits par Zolgensma délivrés par tirage au sort dans les pays où le produit n'est pas disponible ! Curieuse conception du service public. Ailleurs, les familles ont essayé d'avoir recours à la générosité publique pour couvrir de telles sommes. On imagine aisément les situations d'angoisse ainsi générées (sans parler de l'injustice). Certains industriels ont préféré se retirer du marché européen pour se concentrer sur les États-Unis, où les prix de vente sont plus élevés (c'est le cas par exemple d'un produit de thérapie génique de la bêta-thalassémie, *cf.* p. 59-60), ou abandonner des produits efficaces mais couvrant un nombre de patients restreints (déficits immunitaires sévères) pour commercialiser un produit plus onéreux avec un marché plus large.

Face à une telle situation, comment réagir pour préserver l'innovation thérapeutique et son accessibilité ? En premier lieu, il est nécessaire de comprendre comment on est arrivé à de tels prix des médicaments innovants. Quelle est la justification de ces prix aussi élevés, n'existe-t-il pas d'alternative ? Les industriels mettent en avant trois arguments pour justifier de tels prix : un coût plus élevé de R&D et de production, le fait que, dans la plupart des cas, ces médicaments s'adressent à un nombre limité de patients affectés de maladies rares, et, surtout, les industriels font valoir que ces médicaments innovants, pour la première fois, transforment la vie de ces patients jusqu'à la guérison dans le cas des thérapies géniques. En corollaire, *in fine*, ces traitements définitifs réduiraient les dépenses de santé inhérentes à la prise en charge parfois lourde de maladies chroniques. Ces arguments sont recevables, néanmoins, un certain nombre de points méritent examen. Dans la quasi-totalité des cas, ces médicaments innovants sont le fruit de la recherche de laboratoires académiques, y compris jusqu'au stade des essais cliniques apportant une preuve de principe d'efficacité de ces thérapeutiques innovantes. Ces recherches ont été pour l'essentiel financées sur fonds publics parfois assistés de fonds caritatifs. Certes, ces structures publiques bénéficient d'une compensation financière lors du transfert du développement aux industriels, en règle *via* la création de start-up qui sont ensuite rachetées en cas de succès, parfois à un prix très élevé, par les industriels de la pharmacie dont les propres efforts de recherche se sont considérablement réduits. Cependant, les montants financiers reçus par le monde académique sont proportionnellement faibles. Faut-il donc que les citoyens paient deux fois : à la conception du médicament puis pour en bénéficier ? L'argument du marché limité est compréhensible mais ne résiste guère à l'examen car il n'y a pas vraiment de proportionnalité entre prix et taille du marché. Par exemple, la thérapie génique de la bêta-thalassémie, qui concerne un bien plus grand nombre de patients que celle de l'amyotrophie spinale ou de la leucodystrophie métachromatique, est aussi onéreuse que celle de ces deux dernières. L'argument principal concerne le caractère transformant et définitif de ces thérapeutiques. Faisons d'emblée remarquer, que, si efficace soit-il, un traitement médicamenteux qui doit être administré à vie, comme c'est le cas du traitement de la mucoviscidose, ne peut être considéré comme « définitif ». Traiter un patient atteint de mucoviscidose tout au long de sa vie, si le traitement est bien toléré à long terme, ce que l'on ne sait pas aujourd'hui, coûterait au prix actuel de l'ordre de 15 millions d'euros par patient (200 000 euros × 75 ans) ! Il sera sans doute objecté qu'à l'avenir les prix baisseront du fait de la production à terme de médicaments génériques, reste à voir dans quelle proportion. Pour les thérapies géniques, il est envisageable d'obtenir une guérison. Cependant, faute de recul pour la plupart des maladies traitées, ce n'est pas toujours une certitude. Par exemple, pour l'hémophilie, les projections d'évolution du taux de facteur antihémophilique présent dans le sang (le produit de la thérapie génique) indiquent un déclin, certes lent, mais qui suggère qu'au bout de cinq à dix ans environ un nouveau traitement sera nécessaire. Dans d'autres cas, celui des maladies neuromusculaires notamment, l'efficacité peut n'être que partielle, impliquant la poursuite d'une prise en charge additionnelle des patients. Un dernier effort pour justifier ces prix élevés revient à avancer le fait que, dans certaines situations, cette thérapie épargnera de nombreuses dépenses de santé ultérieure. Ainsi, le coût de la prise en charge du patient hémophile qui n'aurait plus besoin de recevoir, au moins pendant plusieurs années, de facteurs antihémophiliques (ou d'autres traitements) s'en trouverait allégé d'autant. Cet argument, nous l'avons vu, n'est valable en fait que pour un nombre limité de situations. On peut de plus lui opposer que, si une innovation thérapeutique, au-delà du bénéfice pour la santé du patient, est source de gain économique, il est discutable de considérer que seuls les actionnaires de l'industriel qui commercialise ce produit en tirent profit ! Ce d'autant, rappelons-le, qu'initialement ces avancées proviennent de la recherche financée par des fonds publics.

Mais, après tout, si l'équilibre économique des industries du médicament dépend d'un prix de vente élevé, alors il n'est pas envisageable de le réduire. Mais est-ce bien le cas ? On peut très fortement en douter en s'appuyant sur une série de travaux d'analyse de la structure économique et financière des industries du médicament. Ce n'est pas un travail simple car les industriels ne donnent aucune information sur la ventilation de la composition du prix de vente de leurs médicaments. Néanmoins, on sait que leurs dépenses de R&D, dont le coût élevé est mis en avant par les industriels, est inférieur aux dépenses de marketing ! Une étude analysant les revenus entre 1999 et 2018 des quinze plus grandes industries du médicament indique que, sur des revenus totaux de 7 700 milliards de dollars, les dépenses de recherche et développement ne représentent que 1 400 milliards de dollars, alors que les dépenses regroupant distribution, administration, marketing et publicité atteignent 2 200 milliards de dollars. De plus, le montant des bénéfices distribués aux actionnaires additionné du rachat d'actions par l'entreprise (*share buybacks*) dépasse également le montant des dépenses de recherche et développement ! Ajoutons qu'il n'y a en fait pas de corrélation entre montant des dépenses de R&D et prix d'un médicament. Une étude effectuée à l'initiative des industriels chiffre le coût du développement d'un médicament à 2,8 milliards de dollars, ce qui est effectivement un montant très élevé. Celui-ci inclut, ce qui est justifié, les coûts de développement de médicaments qui n'ont pu être mis sur le marché, mais aussi… le manque à gagner financier qui aurait résulté du placement de la somme consacrée au développement du médicament, une conception bien curieuse des objectifs de l'industrie pharmaceutique ! De plus, d'autres types d'analyses économiques montrent que la profitabilité (retour sur investissement) de l'industrie pharmaceutique est supérieure de 3 % par an, ce qui est considérable, à celle des autres secteurs industriels. Il ne s'agit pas ici de remettre en cause la notion de profit, un moteur de notre modèle économique. En revanche, l'analyse ci-dessus conclut à penser qu'en limitant le profit au niveau de celui des autres secteurs industriels il y aurait moyen de réduire significativement le prix des médicaments innovants !

Quelles solutions ?

Sans doute une première étape consisterait-elle à rendre réellement transparentes les informations concernant la structure du prix des médicaments, comme l'a demandé l'Organisation mondiale de la santé dans une résolution de mai 2019. À noter que, sous la pression de plusieurs États, dont la France, cette résolution est non contraignante.

Le prix réel d'un médicament en Europe repose sur le résultat d'une négociation entre industriel et agence de régulation, le CEPS en France. Cette négociation, parce que secrète, permet d'obtenir quelques rabais. Même si ceux-ci sont sans doute non négligeables, ils ne sont pas de nature à modifier sensiblement ces prix. Notons que le CEPS (ou toute autre entité nationale) n'a pas accès aux résultats des négociations dans d'autres pays, alors que l'industriel, en position de force, en dispose. Une solution pourrait consister en la création d'une entité de négociation des prix à l'échelle de l'union européenne. Elle pourrait être jointe à l'Agence européenne du médicament (EMA), la structure d'autorisation de mise sur le marché. Négocier sur la base du marché européen (le deuxième au monde après celui de l'Amérique du Nord) conférerait à l'entité publique une position bien plus forte que celle de chaque pays isolé. C'est ce qu'ont bien compris plusieurs « petits » pays d'Europe, qui se sont déjà associés pour ce faire. Est-ce une hypothèse pratiquement envisageable ? Le précédent de la négociation par l'Union européenne de l'achat des vaccins anti-SARS-CoV-2 en 2020-2021, qui a permis d'assurer l'obtention de doses suffisantes de vaccins et à un prix réduit, démontre qu'une approche commune est envisageable.

Nous avons signalé plus haut la place prépondérante de la recherche académique dans la genèse de médicaments innovants. Lors du transfert de licence de ces inventions vers l'industrie (initialement une start-up dans la grande majorité des cas) pourrait être incluse une clause de prix raisonnable, clause qui devrait rester valable tout au long de la trajectoire de développement du médicament. Une telle mesure avait été adoptée par les National Institutes of Health (NIH), principale agence de la recherche biomédicale aux États-Unis, mais elle fut retirée rapidement du fait de la pression des industries pharmaceutiques !

Qu'est-ce qu'un prix raisonnable ? Celui-ci devrait tenir compte de nombreux paramètres : degré d'implication respective de la recherche académique et industrielle, degré d'innovation (score ASMR évoqué plus haut), analyse des coûts utiles (recherche, développement, production, distribution), taille du marché et profit raisonnable (*cf. supra*). On pourrait souhaiter mettre autour de la table toutes les parties prenantes et obtenir un accord sur ce point ! À ce stade, cela reste difficile, en particulier tant que la fixation des prix aux États-Unis restera libre, ce qui permet aux industriels d'exercer une pression en faveur de ce marché. Aux dernières nouvelles, il semblerait que l'administration au pouvoir aux États-Unis s'oriente vers une régulation du prix de quelques médicaments, décision immédiatement attaquée en justice par les industries du médicament.

Mettre en place une politique financière incitative en faveur des industriels qui s'engagent plus résolument dans la recherche et le développement de médicaments innovants, notamment dans des domaines de santé publique délaissés comme les maladies négligées (maladies parasitaires, tuberculose) ou la mise au point de nouveaux agents anti-infectieux pour combattre l'antibiorésistance, par une politique financière incitative serait raisonnable. Après tout, c'est ce qui a été fait à très grande échelle dans le contexte de la pandémie de Covid-19 à travers l'opération Warp Speed. Une autre solution (non exclusive) serait de favoriser financièrement (par subventions, réductions d'impôts ou négociations des prix) des entreprises qui s'engagent sur des objectifs sociétaux à côté des objectifs traditionnels. Pour les entreprises du médicament, il s'agirait du développement de la recherche, de s'intéresser à des domaines non compétitifs évoqués plus haut, ou encore, de façon non exclusive, d'accepter une modération spontanée des prix de vente. Il existe un tel statut d'entreprises à mission, adopté à ce jour par un petit nombre d'entreprises. Celui-ci implique une modification du conseil d'administration, où doivent être présents des représentants de la société civile, de modifier les conditions de rémunération des dirigeants et donc de favoriser la mise sur le marché de médicaments innovants plutôt que les profits.

Pour les projets thérapeutiques concernant les maladies ultrarares peu susceptibles d'attirer des investissements industriels, on pourrait envisager la création de quelques unités de production de ces nouveaux médicaments fonctionnant sans recherche de profit. Cela implique un investissement initial public qui pourrait être de plus soutenu par des fondations et des associations caritatives concernées. De telles structures pourraient, en outre, si nécessaire, prendre le relais de l'industrie face à des situations économiques bloquées par les perspectives de prix de vente par l'industrie. Ainsi, certains hôpitaux publics en Espagne, en Israël, aux Pays-Bas, ont mis en place des unités de production de CAR-T *cells* à un coût bien inférieur (de l'ordre du quart) au prix de vente de l'industrie. Il faudrait pouvoir les protéger légalement (contre le risque d'attaque pour contournement de brevets) et aider le développement de telles entités.

L'enjeu de la mise à disposition équitable des produits de l'innovation médicale est suffisamment important pour espérer une prise de conscience collective des pouvoirs publics, de l'industrie et des patients avant que nous nous retrouvions dans des situations d'impasse, source de drame et d'injustice. Il y va tant de la valeur de la recherche scientifique comme source de progrès que d'une vision humaniste de la santé comme bien collectif accessible à tous. Il est temps de rétablir un meilleur équilibre entre intérêt privé, si justifié soit-il, et bien commun.

Éthique et médecine

L'éthique est consubstantielle de l'activité médicale, et il n'est pas dans mes intentions ni de ma compétence de passer en revue toutes les questions actuelles. Certaines ont d'ailleurs été évoquées dans les chapitres précédents, comme celles ayant trait à l'utilisation de la génomique dans la détermination de facteurs de risques de maladies ou le recueil de données personnelles au sein d'entrepôts et de lacs de données, et leur utilisation pour nourrir les algorithmes de l'intelligence artificielle.

Les avancées de l'ingénierie génomique, nous l'avons vu, ouvrent des perspectives, jusqu'à il y a peu insoupçonnées, d'intervention médicale pour traiter des maladies génétiques, des cancers et peut-être à l'avenir d'autres pathologies, notamment dégénératives. Un certain nombre de scientifiques, dont quelques-uns prestigieux comme George Church aux États-Unis, en ont déduit que l'on pourrait envisager d'aller plus loin : prévenir des maladies dont les sujets seraient à risque, voire doter les individus de capacité supérieure sur le plan physique, psychique ou de résistance à des maladies. Le chercheur chinois He Jiankui s'est engouffré dans cette voie en utilisant une thérapie génique germinale. En 2019, il a relaté avoir modifié le patrimoine génétique de deux jumelles au stade zygote : c'est-à-dire de la cellule composée de la fusion d'un ovocyte et d'un spermatozoïde, telle que l'on peut l'obtenir dans une fécondation *in vitro*. L'objectif allégué était d'inactiver par l'utilisation de la technique CRISPR-Cas9 les deux copies du gène codant pour CCR5 le récepteur du VIH à la surface des lymphocytes, afin d'empêcher la transmission à ces enfants du virus dont leur père était infecté. Cette annonce a fait universellement scandale, He Jian Kui a été condamné à trois années de prison, ce qui a, au moins pour un temps, refroidi les ardeurs des partisans de cette « thérapie » génique germinale. Dans le cas précis, cette approche n'avait aucun sens dans la mesure où les enfants à naître n'étaient pas à risque d'être contaminés par le virus qui ne peut se transmettre que de la mère à l'enfant par passage transplacentaire. Mais n'y aurait-il pas des circonstances où une telle thérapie génique germinale pourrait être bénéfique ? Prenons le cas d'un couple à risque d'avoir un enfant atteint d'une maladie héréditaire grave. Ne pourrait-on envisager une thérapie de l'embryon à un stade précoce après diagnostic préimplantatoire (DPI) de la maladie génétique ? Le DPI est une technique qui est utilisée pour un diagnostic d'une maladie héréditaire grave chez un embryon avant implantation *in utero*. Cette technique permet, notamment chez des femmes éprouvées par des examens prénataux antérieurs ayant conduit à des interruptions de grossesse du fait de l'atteinte du fœtus, de ne plus avoir à subir ces situations traumatisantes. Le DPI implique une fécondation *in vitro*, puis le test des embryons obtenus en prélevant une cellule au stade huit cellules. Les embryons atteints ne sont pas conservés, les embryons indemnes de la maladie génétique sont implantés. Il faut savoir que la chance de succès d'une grossesse après DPI est de l'ordre de 20 %. Parfois aucun embryon indemne n'est disponible. C'est ici qu'une thérapie génique germinale pourrait intervenir en ciblant les cellules embryonnaires des tout premiers stades de la grossesse. Que penser d'une telle stratégie qui, rappelons-le, est pour l'instant formellement interdite ? Une telle modification génétique serait transmise aux générations suivantes puisque les cellules germinales de l'embryon (futurs spermatozoïdes ou ovocytes) sont ciblées par cette thérapie. Cet interdit repose sur deux notions : la première consiste dans le fait que la technique peut entraîner d'autres modifications du génome dont les effets délétères pourraient se révéler ultérieurement. Les données récentes suggèrent de plus que ce risque est plus important lorsque des cellules embryonnaires en sont la cible. Cette prise de risque est acceptable dans le cadre d'une thérapie génique somatique destinée à soigner un patient sans conséquence sur sa descendance, mais pas à l'égard d'une descendance future *a priori* bien portante. Le second aspect concerne le consentement qui ne pourrait venir que des parents de l'embryon, évidemment pas de celui-ci ni de ses descendants pourtant concernés. Mais imaginons que demain la technologie d'ingénierie génomique soit quasi parfaite, ne pourrait-on considérer cette approche comme licite ? C'est ce que certains scientifiques pensent, notamment dans le monde anglo-saxon. Observons néanmoins qu'en règle générale, lorsqu'un DPI est réalisé, il vaut mieux implanter les embryons sains que ceux qui sont anormaux, même après correction. Restent les situations où seuls des embryons pathologiques seraient disponibles. On peut discuter le fait de plutôt répéter l'ensemble de la procédure, comme cela se fait lors d'un DPI infructueux. En tout état de cause, eu égard au stade de développement de la technologie, il est raisonnable de conserver l'interdit de la thérapie génique germinale. Pourtant, certains envisagent d'aller plus loin, au-delà de la correction d'une maladie génétique grave, en agissant sur des facteurs de risque de maladies comme la maladie d'Alzheimer (variant d'APOE4) ou de survenue d'une infection à VIH en inactivant le récepteur du virus comme l'a fait He Jian Kui, ou encore, après-demain en fonction du progrès des connaissances, en augmentant les performances mentales ou physiques des individus à naître. Nous faisons face ici à des visions transhumanistes où la médecine n'intervient plus pour soigner ou prévenir des maladies (l'« homme réparé »), mais pour améliorer les performances humaines (l'« homme augmenté »). Celle-ci ne nécessiterait pas forcément d'intervenir sur l'embryon si une autre approche de « thérapie » pouvait cibler les cellules du corps à l'âge adulte. C'est ainsi que des entreprises de biotechnologie se sont créées aux États-Unis avec l'idée d'une thérapie génique *in vivo* chez l'adulte destinée à prolonger la durée de vie. La société Bioviva a récemment publié un article dans la respectable revue de l'Académie des sciences américaine (*PNAS*), relatant une prolongation de la durée de vie de souris de 30 à 40 % par une thérapie génique intranasale à l'aide d'un vecteur AAV (*cf.* glossaire), qui apporte deux gènes, l'un censé améliorer le métabolisme, l'autre évitant le raccourcissement progressif des extrémités des chromosomes (les télomères) observé dans les lymphocytes avec l'âge ! Nous approchons ainsi d'un mythe prométhéen, la quête de l'immortalité ou du moins d'une vie millénaire comme Mathusalem. Qu'en penser ? Tout d'abord, sur un plan strictement scientifique, malgré le résultat obtenu chez ces souris, vouloir prolonger la vie au-delà de ses limites physiologiques paraît bien naïf, compte tenu de l'extrême complexité des processus de vieillissement. On peut de plus s'attendre à ce que les modifications induites comportent des effets indésirables par exemple à type de cancer. Sur un plan éthique, on peut être encore plus circonspect et partager l'analyse de l'utopie transhumaniste proposée par le philosophe Francis Wolff. Mathusalem, ses ascendants et ses descendants immédiats étaient rois. On suppose que leurs sujets en revanche ne vivaient pas mille ans comme eux. Voulons-nous d'une société où quelques-uns disposeraient du droit à vie prolongée en surhomme dominant la plèbe ? Difficile de faire pire dans le totalitarisme ! Admettons un instant qu'un tel processus se démocratise et que chacun vive plus de cent ans. Souhaitons-nous vraiment créer une « supergérontocratie » où les enfants deviendraient une rareté, autrement dit avec une pyramide des âges totalement inversée et boursouflée vers le haut ? Francis Wolff y ajoute une critique morale et philosophique : cette recherche de l'homme biologiquement « parfait » refléterait une forme d'intolérance au handicap, une hiérarchie par la performance qui rappelle une idéologie nauséabonde du XXe siècle. C'est finalement une forme d'eugénisme par le haut : on sélectionne les plus forts, une sélection positive des êtres humains. Wolff parle d'une volonté de puissance sans fin, d'évitement du déplaisir conduisant à la perte du désir et même de liberté faute d'incertitude et de choix. Cette vie de dieux semi-immortels ne semble plus présenter d'autres valeurs qu'un narcissisme extrême. Difficile, me semble-t-il, de ne pas être convaincu par l'analyse de cette utopie par Wolff ; la question pour le futur, même si celle-ci est moins prégnante qu'il y a quelques années, face aux incertitudes de notre planète est : comment s'en préserver ?

Il faudra maintenir plus que jamais une société démocratique composée de citoyens éclairés et vigilants !

Conclusion

Cet ouvrage reflète ma vision d'un parcours professionnel effectué au sein d'un environnement particulièrement favorable qui m'a permis de concrétiser mes aspirations d'étudiant à faire en sorte que soins et recherche soient intégrés avec l'objectif de voir la médecine progresser. Ce fut, en ce qui me concerne, la médecine des désordres immunitaires chez l'enfant, thématique qui se prête particulièrement bien à cette alliance. J'ai eu la chance de m'y intéresser à un moment stratégique, à travers les possibilités nouvelles ouvertes par le développement de la génétique et de la biologie moléculaire dans les années 1980 et par la vision de Claude Griscelli de l'émergence d'une nouvelle discipline. Cette expérience, malgré ses inévitables limites, fut suffisamment exaltante, humainement et intellectuellement, pour me pousser aujourd'hui à inciter les plus jeunes à suivre un tel parcours. Il ne faudrait pas que les difficultés évoquées ici ou là dans ce livre fassent hésiter ou dissuadent celles et ceux qui le souhaitent et le peuvent de s'engager dans cette voie. Elle est longue : il faut apprendre deux métiers, celui de médecin et celui de chercheur, sans compromis possible. Elle est plus complexe qu'elle ne l'était il y a cinquante ans, parce que les connaissances ont progressé et que les exigences en ce qui concerne leur mise en œuvre se sont accrues. C'est pourquoi tout doit être mis en œuvre pour faciliter ce parcours. Celui-ci est aujourd'hui mieux balisé, notamment à travers les programmes de double formation médico-scientifique de type MD-PhD mis en œuvre par l'École normale supérieure à Paris, l'Inserm (l'école de l'Inserm-Liliane-Bettencourt) et plusieurs universités. Celles et ceux qui suivent cette formation en tirent le plus grand profit, pourvu qu'ils aient la capacité de travail adéquate – et il est bon qu'ils disposent aussi de la curiosité dont se nourrit ensuite la passion pour la science, et d'une pointe d'irrespect parfois salutaire à l'égard des enseignements reçus. Pourtant, cette formation achevée, il faut encore rendre plus aisée la pratique de cette activité double. Cela implique un état d'esprit et un environnement ouverts et compréhensifs au sein tant des structures hospitalières que de celles de recherche. La structuration plus systématique de délégation de tâche clinique, surtout dans les premières années de la carrière hospitalo-universitaire, est indispensable pour permettre aux jeunes médecins-chercheurs de lancer leur projet. Cela suppose d'étoffer les équipes concernées et de mettre en place une organisation *ad hoc*, qui serait grandement facilitée par la meilleure intégration entre les missions des CHU. Comme on l'a vu, cette intégration est favorisée dans une certaine mesure dans les IHU, mieux encore dans les centres médicaux universitaires des Pays-Bas : ce sont des modèles possibles. Il faut pouvoir offrir à ces jeunes la possibilité de travailler sur un site unique, ce qui implique une réflexion concertée dans l'élaboration de la stratégie hospitalière de soins et de la stratégie de recherche. Or cette concertation est aujourd'hui trop souvent insuffisante, voire inexistante, en raison, d'une part, de la multiplication des entités responsables et, d'autre part, d'un système de gouvernance hospitalier dominé, depuis la loi HPST de 2009, par le directeur d'hôpital, y compris dans les CHU où le « U » a parfois du mal à trouver sa place. Créer un environnement favorable à l'épanouissement des jeunes médecins au sein des CHU est doublement essentiel : c'est ainsi que l'on fera émerger les futurs cadres hospitalo-universitaires dynamiques et porteurs d'innovation, et c'est aussi une très bonne façon de retenir les médecins les plus talentueux au sein de l'hôpital public ! Robert Debré aurait sans doute apprécié que, dans un contexte où la triple mission soins-recherche-enseignement hospitalo-universitaire ne peut plus être assurée en permanence par chacun, de telles mesures soient prises pour sauvegarder l'esprit des CHU et en assurer leur développement.

Place de l'expertise scientifique

Le contexte de nos sociétés, les incertitudes face à l'avenir de notre environnement et le rappel brutal à la réalité des maladies infectieuses du fait de la pandémie récente créent un climat propice à un relatif scepticisme à l'égard de l'idée de progrès, un mot en désuétude dans le vocabulaire actuel. Pourtant, nous l'avons vu, l'espérance de vie, notamment l'espérance de vie en bonne santé, malgré les importantes inégalités persistantes, ne cesse de croître à mesure que la médecine devient dans de nombreux domaines plus performante. On observe un certain recul de la rationalité, fruit de la peur, source de défiance à l'égard des pouvoirs et parfois, par assimilation, à l'égard de la science. Ne faut-il pas plutôt considérer au contraire que la science, plus que jamais, doit être écoutée, valorisée et mise à profit pour servir la société ? Pour l'information des citoyens, pour la compréhension des enjeux du monde contemporain, elle est incontournable. Dans un monde où la connaissance et les techniques sont partout, comment pourrait-on se passer d'elle ? Comment envisager qu'une décision politique ne soit pas éclairée par l'expertise scientifique correspondante ? Pourtant, on voit trop souvent des décisions politiques ignorer ou négliger les données scientifiques, comme on a pu l'observer ces vingt dernières années dans le domaine de l'utilisation pacifique de l'énergie nucléaire, avec l'abandon de secteurs stratégiques potentiellement essentiels pour l'avenir. Sans doute faut-il repenser la place de l'expertise scientifique. Elle doit être insérée dans le contexte social. Elle est indispensable dans la prise en compte de très nombreux défis sociétaux comme l'environnement (climat, eau, forêt, ville, etc.), l'énergie, le déploiement du numérique ou les questions de santé, mais aussi l'éducation. Elle doit prendre en compte toutes les dimensions et la complexité de ces questions, contribuer à compiler des données utiles, exploitables et enfin se soucier de communication. Il est sans doute intéressant de s'arrêter un moment sur les conditions ou les règles qui doivent régir cette activité pour lui donner sa pleine efficacité. Il faut indiquer d'emblée ce qu'elle n'est pas : une instance décisionnelle sous forme d'une pseudo-démocratie du « savoir ». En toutes circonstances, les décisions reviennent au pouvoir politique légitime qui peut avoir de très bonnes raisons de ne pas s'appuyer sur telle ou telle recommandation fondée uniquement sur les données scientifiques, alors que bien d'autres paramètres, d'ordre économique, social, sociétal ou de choix politique, doivent être pris en compte par les décideurs. Rien ne serait plus dangereux que de donner l'impression que les « savants », compte tenu de leurs connaissances, se substituent au pouvoir démocratique, sans négliger le fait que l'expertise scientifique aboutit parfois à des analyses discordantes, ce qui est compréhensible face à des situations complexes et à l'incertitude.

L'expertise est le fait de scientifiques indépendants, elle peut faire l'objet d'avis pluriels, et elle est de toute façon pluridisciplinaire. À ce titre, la crise du Covid a révélé combien il était important de prendre en compte les perceptions de la société, l'anticipation des réactions possibles aux décisions prises. C'est pourquoi l'analyse des sociologues, des économistes et des anthropologues était indispensable à côté de celle des virologistes, des médecins, des épidémiologistes et des modélisateurs. L'expertise implique, dans une échelle de temps à définir, un examen du positionnement de la question posée, le recueil des connaissances disponibles et de leur synthèse, l'éventuelle proposition d'options (scénarios) et l'évaluation de l'impact des décisions prises. Idéalement, l'intervention des experts doit se situer le plus en amont possible dans la formulation de la question et dans l'anticipation (par exemple dans le cadre de la définition de programme « Une seule santé » « One Health »). L'appréciation des connaissances acquises, des marges d'incertitude, des projections de modèles construits à partir de paramètres plausibles, doit permettre de définir le degré de robustesse des avis, en évitant que les synthèses soient excessivement déterministes. Cette expertise conduit inévitablement à des analyses pesant les risques face aux bénéfices attendus, en tenant compte du coût d'une mesure envisagée, approche mieux appropriée que l'application inconditionnelle du principe de précaution. À l'inverse, l'impossibilité de déterminer un niveau de risque ne doit pas conduire à l'ignorer en faisant comme s'il n'existait pas.

Le scientifique amené à intervenir auprès du pouvoir politique, au-delà de son aptitude à comprendre les enjeux, doit pouvoir communiquer avec les différentes parties prenantes : le monde des décideurs, celui des scientifiques et bien sûr le grand public – autant de mondes qui possèdent leurs codes propres. La relation entre les experts et les acteurs politiques, mais aussi les acteurs sociaux, implique un travail dans la confiance, la transparence, la légitimité et l'intégrité. Les experts doivent bien évidemment respecter les décisions prises. Et l'on doit attendre de la part des acteurs du monde politique le respect des connaissances et l'explicitation des décisions.

La place des experts est-elle suffisante en France ? Quelle forme organisationnelle doit prendre cette expertise ? Au moins au sein de la communauté scientifique, qui est certes un peu juge et partie, existe un quasi-consensus d'une vision de sous-représentation de l'expertise auprès des décideurs. Bien sûr, de telles instances d'expertise existent au ministère en charge de la Recherche scientifique, mais bien peu dans les autres ministères. Par exemple, à l'heure actuelle, un seul conseiller scientifique travaille pour l'ensemble des deux cabinets de Matignon et de l'Élysée, et son rôle est de nature plus politique que d'expertise. L'Assemblée nationale et le Sénat disposent depuis quarante ans de l'Office parlementaire d'évaluation des choix scientifiques et technologiques (OPECST), qui contribue par ses avis à de nombreux débats politiques, mais dont la fonction de conseil ne repose pas sur une présence institutionnalisée et permanente d'experts auprès des deux chambres législatives. La place des experts auprès du monde politique peut prendre plusieurs formes. Dans les pays anglo-saxons ou au Japon s'est développée depuis une bonne vingtaine d'années la nomination de conseillers scientifiques dotés d'une équipe auprès de toutes les instances décisionnelles (présidence, Premier ministre, ministères, Parlements...), dont les avis sont systématiquement sollicités. Dans certains pays, comme l'Allemagne, mais aussi les États-Unis ou la Grande-Bretagne, l'Académie des sciences exerce une fonction importante de conseil, ce qui n'est pas le cas en France, alors que sa fonction première définie lors de sa création par Colbert en 1666 était justement celle-là ! Cette situation partagée avec les pays latins semble témoigner d'une méconnaissance réciproque des mondes politique et scientifique, forcément dommageable et à laquelle il est hautement souhaitable de remédier. Un manque indéniable, en moyenne, de culture scientifique des acteurs publics du fait de leur formation cloisonnée, entièrement séparée des acteurs universitaires et scientifiques, n'est sans doute pas étranger à cette situation. Une évolution des formations, un rapprochement des parties prenantes apparaissent à l'évidence indispensables.

Une autre dimension concerne la place des citoyens dans l'expertise. Dans certains domaines, en santé en particulier, sont apparus des citoyens experts de leurs maladies et des conditions sociales et sociétales induites. C'est le fruit de l'émergence depuis environ quarante-cinq ans des associations de patients. Celles-ci ont joué un rôle majeur dans la définition des politiques publiques au moment de l'épidémie de sida, en particulier aux États-Unis, même si ce fut parfois au prix d'interventions véhémentes. L'expertise des patients contribue aujourd'hui à l'élaboration des questions et des protocoles de recherche, tant de leur pertinence que de leur faisabilité, ce qui constitue une avancée indiscutable. L'émergence au cours des vingt dernières années de nombreuses associations de patients a permis de mieux équilibrer les relations avec le monde de la santé et a favorisé l'organisation de filières de soins ainsi que la mise en place de protocoles de recherche. Ce fut manifeste dans ma discipline avec l'association

IRIS, qui regroupe les patients atteints de déficits immunitaires primitifs et leurs familles.

La science doit être au service de la société mais aussi présente dans la société. La dimension culturelle de la science, trop souvent méconnue et peu reconnue, devrait figurer au même titre que les activités artistiques. La connaissance du monde est un bien précieux, elle est omniprésente dans les décisions tant personnelles que sociétales. La difficulté réside dans l'écart croissant entre les connaissances de l'expert et celles du citoyen. Cet obstacle n'est pas totalement insurmontable. Les expériences de concertation citoyenne nées au Danemark il y a maintenant de nombreuses années montrent que, en respectant des règles aujourd'hui bien codifiées, cette approche est possible. Des débats de haute tenue, fondés sur une formation rigoureuse des citoyens impliqués, peuvent se tenir. J'en ai été témoin en 2017 à propos de la concertation citoyenne sur la vaccination des nourrissons en France. Les concertations citoyennes de plus grande ampleur qui se sont tenues sur le réchauffement climatique ou très récemment sur la fin de vie ont donné lieu à des travaux sérieux et à des conclusions argumentées. Ces concertations ne peuvent se substituer au travail parlementaire qui, de toute façon, en dernier lieu, légifère. Leurs conclusions, pas plus que celles des experts scientifiques discutées plus haut, ne peuvent valoir décision. En revanche, leur travail contribue à éclairer les pistes de décision possibles, à les légitimer, et comporte une forte valeur pédagogique. Il me semble qu'il s'agit d'un outil démocratique précieux qui place bien la science au sein de la société en la rapprochant des citoyens.

En amont, l'éducation scientifique, dès le plus jeune âge, à travers la confrontation à des questions simples, abordables par l'expérience, typiquement l'action menée par La Main à la pâte auprès des enfants à partir du primaire, est de nature, si elle se poursuit tout au long de la scolarité, à rompre les barrières et les inhibitions à l'égard de la culture scientifique. Encore faudrait-il pouvoir en étendre l'impact à tous les enfants et favoriser ainsi l'établissement d'une confiance mieux ancrée dans la science, ses valeurs et ses limites. Un beau programme !

Glossaire

AAV (*Adeno-associated virus*). Classe de virus utilisée comme vecteur de thérapie génique. Son intérêt est de pouvoir infecter tous les types cellulaires. Au sein des cellules, son matériel génétique, composé d'ADN, persiste sous forme d'épisome dans le noyau de la cellule.

Adénosine désaminase. Enzyme du métabolisme des purines dont le déficit génétique provoque une forme de déficit immunitaire combiné sévère.

Adénovirus. Virus à ADN capable de provoquer des infections respiratoires en général bénignes. Il peut être utilisé comme vecteur de thérapie génique bien qu'il soit très immunogène (inducteur d'une réponse immunitaire de l'hôte contre lui).

Adjuvant. Substance ajoutée aux antigènes vaccinaux nécessaire pour induire la composante innée de l'immunité requise pour la mise en jeu des réponses immunitaires adaptatives. Les sels d'alumine et des lipides sont les plus communément utilisés.

Agence nationale de la recherche (ANR). Agence de moyens de la recherche scientifique, créée en 2005, qui attribue des financements sur projet.

Allèle. Séquence donnée d'un gène. Il en existe deux par individu pour tous les gènes situés sur les chromosomes non sexuels. Chaque gène peut disposer d'un nombre variable d'allèles, certains correspondant à des variations physiologiques, d'autres, pathologiques.

Allergie. Capacité de certains anticorps, composés essentiellement d'immunoglobuline E, de provoquer une réponse pathologique lors de la reconnaissance d'un antigène, *via* l'induction de la libération de médiateurs par les polynucléaires éosinophiles ou basophiles et les mastocytes. L'asthme et l'eczéma sont des exemples de maladies allergiques.

Anaphylaxie. Réaction allergique brutale liée au contact entre un allergène et des anticorps en règle de classe IgE provoquant une vasodilatation massive et une chute de la pression artérielle.

Anergie. État des lymphocytes T ou B rendu incapable de s'activer lors de la reconnaissance d'un antigène. Cet état est réversible. Il participe de la tolérance immunitaire.

ANRS-MIE (Agence nationale de recherche sur le sida et les maladies infectieuses émergentes). Agence de financement de la recherche sur ces thèmes placée au sein de l'Inserm mais fonctionnant de façon autonome.

Anticorps. Activité des immunoglobines liée à la reconnaissance et à la fixation sur des molécules antigéniques.

Anticorps monoclonal. Molécule unique d'immunoglobuline du fait de sa reconnaissance d'un antigène, obtenue par génie génétique et utilisée en diagnostic et thérapeutique de par sa propriété à cibler très spécifiquement une molécule donnée.

Antigène. Molécule protéique, ou composé de sucre (carbohydrate), reconnue de façon spécifique par des anticorps (immunoglobulines) ou le récepteur T pour l'antigène.

Auto-immunité. Capacité des récepteurs T pour l'antigène et des anticorps de reconnaître des constituants du soi susceptibles de provoquer une maladie auto-immune par création de lésions des constituants du corps.

Autorenouvellement. Propriété des cellules souches qui, lors d'une division, génère une cellule qui va se différencier et une cellule souche toujours indifférenciée selon un processus de division cellulaire asymétrique.

Autosomique dominant. Transmission d'un caractère héréditaire lié à la présence d'une variation d'un seul allèle.

Autosomique récessif. Transmission de caractères héréditaires impliquant la présence de variants sur les deux allèles d'un gène donné. La présence d'un variant sur un seul allèle n'a pas de conséquence observable.

Bactérie pathogène. Dans le monde bactérien, seule une minorité est responsable de maladies pour une espèce vivante donnée. Ces bactéries sont dites dans ce cas « pathogènes ». La pathogénicité implique la capacité de se lier aux cellules de l'espèce infectée et de produire des facteurs de virulence (toxine, etc.).

***Base editing*.** Méthode d'ingénierie génomique permettant de modifier un nucléotide de l'ADN (adénine ou cytidine) à l'aide d'une enzyme (adénine- ou cytidine-désaminase). Cette méthode a l'avantage de ne pas induire de cassure des deux brins d'ADN et est donc moins à risque de modification non ciblée de l'ADN que l'ingénierie génomique par le système CRISPR-Cas9.

CAR-T *cells* (*chimeric antigenic receptor T cells*). Lymphocytes T modifiés par thérapie génique pour exprimer à leur surface une molécule chimérique capable de reconnaître une molécule présente à la surface d'une autre cellule et ainsi de la tuer. Ces cellules sont utilisées dans le traitement de certains cancers : leucémies et lymphomes des lymphocytes B essentiellement.

Cellule dendritique. Globule blanc spécialisé dans la présentation aux lymphocytes T des antigènes sous forme de peptides associés aux molécules d'histocompatibilité à leur surface. En fonction du contexte de la détection de micro-organismes, ces cellules produisent des cytokines qui orientent la polarisation de la réponse immunitaire.

Cellule progénitrice. Cellules capables de donner naissance après division et différenciation à une ou plusieurs lignées de cellules (exemple : progéniteur hématopoïétique pour les cellules sanguines).

Cellule souche. Cellule capable de différenciation en une ou plusieurs lignées cellulaires et dotée de la capacité d'autorenouvellement, si bien qu'en principe le nombre de cellules souches reste constant au cours de la vie (exemple : cellule souche hématopoïétique).

Cellule souche pluripotente induite (iPS). Cellule souche générée à partir de cellule différenciée par l'introduction de facteurs de transcription dont l'expression entraîne une reprogrammation de la cellule en cellule analogue aux cellules embryonnaires capables de donner naissance aux trois feuillets tissulaires : ectoderme, mésoderme et endoderme, mais non aux cellules germinales.

Centre germinatif. Organisation anatomique temporaire au sein d'un organe lymphoïde secondaire, dans laquelle prend place la maturation des lymphocytes B en cellules productrices d'anticorps.

Centre hospitalo-universitaire (CHU). Entité créée en 1958 par la réforme Debré. Hôpitaux universitaires ayant la triple mission de soins, de recherche et d'enseignement.

Chimiokine. Cytokine dotée de la capacité d'attirer ou de retenir en un tissu les cellules impliquées dans les réponses immunitaires. Il existe un nombre important de chimiokines différentes ciblant des populations cellulaires distinctes.

Citrullination. Modification chimique d'une protéine susceptible de la rendre antigénique et d'induire la production d'autoanticorps comme observé au cours de certaines formes de polyarthrite rhumatoïde.

Codon. Codé défini par l'association de trois nucléotides de l'ADN pour insérer un acide aminé dans une protéine lors de la traduction.

Commutation isotypique des immunoglobulines. Événement de recombinaison génétique d'un lymphocyte B conduisant à un changement d'isotype d'un anticorps donné. Cet événement se produit au sein des centres germinatifs.

CRISPR-Cas9 (*clustered regularly interspaced short palindromic repeats*-Cas 9). Système dérivé d'un processus de défense bactérienne antivirale qui permet à l'enzyme Cas9 de cliver l'ADN en un endroit précis en étant guidée par un ARN complémentaire de la séquence d'ADN cible. Ce système est communément utilisé en biologie pour modifier le génome de cellules *in vitro* ou au sein d'organismes (végétaux et animaux). Il est susceptible d'application en thérapie génique.

Cytokine. Protéines produites par les cellules de système immunitaire impliquées dans la polarisation des réponses immunitaires et leurs phases effectrices. Il en existe plusieurs dizaines.

Cytotoxicité. Fonction des lymphocytes T et NK consistant en l'induction de la mort de cellules cibles. Il s'agit d'une importante fonction effectrice des réponses immunitaires.

Déficit immunitaire combiné sévère (DICS). Groupe de déficiences immunitaires rares caractérisé par un défaut complet de développement des lymphocytes T.

Déficits (ou déficiences) immunitaires. Une série de maladies d'origine héréditaire ou acquises responsables d'un défaut du système immunitaire qui provoque une susceptibilité accrue aux infections et parfois aux phénomènes immunopathologiques (allergie, auto-immunité).

Diagnostic préimplantatoire (DPI). Acte diagnostique à la recherche d'une maladie génétique grave effectué sur une cellule prélevée d'un embryon au stade huit cellules après fécondation *in vitro*. Ce diagnostic est réservé aux femmes ayant déjà dû recourir à des interruptions de grossesse après diagnostic prénatal d'une telle maladie chez le fœtus.

Diagnostic prénatal. Acte médical diagnostique effectué chez le fœtus à risque de maladies graves notamment génétiques.

***Enhancer*.** Séquence d'ADN qui, par interaction avec des protéines régulatrices, contrôle à plus ou moins grande distance la transcription de gènes.

EPIC (établissement public à caractère industriel et commercial). Établissement public en charge de la recherche, du développement, de l'industrialisation et de la commercialisation de produits comme le CEA (Commissariat à l'énergie atomique et aux énergies renouvelables).

Épigénétique. Modification stable de l'ADN et des histones qui lui sont associées qui contrôlent l'expression (ou non) d'un gène.

Épisome. Matériel génétique persistant dans le noyau d'une cellule sans être inséré dans le génome au sein d'un chromosome.

Épissage. Excision des introns (et parfois d'exons) lors de la maturation de l'ARN messager en ARN messager mature, prêt à migrer dans le cytoplasme pour être traduit en protéine.

EPST (établissement public à caractère scientifique et technique). Établissement en charge de la recherche scientifique comme le CNRS, l'Inserm, l'Inrae ou l'Inria.

Eucaryote. Branche du monde du vivant où le matériel génétique est physiquement séparé du reste de la cellule au sein du noyau.

Excrétion. Capacité d'une cellule de relarguer des substances dans le milieu extérieur, par exemple des cytokines ou des hormones.

Exocytose. Excrétion du contenu d'une vésicule cytosolique par fusion de sa membrane avec la membrane de la cellule.

Exon. Fragment codant de l'ARN messager séparé par les introns non codants. L'ARN messager mature ne contient que les exons qui seront traduits en une protéine.

Exosquelette. Squelette externe à l'organisme. Se dit par exemple des systèmes d'aide à la motricité des personnes paralysées.

Germe (ou microbe) opportuniste. Micro-organisme non responsable de maladies chez un organisme immunocompétent mais susceptible de provoquer une maladie chez un organisme immunodéficient.

Hérédité mendélienne. Transmission de caractères héréditaires responsable d'un phénotype (exemple : le caractère ridé de petits pois étudié par Gregor Mendel).

Gamète. Cellule germinale féminine (ovocyte) ou masculine (spermatozoïde) impliquée dans la fécondation par fusion.

Gène. Unité fonctionnelle au sein du génome qui, *via* la transcription en ARN messager, code pour une (ou plusieurs) protéine(s).

Génome. Ensemble du matériel génétique d'un organisme vivant.

Génotype. Caractéristique génétique (présence d'une ou de plusieurs variations génétiques) associée à un phénotype donné.

Germinal. Se dit des cellules reproductrices : les gamètes.

GWAS (*genome wide association study*). Se dit d'une méthode d'analyse génétique consistant à rechercher une association entre un caractère phénotypique et des éléments polymorphes du génome afin d'essayer d'identifier des gènes ou des séquences dont des variations représentent des facteurs de risque de maladie.

Haptène. Séquence moléculaire minimale reconnue par un anticorps mais dont la présence isolée ne peut déterminer l'induction d'une réponse immunitaire, faute de réponse T associée et nécessaire.

Hématopoïèse. Production des cellules sanguines à partir de cellules souches.

Hétérogénéité restreinte. Se dit d'une population de lymphocytes dont la diversité clonale définie par le récepteur à l'antigène (immunoglobuline ou récepteur T pour l'antigène) est restreinte à un petit nombre de clones. Terme synonyme d'oligoclonalité.

Hétérozygotie. Se dit de la présence d'un allèle muté parmi les deux copies d'un gène.

Homozygotie. Se dit de la présence d'une même variation génétique (mutation) sur les deux copies d'un gène.

Immunité adaptative. Partie du système immunitaire lié à une reconnaissance fine d'antigènes par un petit nombre de lymphocytes T et B. Cette réponse est retardée car ces cellules doivent s'expandre après reconnaissance d'antigènes.

Immunité innée. Partie du système immunitaire lié à une réponse rapide à la détection de molécules issues de micro-organismes ou de molécules issues de souffrance cellulaire. Un nombre limité de familles de récepteurs détecte ces signaux.

Immunoglobulines. Protéines produites par les lymphocytes B, capables de reconnaître dans le milieu extracellulaire et à la surface cellulaire des antigènes sous forme de protéines ou de carbohydrates. Elles sont le support de l'activité anticorps.

Immunothérapie passive. Thérapie utilisant un constituant moléculaire de la réponse immunitaire, le plus souvent un anticorps monoclonal ou un sérum polyclonal, contenant de nombreux anticorps différents.

INCa (Institut national du cancer). Institut en charge de l'organisation des soins à l'échelle nationale contre le cancer et de financement de la recherche dans ce domaine.

Incidence. Fréquence de survenue d'un événement (d'une maladie) par unité de temps.

Instituts hospitalo-universitaires (IHU). Entités créées en 2010, actuellement au nombre de sept (+ huit récemment créées), qui cherchent à regrouper en un lieu tous les aspects de la recherche médicale et l'accès aux soins dans un champ donné de la médecine.

Interféron. Ce terme recouvre plusieurs classes de cytokines. Les interférons de type I et III sont des médiateurs de l'immunité virale, rapidement mis en jeu lors des réponses innées. L'interféron de type II (γ) est une cytokine produite principalement par les lymphocytes T et NK ; son rôle principal est d'activer les macrophages.

Interleukine. Terme synonyme de cytokine. Il signifie la capacité de ces protéines excrétées à transmettre à distance un signal d'une cellule à une autre.

Intron. Fragment de l'ARN messager non codant séparant les parties codantes (exon). L'ARN messager est secondairement modifié par ablation des séquences introniques, processus appelé épissage.

Isotype. Se dit de différentes classes de molécules appartenant à une même famille et codées par des gènes distincts (exemple : les différentes immunoglobulines, A, D, E, G, M).

Kinase. Famille d'enzymes capables de phosphoryler des acides aminés (tyrosine, sérine ou thréonine). Ces kinases jouent un rôle essentiel dans la régulation de très nombreux processus biologiques.

Lymphocyte B. Globule blanc impliqué dans la branche humorale (production d'anticorps) de l'immunité adaptative.

Lymphocyte NK. Les lymphocytes *natural killer*, au sein de l'immunité innée, sont capables de cytotoxicité et de production de cytokines par reconnaissance de cellules ayant subi un stress infectieux ou d'une autre nature.

Lymphocyte T. Globule blanc impliqué dans la branche cellulaire de l'immunité adaptative.

Lymphocytes TH1, TH2, TH17. Lymphocytes T CD4 effecteurs dotés de différentes propriétés par mise en jeu de programme de différenciation distinct lors de l'activation par un antigène, et ce en fonction du contexte local.

Macrophage. Globule blanc issu du monocyte, présent dans les tissus sous différentes formes, Le macrophage a de nombreuses fonctions dont la phagocytose et la destruction de micro-organismes.

Maladie rare. Maladie dont l'incidence par convention est inférieure à une personne sur deux mille. La plupart de ces maladies sont héréditaires. On en dénombre environ huit mille, et elles affectent collectivement entre 2 et 3 % de la population.

MiARN. Petits ARN non traduits qui, par hybridation avec un ARN messager correspondant, inhibent la traduction protéique. Ce sont des éléments physiologiques régulateurs de la synthèse protéique.

Microbiote. Ensemble de micro-organismes présents dans les zones d'interface entre le corps et le milieu extérieur : peau, bouche, nez, pharynx, voies respiratoires, côlon, vagin. Ces germes (bactéries, mais aussi virus et champignons) ne sont normalement pas invasifs ni pathogènes. Le système immunitaire les contrôle sans les éliminer. Le microbiote exerce diverses activités biologiques utiles à l'hôte.

MIGAC (mission d'intérêt général et d'aide à la contractualisation). Financement par la Caisse nationale d'assurance-maladie, *via* la Direction générale de l'organisation des soins du ministère de la Santé, de missions spécifiques de l'hôpital dont l'enseignement et la recherche à travers les MERRI (missions d'enseignement de recherche, de référence et d'innovation).

Monocyte. Globule blanc sanguin capable de se différencier en macrophage.

Mutagenèse insertionnelle. Mutation créée par l'insertion d'un élément génétique dans le génome.

Mutation. Variation génétique responsable d'une altération de fonctionnement d'un gène pouvant causer une maladie.

Œdème angioneurotique. Maladie rare responsable de crises œdémateuses ou douloureuses provoquées par un déficit en inhibiteur de la C1s estérase. Il en existe des formes héréditaires et acquises.

Oligoclonalité. Se dit d'une population de lymphocytes dont la diversité clonale définie par le récepteur à l'antigène (immunoglobuline ou récepteur T pour l'antigène) est restreinte à un petit nombre de clones.

Oncogène. Gène dont l'expression aberrante est susceptible de provoquer un cancer.

Organes lymphoïdes primaires. Structure organisée de différenciation des lymphocytes (thymus pour les lymphocytes T, moelle osseuse pour les lymphocytes NK et B).

Organes lymphoïdes secondaires. Structure organisée (ganglions lymphatiques, plaque de Peyer dans l'intestin) où résident les populations lymphocytaires T et B naïves et au sein desquels se produit l'activation de certaines de ces cellules lors d'un contact antigénique après migration de cellules dendritiques vers ces structures.

Organes lymphoïdes tertiaires. Néoformation organisée au sein d'un tissu où se met en place une réponse immunitaire.

PCR (*polymerase chain reaction*). Méthode d'amplification enzymatique de l'ADN utilisée au laboratoire pour faciliter l'identification de molécules d'ADN. Peut aussi être utilisée pour la détection d'ARN.

PEPR (programmes et équipements prioritaires de recherche). Programmes thématiques destinés à financer sur projets recherche et innovation dans le cadre de France 2030.

Phénotype. Caractéristique observable chez un organisme vivant, éventuellement conséquence d'une variation génétique (génotype).

PHRC (programme hospitalier de recherche clinique). Programme financé par la Caisse nationale d'assurance-maladie, *via* la Direction générale de l'organisation des soins du ministère de la Santé, destiné à financer la recherche clinique.

Phosphorylation. Réaction chimique consistant en l'ajout de radicaux phosphore, le fait d'enzymes dénommées kinases. Ces réactions exercent des effets majeurs sur le fonctionnement des protéines.

Plasmide. Élément circulaire (fermé) d'ADN présent dans les bactéries indépendamment de leur génome. Les plasmides sont utilisés en biotechnologie pour faire exprimer un gène dans une cellule après transfection (pénétration au sein de la cellule).

Pluripotence. Capacité d'une cellule progénitrice à se différencier en différentes lignées cellulaires.

Polyclonalité. Se dit d'une population de lymphocytes dont la diversité clonale définie par le récepteur à l'antigène (immunoglobuline ou récepteur T pour l'antigène) est normalement étendue à un grand nombre de clones.

Polymorphisme. Se dit de gènes dotés d'un grand nombre d'allèles (ou variants possibles) (exemple : gènes d'histocompatibilité HLA).

Prévalence. Nombre de cas d'un événement (d'une maladie) dans une population à un temps donné.

Prime editing. Méthode d'ingénierie génomique permettant de modifier de façon précise une séquence d'ADN en utilisant une séquence ARN rétrotranscrit en ADN (à insérer) par une réverse transcriptase. Cette méthode a l'avantage sur le système CRISPR Cas9 (dont il dérive) de ne pas induire de cassures des deux brins d'ADN et donc d'exposer à un moindre risque d'événements non contrôlés.

Procaryote. Espèce du monde du vivant dépourvue de noyaux (exemple : les bactéries).

Promoteur. Séquence d'ADN sur laquelle vient se fixer le complexe protéique (facteur de transcription, etc.), nécessaire à la transcription d'un gène.

Protéine à doigt de zinc. Protéine comprenant une configuration ressemblant à un doigt et associée à un atome de zinc. Ces protéines ont la capacité d'interagir avec l'ADN.

Purine. Famille de bases azotées comprenant l'adénine et la guanine, éléments de base du code génétique.

Pyrimidine. Famille de bases azotées comprenant la cytidine et la thymidine (ou l'uracile au sein de l'ARN), éléments de base du code génétique.

Réaction du greffon contre l'hôte (GVH). Réponse immunitaire provoquée essentiellement par les lymphocytes T du donneur dirigés contre des antigènes de receveur non partagés avec le donneur lorsqu'un greffon contient des lymphocytes T. C'est le cas des allogreffes de moelle osseuse (ou de cellules souches du sang). On distingue des réactions aiguë et chronique de mécanisme distinct.

Récessif lié à l'X. Transmission d'un caractère héréditaire lié à un gène présent sur le chromosome X.

Recombinaison génétique. Modification d'une séquence de l'ADN consécutive à une ou plusieurs cassures de l'ADN associé à l'insertion d'un élément génétique ou une modification de la séquence par délétion.

Recombinaison homologue. Système physiologique de recombinaison génétique impliquant une réparation de cassure des brins d'ADN qui restitue *ad integrum* la séquence initiale.

Recombinaison non homologue. Système physiologique de recombinaison génétique qui répare les cassures des deux brins de l'ADN en modifiant la séquence par délétion, insertion ou mutation.

Rejet de greffe. Réponse immunitaire liée aux lymphocytes T et ou B dirigée contre les antigènes non partagés (notamment HLA), responsable, en l'absence de traitement, d'une destruction aiguë ou progressive de l'organe.

Réseau idiotypique. Concept proposé par N. Jerne impliquant la reconnaissance de la partie variable de toute immunoglobuline par une autre immunoglobuline. L'ensemble constituerait un réseau dont l'équilibre serait déplacé par la reconnaissance d'antigènes étrangers. Cette théorie n'a pas été validée expérimentalement.

Rétrotranscription. Propriété des rétrovirus qui transforme leur matériel génétique composé d'ARN en ADN grâce à une enzyme (réverse transcriptase) avant incorporation dans le génome de la cellule infectée.

Rétrovirus. Classe de virus dont le matériel génétique est fait d'ARN qui peut être copié en ADN par une enzyme du virus (on parle alors de rétrotranscription). Cet ADN appelé provirus est incorporable dans le génome d'une cellule infectée. Le VIH est un rétrovirus.

Réversion. Événement de mutation somatique capable de corriger une mutation.

Sécrétion. Production d'une substance par une cellule.

Séquence. Composition précise de molécules de la famille des acides nucléiques ou des protéines, ou d'autres substances biologiques (lipides, carbohydrates).

ShARN. ARN synthétique à structure en épingle à cheveux (*small hairpin*) capable d'interférer avec la traduction d'un ARN messager et donc de réduire l'expression d'une protéine.

SiARN. Petits ARN double brin capables d'interférer (*small interfering*) avec un ARN messager et donc de réduire sa traduction en protéine.

Somatique. Se dit des cellules non impliquées dans la reproduction.

STAT3. Facteur de transcription activé par la fixation de plusieurs cytokines à leurs récepteurs et qui induit l'expression de protéines impliquées dans des réponses immunes : programme TH17 et production d'anticorps notamment.

Symbiose. Le fait pour deux organismes vivants de vivre de façon étroitement associée au bénéfice mutuel des deux.

Syndrome. Se dit de l'expression clinique d'une maladie, parfois confondu avec le terme maladie, comme dans l'exemple suivant.

Syndrome de Wiskott-Aldrich. Déficit immunitaire héréditaire associé à un déficit en plaquettes de transmission récessive liée à l'X. Son nom est lié à ses découvreurs. *Il faut signaler cependant que le docteur Wiskott est un pédiatre qui a travaillé pendant la période du régime nazi en Allemagne et dont le service hospitalier qu'il dirigeait à Munich a participé à l'élimination des enfants handicapés.*

Système immunitaire. Ensemble de cellules et de molécules impliquées dans le contrôle des organismes étrangers (essentiellement micro-organismes) à la surface et au sein du corps.

Système majeur d'histocompatibilité. Molécules impliquées dans la présentation des peptides antigéniques aux lymphocytes T. Le système est dénommé HLA chez l'homme. Il existe deux classes principales (I et II) respectivement associées à la présentation de l'antigène aux lymphocytes T CD8 et T CD4. Ces molécules sont très polymorphes, la reconnaissance de molécules non présentes chez un individu est le support principal du rejet de greffe en cas de greffe d'organes.

TALEN (*transcription activator-like effector nuclease*). Enzyme d'origine végétale modifiée pour être capable de cliver l'ADN en un point précis.

Thérapie génique. Thérapie consistant à modifier le génome d'une cellule dans un but thérapeutique. Il peut s'agir de l'induction de l'expression d'une protéine déficiente ou de l'expression d'un gène synthétique dotant la cellule d'une propriété particulière (exemple des CAR-T *cells* pour traiter un cancer).

Thrombopénie. Manque de plaquettes : éléments figurés du sang impliqués dans la formation du caillot sanguin.

Tolérance immunitaire. Se dit d'une réaction immunitaire maîtrisée, absente ou régulée par exemple à l'égard des antigènes du soi.

Traduction. Lecture de la séquence de l'ARN messager pour la synthèse de protéines par l'adjonction successive d'acides aminés définis par les triplets de nucléotides du code génétique. Les ARN de transfert spécifiques de chaque acide aminé sont complémentaires de la séquence de l'ARN messager et convoient l'acide aminé à incorporer. Le ribosome est le support de la traduction.

Transactivation. Activation à distance de la transcription d'un gène par un élément génétique (en règle un *enhancer*).

Transcription. Copie de la séquence d'un gène en ARN messager sous l'effet d'enzymes dénommées ARN polymérases.

Transduction. Le fait d'induire artificiellement l'expression d'un gène dans une cellule par apport du matériel génétique correspondant.

Triplet. Séquence de trois bases nucléotidiques formant un codon.

Vaccination. Immunisation active par des antigènes dans le but de protéger contre une infection par l'induction d'anticorps neutralisant ce microbe et de lymphocytes mémoire spécifiques des antigènes de ce microbe.

Variant génétique. Polymorphisme (voir ce mot) de séquences de l'ADN non pathologique ou de conséquence non connue.

Zygote. Œuf fécondé (stade une cellule) produit de la fusion du noyau du spermatozoïde avec l'ovocyte.

Bibliographie

Acosta J. N., « Multimodal biomedical artificial intelligence », *Nature Medicine*, 2022, 28, p. 1773-1784.

Ahmed N. *et al.*, « The growing influence of industry in AI research », *Science*, 2023, 379, p. 884-886.

Akbari M., « Tissue bioprinting for biology and medicine », *Cell*, 2022, 185, p. 2644-2648.

Alberts B. *et al.*, *Biologie moléculaire de la cellule*, Lavoisier, 2017, 6e édition.

Angelis A. *et al.*, « High drug prices are not justified by industry's spending on research and development », *British Medical Bulletin*, 2023, 380, e071710.

Belot A., Blanche S., *Maladies immunitaires de l'enfant*, Elsevier Masson, 2023.

Callaway E., « The next generation of coronavirus vaccines : A graphical guide », *Nature*, 2023, 614, p. 22-25.

Carter P. J., Rajpal A., « Designing antibodies as therapeutics », *Cell*, 2022, 185, p. 2789-2805.

« Covid-19 vaccines saved an estimate 20m lives during their first year », *The Economist*, 7 juillet 2022.

Dolgin E., « Better lipids to power next generations of mRNA vaccines », *Science*, 2022, 376, p. 680-681.

Doudna J. A., « The promise and challenge of therapeutic gene editing », *Nature*, 2020, 578, p. 229-236.

DREES, « Études et résultats. L'espérance de vie sans incapacité à 65 ans est de 12,6 ans pour les femmes et 11,3 pour les hommes en 2021 », février 2023, *Études et résultats*, 1258.

Etzioni A., Ochs H. D., *Primary Immunodeficiency Disorders. A Historical and Scientific Perspective*, Elsevier, 2014.

Fischer A. *et al.*, « Gene therapy of severe combined immunodeficiences », *Nature Reviews Immunology*, 2002, 2, p. 615-621.

Fischer A., « Gene therapy for inborn errors of immunity : Past, present and future », *Nature Reviews Immunology*, 2023, doi.org/10.1038/s41577-022-00800-6.

Fischer A., *La Recherche médicale en France. Bilan et propositions*, Terra Nova, 2023.

France Universités, *Relancer la recherche biomédicale en France*, dossier du 6 avril 2023.

Frangoul H. *et al.*, « CRISPR-Cas9 gene editing for sickle cell disease and beta-thalassemia », *New Engl. J. Med.*, 2021, 384, p. 252-260.

Germain R. N., « Healing the NIH-Funded biomedical research enterprise », *Cell*, 2015, 161, p. 1485-1491.

Gilbert P. B. *et al.*, « A Covid-19 milestone attained-a correlate of protection for vaccines », *New Engl. J. Med.*, 2022, 387, p. 2203-2206.

Goodnow C. C., « Multistep pathogenesis of autoimmune disease », *Cell*, 2007, 130 (1), p. 25-35.

Gluckman P. D. *et al.*, « Brokerage at the science-policy interface : From conceptual framework to practical guidance », *Humanities and Social Communications*, 2021, 8, p. 84.

Griscelli C., *L'Enfant sans défenses*, Humensciences, 2021.

Khoury D. S. *et al.*, « Neutralizing antibody levels are highly predictive of immune protection from symptomatic Covid-19 », *Nature Medicine*, 2021, 27, p. 1205-1211.

Kourilsky P., *Le Jeu du hasard et de la complexité. La nouvelle science de l'immunologie*, Odile Jacob, 2014.

Latour S. *et al.*, « Signaling pathways involved in the T-cell-mediated immunity against Epstein-Barr virus : Lessons from genetic diseases », *Immunol. Rev.*, 2019, 291 (1), p. 174-189.

Loscalzo J. *et al.*, *Harrison's Principles of Internal Medicine*, McGraw Hill, 2022, 21e édition.

Magrin E. *et al.*, « Lentiviral and genome-editing strategies for the treatment of β-hemoglobinopathies », Blood, 2019, 134 (15), p. 1203-1213.

Martin E. *et al.*, « CTP synthase 1 deficiency in humans reveals its central role in lymphocyte proliferation », *Nature*, 510 (7504), p. 288-292.

Naldini L., « Gene therapy returns to centre stage », *Nature*, 2015 (7573), 526, p. 351-360.

Newby G. A., Liu D. R., « In vivo somatic cell base editing and prime editing », *Mol. Therapy*, 2021, 29, p. 3107-3124.

Observatoire des sciences et techniques, *La Position scientifique de la France dans le monde et en Europe. 2005-2018*, HCERES, 2021.

Pardi N. *et al.*, « A new era in vaccinology », *Nature Reviews Drug Discovery*, 2018, 17, p. 261-279.

Pertwee E. *et al.*, « An epidemic of uncertainty : Rumors, conspiracy, theories and vaccine hesitancy », *Nature Medicine*, 2022, 28, p. 456-459.

Raguram A. *et al.*, « Therapeutic in vivo delivery of gene editing agents », *Cell*, 2022, 185, p. 2806-2827.

Rieux-Laveat F. *et al.*, « Mutations in Fas associated with human lymphoprolitерative syndrome and autoimmunity », *Science*, 1995, 268 (5215), p. 1347-1349.

Saint-Basile G. de *et al.*, « Molecular mechanisms of biogenesis and exocytosis of cytotoxic granules », *Nature Reviews Immunology*, 2010, 10, p. 568-579.

Sansonetti P., *Vaccins*, Odile Jacob, 2017.

Scholley J. *et al.*, « Life expectancy changes since Covid-19 », *Nature Human Behavior*, 2022, 6, p. 1649-1659.

Villartay J.-P. de *et al.*, « The mechanisms of immune diversification and their disorders », *Nat. Rev. Immunol.*, 2003, 12, p. 962-972.

Vivier E., Daëron M., *L'Immunothérapie des cancers. Histoire d'une révolution médicale*, Odile Jacob, 2018.

Wolff F., *Trois utopies contemporaines*, Fayard, 2017.

Table

CHAPITRE II
Les maladies du système immunitaire à l'hôpital Necker-Enfants malades

CHAPITRE III
La défense des vaccins

CHAPITRE IV
La recherche en médecine

CHAPITRE V
Science, médecine et société. Considérations éthiques

Cet ouvrage a été composé
par Nord Compo
à Villeneuve-d'Ascq (Nord).

N° d'édition : 4150-0516-X
Dépôt légal : janvier 2024

Imprimé en France